教育部人文社会科学研究项目"农村医疗保险制度的健康扶贫效应研究"（18YJA840020）

中南财经政法大学公共政策评估丛书

农村医疗保险制度
健康扶贫效应研究

张广科　袁　莉　著

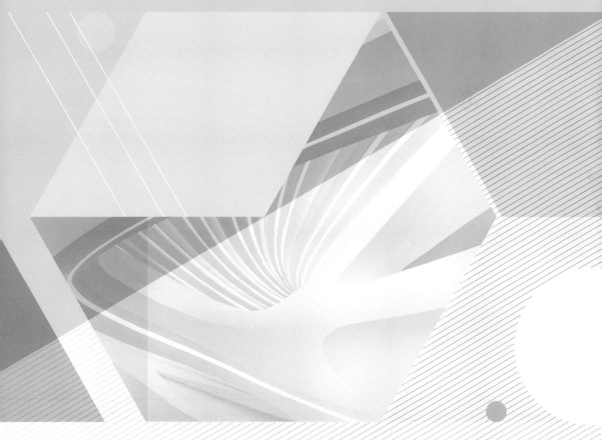

中国社会科学出版社

图书在版编目(CIP)数据

农村医疗保险制度健康扶贫效应研究 / 张广科，袁莉著 . —北京：中国社会科学出版社，2019. 12

（中南财经政法大学公共政策评估丛书）

ISBN 978-7-5203-5791-3

Ⅰ.①农… Ⅱ.①张…②袁… Ⅲ.①农村—合作医疗—医疗保健制度—研究—中国 Ⅳ.①R197.1

中国版本图书馆 CIP 数据核字(2019)第 286325 号

出 版 人	赵剑英
责任编辑	田　文
特约编辑	金　泓
责任校对	张爱华
责任印制	王　超

出　　版　中国社会科学出版社

社　　址　北京鼓楼西大街甲 158 号

邮　　编　100720

网　　址　http：//www.csspw.cn

发 行 部　010-84083685

门 市 部　010-84029450

经　　销　新华书店及其他书店

印　　刷　北京君升印刷有限公司

装　　订　廊坊市广阳区广增装订厂

版　　次　2019 年 12 月第 1 版

印　　次　2019 年 12 月第 1 次印刷

开　　本　710×1000　1/16

印　　张　15.25

插　　页　2

字　　数　258 千字

定　　价　76.00 元

凡购买中国社会科学出版社图书，如有质量问题请与本社营销中心联系调换

电话：010-84083683

目　　录

第一章　引论

第一节　研究背景与研究意义

一　研究背景

健康既是经济发展的目标之一，也是实现农村减贫目标的手段之一。

十九大报告提出坚决打赢"脱贫攻坚战"，实施健康中国战略。确保到 2020 年我国现行标准下农村贫困人口实现脱贫，贫困县全部摘帽，解决区域性整体贫困，做到脱真贫、真脱贫。

在健康中国战略的背景下，健康扶贫已成为精准扶贫的一个新方向。

新型农村合作医疗制度（以下简称"新农合"）是我国农村医疗卫生体系的一个重大变革，是我国政府为了让 7 亿多农民享有最基本的医疗卫生保障，解决农民"看病难、看病贵"的现状，通过顶层设计后向下推行的、以县级政府为单位进行资金统筹和互济的一种医疗保险制度。该制度不单是一项医疗保险制度，同时也是政府投资民生健康的战略性人力资本工程，更是一项通过医疗、健康资本等路径进行健康扶贫减贫的重要经济杠杆，具有很强的时代性和政治性，肩负着"提高农户健康水平、分担疾病经济风险、调节农村收入差距"的多重责任和职能。

自 2003 年实施以来，我国政府在贯彻执行这项政策的同时，并持续稳定地把这项政策引向纵深，"新农合"制度在不断调整中深化和发展。根据国家统计局公布的数据，2015 年年底，全国参加"新农合"制度的人群约为 6.70 亿人，参合率是 98.8%，年度受益人次达到了 16.53 亿人次。

国务院 2016 年 1 月 12 日发布《国务院关于整合城乡居民基本医疗保险制度的意见》（国发〔2016〕3 号），将城镇居民基本医疗保险（即"城镇居民医保"）和新型农村合作医疗（即"新农合"）两项制度合并，建立了统一的城乡居民基本医疗保险（即"城乡居民医保"）制度，基金的统筹层次由县级区域升级为市（地）级统筹。根据国家统计局公布的数据，2018 年度参加城乡居民基本医疗保险的人数达到了 8.73 亿人。

本书中的数据有之前的新型农村合作医疗制度的数据，也有后续的城乡居民医保制度的数据研究，但由于本书的研究对象主要是农村居民，因此本书统一采用了农村医疗保险制度（包括新农合和后面的城乡居民医保）的提法。

（一）农村医疗保险制度下农村居民就医样态及其影响因素亟待识别

"新农合"制度实施以来，农村居民的就医能力得到明显提高，就医负担有较大的缓解，但"新农合"政策的最终目标在于引导参合人群形成合理的就医行为。在已有研究中发现，农户不合理的就医行为依然存在，如健康意识不足、就医行为不合理等，且在农村老年群体、女性群体和慢性病群体等特殊群体中更为突出。

因此，在"新农合"制度推行时间越来越久的情况下，识别参合农户的健康水平、健康意识有无提升，尤其是特殊群体，包括农村老年人群体、农村女性群体、慢性病群体等农户的就医行为及其影响因素有无变化，以及"新农合"制度是增加了子女对老人的补贴水平，还是减少了补贴水平具有重要意义。

（二）农村医疗保险制度的健康扶贫效应亟待重视

农户作为农村基本的生产单位和消费单元，在生产和消费过程中存在各种风险。当前，疾病是我国农民面临的最大经济风险之一，农户贫困诱因中有 40% 以上的因素是由疾病引起的（农业部，2013）。同时，由于食品安全、环境污染、健康意识、饮食习惯和生活方式、人口老龄化等因素的影响，我国农民的健康状况不容乐观，因疾病带来的健康问题成为影响农民增收、农业发展、农村社会稳定的头号"杀手"。

根据 2003 年、2008 年、2013 年三次国家卫生服务调查数据发现，农村居民两周患病率分别为 13.71%、13.95% 和 17.7%，呈不断上升的趋势。同时农村居民的疾病谱也发生了重大变化，2013 年第五次国家卫生服务调查表明，过去十年，农村地区虽然传染病发病由 5.7% 下降到 2.7%，但农村居民常见病、多发病仍以感染性疾病为主。同时慢性疾病的患病率呈明显的增加，特别是循环系统疾病（如心脏病、脑血管病、高血压病等）和内分泌系统疾病（如糖尿病）。2013 年农村居民慢性病患病率（按病例数计算）为 17.1%，与 2008 年的调查相比，患病率增加了 5.1 个百分点①。

从直接影响来看，疾病发生导致农户医疗支出的增加，影响农户的衣食住行，甚至会影响农户对家庭成员的健康投资和入学教育等人力资本投资。从间接影响来看，疾病的发生降低了患病成员的健康和时间资本，以及照顾者的时间资本，从而影响家庭的收入获取能力，进而使农户陷入能力视角上的贫困状态。同时，能力上的贫困会导致收入获取的困难，加重收入贫困；而收入贫困又会影响健康投资和医疗服务的获取，进一步恶化健康风险。如此便形成了健康不良与贫困的恶性循环。因此，疾病产生的"真实贫困"可能比在收入空间表现出来的贫困更加严重，更具有持久性，甚至发生代际传递（洪秋妹，2010）。

那么，现阶段农户的健康状况如何？"新农合"制度是否改善了农户的健康状况、提高了农户的健康水平？"新农合"制度是通过何种路径影响农户的健康水平的？每种路径都发挥了什么样的作用？由于"新农合"制度提高的健康人力资本是否增强了农户的收入获取能力？又在多大程度上提高了农户的收入获取能力？

（三）农村医疗保险制度的直接减贫效应（疾病风险分担）亟待评估

根据第五次国家卫生服务调查数据（2015）显示，"新农合"人均筹资标准从 2004 年的 46 元提高到 2014 年的 410.9 元；筹资规模从 2004 年的 26.4 亿元提高到 2014 年的 4259.6 亿元；住院费用报销比例从 2003 年的 6.9% 提高到 2014 年的 63.2%；参合人数从 2004 年的 0.8 亿人次提高到 2014 年的 7.36 亿人次；参合率从 2004 年的 75.2% 提高到 2014 年的 98.9%；但医疗费用高仍是参合农民对"新农合"制度不满意的主要原因（35.4%）。总的来说，经过十多年的发展和完善，"新农合"筹资标准不断提高、覆盖范围不断扩大、补偿水平逐步提高、保障能力不断增强、管理模式逐步规范、规章制度不断健全，已经从试点发展到全面推进阶段。但"新农合"制度的政策实施效果仍然是国内外学者重点关注和研究的核心内容。

那么，影响农户获得医疗卫生服务利用的因素有哪些？"新农合"制度是否提高了农户的医疗卫生服务利用率，解决了农户"看病难"的问题，缓解了农户"大病拖，小病扛"的现状？现阶段农户疾病经济风险分

---

① 洪秋妹：《健康冲击对农户贫困影响的分析》，南京农业大学，2010 年 6 月。

布的状况如何？"新农合"制度是否分担了农户的疾病经济风险？又在多大程度上降低了农户的疾病经济风险？是否降低了农户的医疗费用支出，解决了农户"看病贵"的问题？是否解决了农户的"因病致（返）贫"问题？

（四）农村医疗保险制度的整体减贫效应（缩小农村贫困差距）亟待提升

我国经济经历了40年的高速增长，人民生活水平大幅提高，但居民收入差距持续扩大成为不可回避的问题。当前，中国收入分配问题主要表现为过大的收入差距和较为严重的收入分配不公。

一方面，各种收入差距衡量指标持续走高；另一方面，不同人群组之间、城乡之间、地区之间、行业之间的收入差距都表现出不断扩大的趋势。城乡之间、城乡内部、省份之间以及行业之间的收入差距总体上表现出全方位扩大趋势（李实，2012）。收入差距的持续扩大，加上收入分配不公现象愈演愈烈，给我国经济发展和社会和谐带来了巨大挑战。

2015年全国居民收入基尼系数为0.462，这是继2008年达到0.491之后的第7年下降，也是2001年以来的最低点。尽管不少学者认为近几年已经出现了缩小趋势，但收入分配不公和收入差距程度的严重，仍被认为是引发社会不稳定的重要因素。在进入人均GDP达5000美元的中等收入国家水平之后，收入分配问题能否妥善处理，被认为是影响可否成功跨越"中等收入陷阱"的关键所在（李清彬，2014）。国务院《关于深化收入分配制度改革的若干意见》指出，初次分配和再次分配都要兼顾效率和公平。初次分配要注重效率，创造机会公平的竞争环境，维护劳动者收入的主体地位；再分配要更加注重公平，提高公共资源的配置效率，缩小收入差距。

"新农合"制度是我国政府调节农村内部收入差距和医疗服务利用不公的重要途径之一。那么，"新农合"制度调节农村收入分配的作用机制和路径是什么？衡量农村内部收入差距的标准是什么？"新农合"制度不同补偿模式调节不同群体间收入差距的能力如何？"新农合"制度调节不同群体间收入分配的效果如何呢？

（五）农村医疗保险制度及精准健康扶贫政策发展亟待优化

精准健康扶贫一直都是扶贫工作的重中之重，健康扶贫政策的有效落实不仅有助于改善农户的健康问题，对实现国家2020年全面脱贫的宏伟战略有着重大影响。

精准健康扶贫政策具体来说可以总结为"四道防线",即城乡居民基本医疗保险、城乡居民大病医疗保险、医疗救助和补充医疗政策。农村医疗保险制度是其中的第一道,也是最基础的一道防线。

健康扶贫的四道防线涉及多个利益主体,包括普通农户、贫困户、乡镇卫生院、县医院、卫计局、医保局,以及商业保险公司等。

那么,如何结合相关利益主体的一线实地访谈,从多方利益视角出发进行分析,深入了解政策背景、政策落实情况,并勾勒出健康扶贫政策实施具体过程的立体式画面,挖掘医疗资源浪费、资金使用率低的问题;解读健康扶贫政策实施过程中制度异化的原因;深度剖析农户疾病治疗与预防、可持续健康与生计难题,才是提升农村医疗保险制度,以及精准健康扶贫政策效果的有效路径。

二 研究意义

(一) 理论意义

1. 农村医疗保险制度的健康扶贫效应、减贫效应研究有利于医疗保障理论的发展

农村医疗保险制度,尤其是"新农合"制度的收入效应与再分配效应研究成果较多,但大都从一个或几个方面进行研究,缺乏一定的系统性。

本书拟从"能力、效率和公平"三个视角,采用入户调研的方式获取最新的一手资料,系统研究农村医疗保险制度的健康扶贫效应与减贫效应。

能力视角主要研究农村医疗保险制度对农户健康的作用机制和影响路径,以及由于农村医疗保险制度提高的健康人力资本对农户收入获取能力的影响。

效率视角主要研究农村医疗保险制度分担农户疾病经济风险的能力,对农户医疗费用支出的影响,可以直接减轻农户的医疗负担和贫困程度。

公平视角主要研究农村医疗保险制度是否缓解了与收入相关的医疗服务利用的不公平性,是穷人还是富人从中获益更多。

从三种视角研究农村医疗保险制度的收入效应与再分配效应,会更全面和系统地了解和认识农村医疗保险制度在我国的发展状况和实施效果,

有利于我国医疗保障理论的发展和完善。

2. 丰富和拓展健康人力资本理论在医疗保险领域的应用

农村医疗保险制度作为一种社会医疗保险，能够通过健康状况、劳动效率、劳动供给、生活消费、人力资本投资、生产投资等多种渠道作用于农民的收入，仅仅考虑其通过减少医疗支出而对农民收入产生的影响是不够的。

健康状况是农村医疗保险制度作用于农民收入的主渠道，即制度降低医疗服务的相对价格，提高医疗服务的可及性和利用率，从而提高农户的健康人力资本，健康人力资本的提升会增强农民获取收入的能力。至于农村医疗保险制度改善的健康人力资本通过何种方式和途径来影响农户的收入获取能力，又在多大程度上影响农户的收入水平，目前还缺乏实证研究。

本书拟从能力视角，重点关注由于农村医疗保险制度提高农户的健康人力资本，对农户收入影响的作用机制及水平。把健康人力资本理论和医疗保险的收入效应相结合，从而丰富健康人力资本理论在医疗保险领域的应用。

3. 探讨农村医疗保险制度的代际收入和贫困效应，深化医疗保险理论研究范围

当前，社会保障与代际支持关系的研究已经较为深入，在理论和经验研究方面均取得了一定的进展。相关研究主要集中在养老保险对代际经济支持的影响上，医疗保险与代际医疗支持关系的研究成果较为缺乏，而对农村医疗保险制度的代际医疗效应的研究基本上是一片空白。

本书拟打算从代际医疗费用支持和代际医疗照顾支持两个方面，来研究农村医疗保险制度对老人获取子女代际医疗支持将会产生什么样的影响，探讨农村医疗保险制度是否降低了老人对子女代际医疗支持的依赖程度，农村医疗保险制度影响子女给予老人代际医疗支持的程度，从"挤出效应"和"挤入效应"两个方面研究医疗保险理论在农村的应用，深化医疗保险的研究范围。

（二）现实意义

1. 客观评价农村医疗保险制度的实施效果和政策合意性

农村医疗保险制度，包括"新农合"制度和后来的"城乡居民医保"制度都是为了我国最广大的农民享有基本的医疗保障而实施的一种政策，

具有很强的时代性和政治性，肩负着"分担疾病经济风险，提高健康水平，减贫与扶贫"的历史使命。

自 2003 年的试点至今，已有近十几年的时间。在这十几年的时间内，我国政府投入了巨大的人力、财力不断完善这种制度，筹资规模不断扩大，补偿标准逐年提高，基本实现了对农村居民的全覆盖。本书采用入户调研的方式获取最新的一手资料，系统研究农村医疗保险制度目标实施现状，客观分析和评价农村医疗保险制度目标的实施效果，明确农村医疗保险制度取得的成绩和不足，为政府改进农村医疗保险制度效果提供建议和参考。

2. 有利于农村医疗保险和精准健康扶贫制度的发展和完善

农村医疗保险制度是我国政府为解决 8 亿多农村居民"因病致贫、因病返贫"、"看病难、看病贵"和调节收入分配差距的重大举措，农村医疗保险制度的实施成效是衡量全面建成小康社会成败的一项重要指标。研究并客观评价农村医疗保险制度的健康扶贫效应、再分配效应，量化分析农村医疗保险制度各项政策目标的实施效果，可以使我们较为清晰地认识距离全面建成小康社会的差距，明确努力的目标和方向，对全面建成小康社会、促进农村经济发展和社会稳定有一定的现实意义。

第二节　相关研究文献综述

一　农村医疗保险制度下农户就医行为研究

（一）国内外就医行为理论及分析路径

目前国内的众多文献中，主要是基于卫生资源利用行为和就医行为的理论研究。

首先，国内外对于就医行为的区分和界定（见表 1-1）总的来说包含了两个层面：

一是广义的就医行为，包含预防行为、卫生服务利用行为以及保健行为。

二是狭义的就医行为，仅包括卫生资源及服务利用行为。

在就医行为的理论模型发展中，主要分为三个发展阶段。第一个阶段是基于行为的研究，包含理性行动理论、计划行为理论、行为决策理论等；第二个阶段是从经济学角度出发进行研究，如行为经济学理论、前景理论、福利经济学理论等，以其市场属性为切入点，分析卫生服务的利用；第三个阶段是以医疗模式的转变为出发点，从心理学、社会学角度进行分析，出现了 KAP 理论、健康信念模型、社会资本理论等。而在国内运用较多的集中于卫生服务利用行为理论（Andersen 模型）。在此基础上，国内学者陈露等（2015）[①] 指出，国外具有较为丰富的理论模型，不同的模型都有其适用范围和分析路径。最后，对于就医行为分析路径的展开。张容瑜等（2012）[②] 认为，卫生服务的利用行为、分析有两种方法和路径：一种是分析影响卫生服务利用行为的各种因素影响变量（如个人特征、经济、社会环境等），另一种是直接对患者就医的路线和步骤进行分析。胡思洋（2016）[③] 在文献分析的基础上，发现国内外健康促进行为的分析路径大多建立在心理学模型上。

表 1-1　　　　　　　　国内外关于就医行为的界定和衡量指标

地域	学者	相关定义	已有研究中的就医行为衡量指标
国外	戴维·麦肯尼	分为广义和狭义：（1）广义为健康促进行为。包含预防行为、卫生服务利用行为以及保健行为；（2）狭义的仅为卫生服务的利用行为	（1）疾病意识、就医意愿与时机、就医及时性、就医态度、就医主动性（2）就医机构、就医地点、就医流向（3）医生选择（4）遵医行为（5）用药行为
国内	张容瑜（2012）	自感身体不适或者疾病发生所采取的医疗帮助行为。具体研究有医疗机构及医护人员选择、药物选择、治疗方式等	
	李淑玲（2014）	从市场或心理角度定义，就医行为是指就医者在医疗消费过程中所形成的行为习惯	
	任向英（2015）	从时间顺序上定义为就医前、就医中与就医后行为	
	胡思洋（2016）	从整个行为过程上，定义为就诊、转诊、治疗行为及依存性（如遵医行为）	

① 陈露、王悦：《老年居民就医行为的影响因素分析与优化措施》，《中医药管理杂志》2015 年第 18 期。

② 张容瑜、尹爱田：《就医行为及政策影响因素研究进展》，《中国公共卫生》2012 年第 6 期。

③ 胡思洋：《农村老年人就医行为的影响因素研究——来自谷城、南阳两地数据的实证》，《人口与发展》2016 年第 5 期。

（二）农村医疗保险（"新农合"）制度参合农户就医行为及其影响因素研究

首先，对就医行为的界定。黄小玲等（2016）[①] 认为就医行为指的是人们自感不适的情况下，所采取的用以减轻或者治愈疾病的手段，包含就医时机、就医地点、医生及药物选择，等等。而在所搜集的较多文献中，对就医行为的研究主要集中于就医积极性、就医机构选择上。如王越等（2017）[②] 采用二元 logistic 回归模型验证了医院服务价格、卫技人员数是"新农合"参合居民就诊单位选择的影响因素。楚蓓等（2015）[③] 采用二元 logistic 回归分析，综合已有因素对参合农民就医积极性进行了分析，得出经济条件、政策受益度、农民制度评价对参合农民积极就医有显著影响，以此提出政策宣传、政策衔接、提高门诊报销比例等措施。

其次，当前对农村群体就医行为的研究，一般包含以下几个方面：（1）就医行为现状研究。如卞琦娟、唐力（2015）[④] 对不同收入水平下的参合农民就医行为进行展开描述；（2）就医行为的影响因素分析。如郝崇奇等（2014）[⑤] 对"新农合"制度下患者就医行为及态度影响因素研究；（3）就医行为及费用。如庄巧娜（2013）[⑥] 对 2009—2014 年间会宁县参合病人省外就医行为及费用变化研究以及张容瑜（2012）[⑦] 对农村高血压患者就医费用的研究。

再次，在参合农户就医行为的影响因素研究方面，从因素分类上进行的研究。主要分类法有 Anderson 模型中的预置因素、能力因素、需要因素

---

① 黄小玲、张帆、吴玲、辜东利：《海南省农村居民就医选择及其影响因素》，《中国卫生事业管理》2016 年第 3 期。

② 王越、李汝德：《山西省某县农村居民就医行为及影响因素研究》，《中国初级卫生保健》2017 年第 1 期。

③ 楚蓓、于永娟：《老年流动人口就医行为及影响因素分析》，《中国农村卫生事业管理》2015 年第 7 期。

④ 卞琦娟、唐力：《新型农村合作医疗制度下不同收入水平农民就医行为研究——基于江苏省农户样本数据的调查》，《云南农业大学学报》（社会科学版）2015 年第 6 期。

⑤ 郝崇奇、马高才、程景民、商广喜：《新型农村合作医疗的实施效果分析——以山西省为例的实证研究》，《卫生软科学》2015 年第 1 期。

⑥ 庄巧娜：《福建省新型农村合作医疗制度对农民医疗费用负担及就医行为的影响研究》，硕士学位论文，福建医科大学，2013 年。

⑦ 张容瑜：《卫生政策要素对农村高血压患者就医行为和费用的影响研究》，博士学位论文，山东大学，2012 年。

三个层面。Kroger 在 Anderson 基础上增加了卫生服务系统因素构成的四个分类。赖莎等（2015）[①] 将 Anderson 模型进行改造后，从预置因素和能力因素两个层面对农村老人就医行为的影响因素进行了分析。但我国大多数研究没有进行分类，直接将相关因素进行回归验证，如李亚运等（2015）[②] 利用实证分析，发现年龄、婚姻状况、收入水平、职业、健康状况以及"新农合"分级诊疗制度的了解对农村居民在重大疾病的医疗机构选择上有显著影响。就研究方法而言，定量和定性研究方法都有运用，总的分布是定量方法研究多于定性研究。任向英等（2015）[③] 对"新农合"参合农民进行了定性研究，认为乡镇卫生院条件是影响参合居民就医机构选择的重要因素；窦伟洁等（2015）[④] 采用文献及调查法，研究了农村居民住院机构选择受到年龄、补偿水平、人均收入等的影响；李淑玲等（2014）[⑤] 构建了认知模型，利用 SPSS 统计软件，构建方程进行验证性因子分析，验证了"新农合"制度认知、疾病认知、医患关系对参合农民就医行为具有直接正向影响。徐爱军等（2012）[⑥] 采用描述性分析、单因素和多因素回归分析，结果表明，年龄、民族、婚姻、文化程度、慢性病、就医距离对农村居民就医选择有影响。杨玉冰等（2016）[⑦] 采用定性定量结合的方法，认为支付方式改革和分级诊疗对控制县外住院就医有积极作用。

（三）农村慢性疾病群体的就医行为及其影响因素研究

目前理论界对农户慢性疾病影响因素和形成机理的研究大致可以分为两个方面：一是从纯生理、纯医学技术角度进行的研究；二是从导致疾病

---

① 赖莎、高建民、杨晓玮、李倩：《新医改背景下农村慢性病患者就医行为研究——基于陕西农村家庭健康询问调查数据的分析》，《中国卫生事业管理》第 15 卷第 4 期。

② 李亚运、苗豫东、杨帆、钱东福：《农村慢性病患者就医行为及其影响因素研究进展》，《中国卫生事业管理》第 15 卷第 8 期。

③ 任向英、王永茂：《城镇化进程中新农合政策对农民就医行为的影响分析》，《财经科学》第 15 卷第 3 期。

④ 窦伟洁、赵芳、谷景亮、韩志琰、宋奎勐、温楠、李静丽、马霞、甄天民：《山东省农村居民就医意愿及其影响因素分析》，《中华全科医学》第 15 卷第 9 期。

⑤ 李淑玲、乔钰涵、张伟：《新农合农民就医行为与认知影响因素的实证研究》，《工业工程与管理》第 14 卷第 4 期。

⑥ 徐爱军、朱诺：《新农合参合居民就医行为研究》，《中国卫生事业管理》第 12 卷第 6 期。

⑦ 杨玉冰、王晓辉、南小强、张亚南、华晓刚、祁晓玲、张本忠：《2009—2014 年会宁县新农合住院病人县外就医行为及费用变化分析》，《中国农村卫生事业管理》第 16 卷第 4 期。

的"原因的原因",即社会决定因素层面(郭岩、汤淑女,2010)[1] 进行的研究。

在慢性疾病形成的生理或医学角度的研究方面,王秀云(2007)[2]、闫雅更与张国忠(2008)、邓世敏等(2012)[3]、崔学利(2012)[4] 等在糖尿病研究,张娟(2010)、唐红英与朱京慈等(2011)在高血压病理研究,吴聪、卢桦崧(2010)等在呼吸系统病理研究领域做出了卓有成效的探索和创新。

在农户慢性疾病的就医行为及其影响因素的社会决定或政策层面上,世界卫生组织(WHO)健康社会决定因素委员会2008年建立了完整的"健康的社会决定因素"概念框架,系指人们出生、生长、生活、工作和老年环境,以及卫生系统。这些因素受到全球、国家和地方各级权力、资金和资源分配不公平状况制约,并受政策选择的影响,也是造成卫生不公平现象和居民健康差异的主要因素。

近年来在健康的社会决定因素的实证分析方面的研究较多。其中,最新的研究包括:周少维(2012)[5] 以中山市、深圳市和广州市为例,认为年龄、文化程度、吸烟和体育锻炼是三市居民慢性疾病患病的重要影响因素。陈上骞等(2012)[6] 基于湖北省10县常驻居民的随机抽样结果显示,样本人群中肿瘤、高血压、糖尿病、高胆固醇血症、脑卒中和慢性支气管炎的患病率分别为 4.97%、35.94%、15.41%、15.97%、12.12% 和 11.37%;影响慢性病患病率的主要因素有饮食习惯、年龄、性别、文化程

---

① 郭岩、汤淑女:《健康的社会决定因素与慢性病防治》,《中国预防医学杂志》2010年第10卷第11期。

② 王秀云、耿坤、徐志鑫、黄平、杨洪涛:《社区糖尿病患者及高危人群综合干预效果》,《中国慢性病预防与控制》2007年第7卷第4期。

③ 邓世敏、梁艳、蒋明争、汤成、曹彪、李南、李大兴:《知己健康管理在社区糖尿病患者综合管理中的效果评价研究》,《中国全科医学》2012年第12卷第31期。

④ 崔学利:《自我管理和行为干预对社区老年糖尿病患者生活质量的影响》,《中国医药导报》2012年第12卷第17期。

⑤ 周少维:《社区居民常见慢性疾病患病情况及影响因素调查分析》,《中国农村卫生事业管理》2012年第12卷第4期。

⑥ 陈上骞、王绚璇:《湖北省10个县慢性疾病流行病学调查及相关因素分析》,《医学与社会》2012年第12卷第5期。

度、职业和居住地等。宋叶等[1]（2012）对广州海珠区 2009 年 40053 例常住居民健康体检资料进行慢性病学流行现状分析，得出了样本人群中慢性病总患病率为 51.46% 的结论。

本书认为，慢性非传染疾病的形成和治疗不单是一个技术问题，多数地方低成本的慢性非传染疾病的预防和解决措施没有找到或得到回应更多是一个政策性问题，国家和地方各级权力、资金和资源分配不公平状况，以及新型合作医疗政策的影响都应纳入分析范畴。例如，政府提供的新型农村合作医疗制度是否正面引导了农户慢性疾病的预防？引导了哪些方面的慢性疾病预防等？上述问题有待进一步研究。

从整体研究上来说，农村地区居民就医行为及其影响因素的研究有一定的基础。首先，在就医行为界定上，在就医行为大框架下，大多数文献研究的是狭义的就医行为，即卫生服务利用行为（疾病意识、就医意愿与时机、就医主动性、就医机构、医生选择、遵医行为、用药行为）这一系列的疾病发生过程中的行为，而研究广义的健康促进行为基本没有，即忽略了预防行为和保健行为两个层面。在农村区域的就医行为研究中，就医行为更为局限，当前集中于对就医积极性、就医机构进行分析。其次，关于就医行为的影响因素分析及模型运用。在我国，大多数对农村群体就医行为研究的实证分析中，主要影响因素呈现如下分布：（1）微观层面：性别、职业、年龄、疾病状况、经济收入；（2）中观层面：服务价格、医疗质量、医护人员、服务的可及性；（3）宏观层面：卫生政策。学者的研究集中于对单个或者多个因素分别进行分析，但建立在模型基础上进行因素归类分析的比较少。

二　农村医疗保险制度的直接减贫效应研究

农村医疗保险制度（主要是"新农合"制度）的直接减贫效应即从医疗支出视角出发，研究"新农合"制度对农村居民门诊、住院医疗支出、灾难性卫生支出率、因病致贫发生率等的影响，评价"新农合"制度分担农村居民医疗负担、缓解疾病经济风险的能力。

其中，部分研究成果认为"新农合"制度在一定程度上降低了农村居民灾难性卫生支出发生率、因病致贫发生率和大病支出发生率（孙晓筠、

---

[1]　宋叶、朱凯：《广州市海珠区居民慢性疾病谱的建立及其意义》，《公共卫生与预防医学》2012 年第 12 卷第 4 期。

Adrian Sleigh 等，2007；张广科等，2010；Shi et al，2010；齐良书，2011；闫菊娥、郝妮娜等，2013；唐雨欣、马婧等，2015；Zhou et al，2016），但作用比较有限（Yip & Hsiao，2009；郭娜、朱大伟等，2013），还可以通过提高报销比例等方式发挥更大的作用（吴群红、李叶等，2012）。部分研究成果认为"新农合"制度未能有效降低大病支出发生率、灾难性卫生支出发生率和因病致贫率（Yang，2015；陈在余、江玉等，2016；陈在余、李薇等，2017）。

（一）"新农合"制度对农村居民医疗支出的影响

在医疗支出方面，主要从门诊费用、门诊自付比例、住院费用、住院自付比例等方面来研究"新农合"制度分担农村居民医疗负担的能力。陈在余、蒯旭光（2007），Lei & Lin（2009），封进、李珍珍（2009），江金启、郑凤田（2014），Cheng et al（2015）等利用两部模型和样本选择模型研究发现，"新农合"制度未能有效降低参合者的医疗支出，医疗支出的多少主要取决于疾病的严重程度，"新农合"制度仅仅补偿了医疗费用上涨的部分。Wagstaff et al（2008），温韵君、宋世斌（2013），李昱（2015）等认为"新农合"制度反而增加了医疗支出，加重了农村居民的经济负担。张琳（2013），苏春红等（2013），廖庆阳（2014），马霞、蒲红霞（2016），Dai et al（2016）等研究发现，"新农合"制度在减轻农村居民医疗支出方面的效果显著。程令国等[1]（2012）、易红梅[2]（2013）等研究发现，"新农合"制度降低了农村居民的自付比例。"新农合"制度未能有效降低农村居民的医疗支出，主要原因有：一是"新农合"制度筹资水平较低、保障能力有限（Yi et al，2009）；二是农村居民医疗服务利用数量的增多、质量的提高（高梦滔，2010）；三是具有垄断地位的医院追求利润最大化导致医疗费用上涨速度较快（封进等，2010），追求个人利益最大化的医生利用信息不对称优势对患者进行诱导消费（Lindelow，2008；Sun et al，2009；宁满秀、刘进，2014）。

（二）"新农合"制度对农村居民医疗服务利用的影响

在医疗服务方面，主要从"数量"和"质量"两个方面研究"新农

---

① 程令国、张晔、刘志彪：《"新农保"改变了中国农村居民的养老模式吗？》，《经济研究》2012 年第 13 卷第 8 期。

② 易红梅：《新农合对农民医疗服务利用和医疗支出的影响——基于 5 省份的面板数据》，《中国卫生政策研究》2013 年第 13 卷第 2 期。

合"制度对医疗服务利用的影响。"数量"指门诊和住院医疗服务的利用次数，"质量"指医疗机构的层级。大部分研究成果均表明，"新农合"制度显著提高了农村居民生病时得到救治的概率，降低了"因贫困放弃治疗"的概率，增加了门诊服务和住院服务的利用（解垩，2008；Wagstaff et al，2009；程令国、张晔，2012[①]；张琳，2013；王新军、郑超，2014；郑娟，2015；Li et al，2016），增加了农村居民选择级别更高医疗机构就医的倾向性（侯志远，2012；李昱，2015）。部分研究成果认为，"新农合"制度仅增加了住院服务的利用（Yip et al，2009；Yu et al，2010）和门诊服务的利用（江金启、郑风田，2014）。部分研究成果则认为，"新农合"制度对农村居民医疗服务的利用没有显著影响（王翌秋、蕾晓燕，2011）。

（三）"新农合"制度对农村居民家庭贫困的影响

在疾病经济风险方面，主要通过因病致贫、大病医疗支出和灾难性卫生支出三个指标来考察"新农合"制度缓解农村居民疾病经济风险的能力，补偿力度越大，缓解疾病经济贫困的能力越强。

部分研究成果认为"新农合"制度在一定程度上降低了农村居民灾难性卫生支出发生率、因病致贫发生率和大病支出发生率（孙晓筠、Adrian Sleigh 等，2007；张广科等，2010；Shi et al，2010；齐良书，2011；闫菊娥、郝妮娜等，2013；唐雨欣、马婧等，2015；Zhou et al，2016），但作用比较有限（Yip & Hsiao，2009；郭娜、朱大伟等，2013），还可以通过提高报销比例等方式发挥更大的作用（吴群红、李叶等，2012）。部分研究成果认为"新农合"制度未能有效降低大病支出发生率、灾难性卫生支出发生率和因病致贫率（Yang，2015；陈在余、江玉等，2016；陈在余、李薇等，2017[②]），家庭经济状况和个体健康状况是影响疾病经济风险的主要因素。朱大伟、郭娜等（2016）利用 2006 年、2008 年和 2011 年数据研究发现，"新农合"制度缓解农村居民灾难性卫生支出发生概率和严重程度的作用是逐年提高的。

从以上分析可以看出，现有研究成果主要从"新农合"制度能够降低医疗服务的相对价格这一作用机制出发，根据医疗服务需求的特点，围绕

---

① 程令国、张晔、刘志彪：《"新农保"改变了中国农村居民的养老模式吗?》，《经济研究》2012 年第 13 卷第 8 期。

② 陈在余、李薇、江玉：《农村老年人灾难性医疗支出影响因素分析》，《华南农业大学学报》（社会科学版）2017 年第 17 卷第 1 期。

医疗支出、医疗服务利用、疾病经济风险的一个或几个方面研究"新农合"制度的直接减贫效应，评估"新农合"制度的经济绩效。由于数据来源、采集时间、计量方法和计量模型等的不同，现有成果对"新农合"制度减轻医疗负担、缓解疾病经济风险、促进医疗服务利用的效果没有形成较为统一的意见。但有充足的证据表明，"新农合"制度通过补偿机制，能在一定程度上降低农村居民的医疗负担，促进农村居民医疗服务的利用。同时，现有成果对衡量疾病经济风险的指标如灾难卫生支出发生率和因病致贫率并没有形成统一、规范的标准，一方面，不统一的测量指标使现有研究结果之间的可比性较差；另一方面，不规范的测量指标衡量疾病经济风险能力的准确性较差。因此，要审慎、辩证看待各种实证分析结果。

三 农村医疗保险制度的健康扶贫效应研究

农村医疗保险制度（主要是"新农合"制度）的健康扶贫效应的研究成果很少，本研究拟从农村医疗保险制度的健康效应、健康的收入效应两个方面间接估算"新农合"制度的健康扶贫效应。因此，从农村医疗保险制度的健康效应、健康的收入效应，以及"新农合"制度的健康扶贫效应三个方面的研究现状进行综述。

（一）农村医疗保险制度的健康效应

医疗保险是影响个体健康状况的重要因素，医疗保险制度的设计初衷是通过提高医疗服务的可及性，实现改善个体健康状况的最终目的（Grossman，1972）。"新农合"制度作为农村居民最基本的一项医疗保险制度，其健康绩效一直是学术界关注的热点问题，研究成果较为丰富。主要有三种观点：一是"新农合"制度对农村居民的健康状况有积极的影响；二是"新农合"制度改善了农村居民的健康状况，但效果有限；三是"新农合"制度对农村居民的健康状况无显著影响。其中，第一和第二种观点的研究成果较多。

程令国、张晔（2012），张琳（2013），章蓉等（2014），Cheng et al（2015），王翌秋、刘蕾（2016）分别利用自评健康状况、日常活动能力、认知功能、慢性病数量等指标和倾向匹配得分基础上的倍差法、Ordered Probit 模型等方法研究发现，"新农合"制度显著促进了农村居民的健康状况。张哲元、陈华等（2016）利用自评健康状况、日常活动能力、住院天数等指标和分位数回归方法研究发现，"新农合"制度对自评健康状况的影响集中体现在自评健康状况较好的个体上，对日常活动能力的影响集中表现在日常活动能力受损严重的个体上。邹薇、宣颖超（2016）利用自评健康状况指标和面板门限模型、倍差法研究发现，只有农村居民个体的受教育年限大于5时，"新农合"制度才能发挥改善健康状况的作用。傅虹桥等（2017）研究发现"新农合"制度会引发事前的道德风险，这种道德风险在健康较好的群体中更为明显，但在健康较差的群体中几乎不存在。

Lei & Lin（2009），Chen & Jin（2010），左雯婕、舒燕（2016）分别利用自评健康状况、四周生病率和婴幼儿死亡率、孕产妇死亡率等指标和倾向匹配得分基础上的倍差法考察"新农合"制度的健康效应，发现"新农合"制度未能有效改善参合者的健康状况，收入是影响农村居民健康状况的主要因素。吴联灿、申曙光（2010），储雪玲（2010），周贤君（2014）分别利用自评健康状况指标和倾向匹配得分基础上的倍差法等方法估计"新农合"制度的实施效果，发现"新农合"制度在保障农村居民健康状况方面开始发挥一些作用，能够改善农村居民的健康状况，但效率不高、影响较小，在提升农村居民整体健康水平方面的作用仍有待加强。

（二）健康的收入效应

Mushkin（1962）首次把健康作为和教育同等重要的两大人力资本要素进行研究，Arrow（1963）创建了健康经济学，Grossman（1972）在Becker家庭生产函数的基础上，从人力资本视角建立了健康消费需求模型和健康投资需求模型，完善了健康收入效应的经济学分析框架，健康人力资本理论为健康的收入效应奠定了坚实的理论基础。在实证研究方面，国内外成果大都从劳动参与和劳动收入两种视角、沿着两种思路研究健康和收入的关系：一是使用家庭生产函数分析健康对家庭种植业或农业收入（农业劳动收入）的影响（Strauss，1986；张车伟，2003；高梦滔等，2005；Huffman & Orazem，2007；Audibert，2010；Sahn，2014）；二是使用收入（工资）函数研究健康对工资性收入（非农劳动收入）的影响（Schultz & Tansel，1997；Thomas & Frankenberg，2002；Lvaschenko，2003；魏众，2004；Schoellman，2012；Vogl，2014；程明望，2016）。在健康指标选择方面，则根据Leibenstein（1957）的效率工资理论，开始把营养等人体测量学指标作为健康的衡量标准，随后又把自评健康状况、日常活动能力等指标引入健康家庭生产函数或收入函数，研究营养等健康因素在个体收入和经济增长中的作用（Spurn，1977；Strauss & Thomas，1998；Croppenstedt & Muller，2000；Mete & Schultz，2002）。

国外研究成果中，Fogel（1994a，1994b）利用营养摄入等健康指标研究英国1780年至1997年两百年间经济增长的因素，认为营养和健康状况的改善可以解释英国经济增长原因的30%。Strauss（1986）用塞拉利昂的数据、Duncan & Strauss（1997）利用巴西的数据、Croppenstedt & Muller（2000）利用埃塞俄比亚的数据、Thomas et al（2006）利用印度尼西亚的数据、Smith（2009）利用美国动态面板调查数据、Audibert（2010）利用非洲的数据、Vogl（2014）利用墨西哥的数据，从劳动参与、劳动生产率等方面研究身高、体重、BIM指数、营养摄入量、自评健康状况等健康指标在个体农业劳动收入和非农劳动收入中的作用，上述研究成果均表明健康能够促进劳动参与、提高劳动效率、增加劳动收入。

国内研究成果中，张车伟（2003）通过构建家庭生产函数研究自评健康状况、日常活动能力、慢性病数量等健康因素对农村居民种植业收入的影响，认为健康和营养对于提高农村居民的收入至关重要。刘国恩（2004）通过自评健康状况研究健康人力资本和个体收入增长之间的关系，发现与城市居民和男性相比，健康对农村居民和女性的经济回报更大。储雪玲（2010）、李树森（2010）、于大川（2013）在其博士论文中，均利用CHNS数据从农业劳动和非农劳动两个方面研究健康对农村居民收入的影响，上述三篇文章的计量结果存在一定差异，但都认为健康是影响农村居民收入的重要因素。洪秋妹（2010）、王弟海（2012）、程名望（2014）利用中国微观数据研究发现，健康人力资本可以避免农户陷入"贫困陷阱"，健康对农村居民减贫的作用比教育更为显著。程名望等[1]（2016）研究发现健康、基础教育、技能培训和工作经验所体现出的人力资本对农户收入增长的贡献率为38.57%，其中健康和基础教育是影响农村居民收入的核心人力资本变量。

在研究方法方面，随着人力资本理论的确立和Grossman健康需求模型的完善，国外的研究者不断探索利用不同的计量方法研究健康和收入之间的关系。最早利用普通最小二乘法进行分析（Bartel & Taubma），然后是

---

[1]　程名望、盖庆恩、Jin Yanhong等：《人力资本积累与农户收入增长》，《经济研究》2016年第16卷第1期。

联立方程（Lee，1982）和 Heckman 样本选择模型（Baldwin & Johnson，1994），后来发展到工具变量法和 Hausman-Taylor 模型。国外的研究时间较早，大多集中在工业化国家（魏众，2004），成果较为丰富。进入 21 世纪后，我国学术界开始尝试使用工具变量法（张车伟，2003；高梦滔等，2005；李树森，2010）、固定效应模型和 Hausman-Taylor 模型（刘国恩，2004；储雪玲，2010；于大川，2013；程明望，2016）等方法，研究健康的收入效应。虽然研究方法各异，但都是为了得到无偏、有效的估计结果，同时上述方法的研究结果大都验证了健康在收入中的积极作用。

（三）农村医疗保险制度的健康扶贫效应

李树森（2010）研究发现，"新农合"制度能够提高男性农村居民和务农女性的年收入，但没有把收入和医疗支出区分开来。齐良书（2011）认为，"新农合"制度能够通过健康状况、生活消费、人力资本投资、生产投资等多种渠道作用于农民的收入，而健康是主渠道，其产生正面效果的可能性是存在的，利用倍差法和工具变量法直接估计"新农合"制度对农村居民收入的影响，发现"新农合"制度使农村居民的年收入提高了4%，对中、低收入群体中的增收效果更为显著，但是在计量分析时没有考虑健康因素如何影响农村居民的收入、"新农合"制度又如何影响农村居民的健康。

从以上分析可以看出，健康的收入效应有着坚实的理论基础，在实证研究方面，现有成果通过构建健康指标体系，利用各种计量方法，从农业劳动收入和非农劳动收入两个方面研究健康对收入的影响，成果非常丰富，均验证了健康在个体收入中的重要作用。在"新农合"制度的健康效应方面，由于健康指标选择、数据来源、采集时间、计量方法和计量模型等的不同，现有成果对"新农合"制度的健康绩效并没有达成较为一致的意见，但大量证据表明"新农合"制度能够提高农村居民的健康状况。

"新农合"制度是建立在财政补贴基础之上的一项战略性人力资本工程，既然是人力资本投资，在评价政策实施效果时很有必要核算投资收益率。但是，"新农合"制度通过健康这一主渠道间接影响农村居民的收入，无法直接估算，目前研究成果很少。健康收入效应和"新农合"制度健康效应的研究思路、方法已比较成熟，因此本书在上述两项研究成果的基础上，以健康作为关联因素，间接测算"新农合"制度对农村居民的健康扶贫影响。

四　农村医疗保险制度的代际减贫效应研究

农村医疗保险制度（主要是"新农合"制度）的代际减贫效应主要是指医疗费用的报销是否会影响子女给予老人的补贴，继而影响老人的收入水平和贫困程度。一种观点认为，医疗保险有效释放了老人的医疗服务需求，增加了医疗费用开支，对子女的代际经济支持有较大的"挤入"效应，该效应具有显著的群体差异性（刘国恩，2011；胡宏伟、栾文敬、杨睿等，2012）。另一种观点认为，医疗保险降低了医疗服务的价格，减少了老人对子女的经济依赖，不仅降低了子女代际经济支持的倾向，而且降低了子女代际经济支持的规模，呈现出明显的"挤出"效应。

在 Barro & Becker（1974）构建的公共转移支付和私人转移支付关系的理论框架下，国内外学者对社会保障和家庭代际转移之间的关系进行了深入的研究，探讨社会保障是"挤入"还是"挤出"了私人代际转移，主要内容如下：

（一）国外研究现状

农村医疗保险制度属于社会保障的一个分支，国外研究社会保障代际效应的成果较为丰富，本书主要从代际转移方向、研究国家类型和研究结论三个方面进行梳理。

在代际转移方向上，Cox & Rank（1992）、Susan Olivera（2006）等研究了子女向父母的代际转移；Huckju Kwon（1999）、Biddlecom et al.（2005）等研究了父母向子女的代际转移；Kotlikoff（2000）、Werner Guth（2002）等研究了父母和子女之间双向的代际转移。在研究国家类型上，Cox & Jeminez（1995）、Jensen（2003）、Vitor Miranda（2008）、Laura Juarez（2009）等研究了南非、墨西哥、秘鲁、印度、中国等发展中国家社会保障对私人代际转移的影响；Kunemund & Rein（1999）、Schoeni（2002）、Gibson et al.（2006）等研究了美国、英国、德国、加拿大等发达国家社会保障对私人转移支付的影响。在研究结论上，Crrondel & A. Masson（2001）、Cox et al（2004）、Cai et al.（2006）、Deindl & M. Brandt（2011）等研究成果认为，社会保障会对私人转移支付产生"挤出"效应；Cox & Jakubson（1995）、Deepak（2009）等研究发现，社会保障会对私人转移支付产生"挤入"效应；Cox et al（1995）、Altonji et al（1997）、Sung Jin Kang（2004）等研究发现，社会保障对私人转移支付没

有显著影响。

上述资料表明，社会保障对私人转移支付的影响并没有统一的结论，但有充足的证据说明，社会保障能够影响私人转移支付。研究结论不统一的主要原因在于各国社会保障体系的保障能力、发展历程等方面存在较大差异，只能因国家和地区而定。发达国家的社会保障体系一般比较完善、保障能力较强，对私人转移支付的影响程度相对较小。发展中国家经济基础较为薄弱，个体对社会保障的反应较为敏感，社会保险对私人转移支付的影响程度更为显著。我国的社会保障体系跟其他国家存在较大差异，在实证研究时必须立足于本国国情。

（二）国内研究现状

进入 21 世纪以来，在职工医疗保险和养老保险的基础上，我国政府投入了大量的财力，逐步建立和完善了农村居民、城市居民的医疗保险和养老保险，已形成了以养老和医疗保险体系为主体、覆盖全体居民的社会保障体系。城乡居民社会保障体系这项规模宏大的公共支付会对私人支付产生怎样的影响，逐步成为我国学术界关注的热点问题（胡宏伟等，2012），由于起步较晚，基本遵循国外的研究框架和研究思路。

养老保险通过定期发放养老金，直接提高参保者的收入和福利水平，影响家庭代际转移的机制较为简单；医疗保险通过降低医疗服务的相对价格，间接影响参保者的收入水平和健康状况，影响家庭代际转移的机制较为复杂。鉴于此，养老保险代际效应的成果颇为丰富，医疗保险代际效应的成果相对较少（于大川，2016）。学界对养老保险代际效应的结论基本达成了共识，认为我国养老保险提高了老人的收入水平和福利状况，对子女的代际经济支持具有"挤出"效应，能够降低子女代际经济支持的倾向和规模，但作用比较有限，其政策实施效果要受到其他因素的影响（宋璐等；2010；王翠琴等，2012；解垩，2013[①]；程令国等[②]，2013；陈华帅、曾毅，2013；张川川等，2014；郑旭晖等，2015）。

医疗保险代际效应的研究结论存在一定的分歧，主要有两种观点。一种观点认为，医疗保险有效释放了老人的医疗服务需求，增加了医疗费用

① 解垩：《"挤入"还是"挤出"？中国农村的公共转移支付与私人转移支付》，《人口与发展》2013 年第 13 卷第 4 期。

② 程令国、张晔、刘志彪：《"新农保"改变了中国农村居民的养老模式吗?》，《经济研究》2013 年第 13 卷第 8 期。

开支，对子女的代际经济支持有较大的"挤入"效应，该效应具有显著的群体差异性（刘国恩，2011；胡宏伟、栾文敬、杨睿等，2012）。另一种观点认为，医疗保险降低了医疗服务的价格，减少了老人对子女的经济依赖，不仅降低了子女代际经济支持的倾向，而且降低了子女代际经济支持的规模，呈现出明显的"挤出"效应；同时，由于社会照料、护理服务不完善等原因，医疗保险提高了代际时间支持的概率，增加了代际时间支持的规模（丁志宏，2013；刘西国，2015；于大川，2016；陈昕，2016）。

从以上分析可以看出，国外文献资料中，主要沿着交换动机和利他动机两种思路，探讨社会保障对私人代际转移的影响，研究时间较长，成果也较为丰富。在国内，学界主要从养老保险和医疗保险两个方面研究社会保障的代际效应，其中养老保险影响家庭代际转移的研究成果较为丰富，研究结论也较为一致。根据研究主题，本书重点对我国医疗保险代际效应的研究现状进行简要评述。

在医疗保险代际效应领域，现有文献资料主要从影响机制、支持方向、支持动机、支持概率、支持规模、群体差异性等方面，把职工医疗保险、城市居民医疗保险和"新农合"制度作为一个整体，从"自下而上"的单向转移视角进行研究，研究成果较少，研究结论各异。医疗保险代际效应的研究主要存在两个方面的问题：一是把各种医疗保险作为一个整体，研究整个医疗保险体系对代际转移的影响，各类医疗保险代际效应的成果匮乏，研究的深度有待挖掘。二是代际转移是一种双向流动，不仅有子辈对父辈的支持，也有父辈对子辈的帮助，现有成果大都是从单向转移的视角，研究医疗保险影响子辈对父辈代际转移的概率和规模，研究的广度有待拓展。

通过上述文献的梳理可知，现有文献利用 CHNS、CLHLS、CHARLS 等专业调查数据或自行调研数据，主要从三个方面研究"新农合"制度的政策实施效果。一是"新农合"制度的经济绩效，即从医疗支出视角出发，研究"新农合"制度对农村居民门诊、住院医疗支出、灾难性卫生支出率、因病致贫发生率等的影响，评价"新农合"制度分担农村居民医疗负担、缓解疾病经济风险的能力。二是"新农合"制度的健康绩效，即从健康视角出发，从医学标准、营养学标准、人体测量学标准等方面选择健康测量指标，研究"新农合"制度对农村居民各项健康指标的影响，评价"新农合"制度改善农村居民健康状况的能力。三是"新农合"制度的消费效应，从家庭非医疗消费视角出发，研究"新农合"制度对农村居民家庭从食品支出、日常支出、耐用品消费等不同消费项目的影响，评价"新农合"制度刺激消费、拉动经济增长的作用。由于数据来源、计量方法等方面的不同，上述研究成果的结论不尽相同。这些不同可能是"新农合"制度在不同人群、不同地区、不同时期中实施效果差异的表现。

五　农村医疗保险制度在农村的整体减贫效应研究

目前，农村医疗保险制度（包括"新农合"制度及后续的"城乡居民医保"制度）呈现向纵深发展趋势，制度的筹资标准由 2003 年的人均 30 元提升到了 2016 年的 570 元左右，住院次均报销费用由 2003 年的 185 元提升到了 2013 年的 3329 元[①]，筹资标准和住院费用报销率比 2003 年新型农村合作医疗制度试行之时分别高出 19 倍和 17.99 倍。"富裕农户"（即高收入群体农户）和"贫困农户"（即低收入群体农户）究竟谁从农村医疗保险制度中受益更多的争议，也日益成为社会关注的焦点。

在实践中，"贫困农户"患病的概率更高，就医并得到农村医疗保险制度报销和补偿的机会更多，但较低的家庭收入的约束，以及农村医疗保险制度中的起付线、共付比例、封顶线等制度设计，会平抑低收入农户从制度中得到的补偿水平。与收入相关的医疗服务市场天生就存在不平等，因此"富裕农户"可以轻易越过起付线、共付比例等农村医疗制度设计的约束进而拥有得到更多、更好医疗服务的机会，但更多的健康资本、更少的患病概率也会在一定程度上冲减了该群体从农村医疗保险制度中获益的可能性。

理论界关于"富裕农户"和"贫困农户"在农村医疗资源利用中的公平性问题的研究结论也并不一致。封进（2007）用估算的方式表明，穷人较高的医疗支出倾向则使得他们可以从保障体系中获得更大的利益。徐立柱（2007）认为补偿费用更加集中于低收入人群，对较贫穷农户相对更加有利。胡金伟等（2007）的研究结果表明，山东省某县 20% 的最贫困人群获得政府医疗总补助的 45.85%，而 20% 的最富裕人群得到 15.37% 的政府医疗补助。谭晓婷、钟甫宁（2010）研究发现"新农合"制度医疗的补偿更倾向于患病群体，且收入低的群体获得的补偿高于收入高的群体。

褚金花等（2009）基于门诊报销和住院报销的集中系数研究发现，样本区域的合作医疗制度报销都是有利于贫困农户的。谭晓婷等（2010）依

---

① 国家卫生计生委统计信息中心：《第五次国家卫生服务调查分析报告》，中国协和医科大学出版社 2016 年版，第 87、91 页。

托农民人均纯收入基尼系数在医疗支出发生及合作医疗补偿后的变化数据，认为低收入患病群体从合作医疗中受益更大。齐良书、李奈（2011）基于医疗服务利用不平等的研究发现，农村居民的住院服务利用在2004—2006年间发生了有利于低收入者的变动。宁满秀等（2011）借助医疗服务利用不平等集中系数，发现合作医疗制度中同等条件下收入越高的人得到的医疗服务越多，住院治疗方面存在明显的"贫困农户补贴富裕农户"的逆分配效应。封进等（2012）基于CHNS数据的实证分析表明，农村合作医疗制度中的确存在有利于"富裕农户"的医疗服务利用，但这一作用在逐步降低。李佳（2014）的统计数据研究则表明农民中确实存在医疗服务利用不平等现状，即富裕农户更有效地利用相应医疗服务，收入仍然是医疗服务利用不平等的最主要来源。马千慧、高广颖等（2015）基于北京市三个区县的新型农村合作医疗大病补偿数据表明，"新农合"制度的大病保险未能起到缩小贫富差距的作用，农村合作医疗制度的大病保险补偿费用分布偏向富裕农户。

事实上，考察"富裕农户"和"贫困农户"在农村医疗资源中受益更多的问题应该考虑农户的医疗利用率和医疗利用率中的费用报销比例问题。如果利用了更好的医疗服务（如医保目录外用药），农户未必能在农村医疗资源中受益更多。考虑到农村就医的实际，具体需要从农村医疗保险对农户门诊、住院和自我治疗三种就医方式自付费用和自付比例的影响，来评估"新农合"制度降低农村居民医疗负担的作用、缓解农村居民疾病经济风险的能力。

总的来说，现有成果主要从影响方向、影响程度和影响机制三个方面，研究农村医疗保险制度（包括"新农合"制度和后来的"城乡居民医保"制度）在疾病风险共担、调节收入分配等领域的实施效果，分析透彻、成果丰富。

但农村医疗保险制度是一项投资民生健康的战略性人力资本工程，也是我国政府一项重要的公共转移支付。既然是一项投资，势必要核算投资收益率；既然是公共转移支付，可能会影响私人转移支付。因此，要全面评估"新农合"制度的政策实施效果，很有必要核算"新农合"制度的直接减贫效应、健康扶贫效应、代际减贫效应和在缩小农村居民内部收入差距方面的整体减贫效应。

现有研究主要从医疗支出、健康状况和农户受益程度差异的一个或几个方面研究农村医疗保险的实施效果，缺乏对农村医疗保险制度的健康资本效应、健康资本的减贫效应，以及健康资本的代际传递效应下父辈对子女辈自身健康资本、贫困风险的影响等一系列问题的关注和系统研究。研究综述具体见表1-2。

表1-2　　农村医疗保险制度对农户贫困及其干预的8大关键技术及其研究现状

实践中的关键技术	涉及领域	研究重难点	研究现状
1. 农户的健康资本、贫困风险测度	农户就医行为及其贫困样态	不同类型农户的健康资本、贫困风险有何变化？如何分布？	改良
2. 医疗费用上涨对参保农户健康资本、贫困风险的影响测度		医疗费用上涨多大程度冲销了农村医疗保险制度的政策效果？	改良
3. 农户就诊报销受益程度变化跟踪分析		农村医疗保险筹集资金的流向分析，筹集的钱究竟流向何处？	空白创新
4. 农户报销后"因病致（返）贫"概率变化	农村医疗保险直接减贫效应	农村医疗保险是否降低了参保农户的"因病致（返）贫"率？	改良
5. 农户健康资本、劳动参与率、工资收益率变化研究	农村医疗保险健康扶贫效应	农村医疗保险是否提高了参保农民自身的健康资本、劳参率和工资率？	改良创新
6. 参保老人对子女经济依赖和经济负担的变化	农村医疗保险代际减贫效应	农村医疗保险是否减少了老人对子女的经济依赖和经济负担？	改良
7. 参保对子女健康资本、劳动参与率、工资收益率影响		农村医疗保险是否提高了参保农户子女的健康资本、劳参率和工资率？	创新
8. 农村医疗保险对农村整体贫困的干预	农村医疗保险整体减贫效应	农村医疗保险是否缩小了农村农户之间的健康资本差距和贫富差距？	创新

第三节　研究思路、框架与方法

一　研究目的

当前，疾病风险是我国农民面临的最大经济风险之一，农户贫困诱因中有40%以上的因素是由疾病引起的。同时，由于食品安全、环境污染、健康意识、饮食习惯和生活方式、人口老龄化等因素的影响，我国农民的健康状况不容乐观，因疾病带来的健康问题成为影响农民增收、农业发展、农村社会稳定的头号"杀手"。另外，我国收入分配不平等现象比较严重，基尼系数2008年达到最高值0.491，然后逐步回落至2015年的0.462，仍然高于国际警戒线0.4的标准。

农村医疗保险制度是我国政府为了让8亿多农民享有最基本的医疗卫生保障，解决农民"看病难、看病贵"的现状，通过顶层设计后向下推行的、以县级政府为单位进行资金统筹和互济的一种医疗保险制度，不仅是一项改善农村居民健康福祉的民生工程，也是一项重大的人力资本战略工程，具有很强的时代性和政治性，肩负着"分担疾病经济风险、提高健康资本、减贫扶贫"的历史使命，这"三大"政策目标的成效，是评判农村医疗保险制度运行成败的关键。

从宏观数据上来看，根据第五次国家卫生服务调查数据（2015），农村医疗保险制度（主要是"新农合"制度）人均筹资标准从2004年的46元提高到2014年的410.9元；筹资规模从2004年的26.4亿元提高到2014年的4259.6亿元；住院费用报销比例从2003年的6.9%提高到2014年的63.2%；参合人数从2004年的0.8亿人次提高到2014年的7.36亿人次；参合率从2004年的75.2%提高到2014年的98.9%。从上述宏观数据可以看出，"新农合"制度自2003年试点以来，在十多年的时间内，筹资规模逐步扩大，补偿能力不断增强，基本实现了对农村居民的全覆盖。在学术研究领域，"新农合"制度的政策目标实施成效是广大专家和学者重点关注和研究的内容，纵观近十几年来的研究成果，由于数据来源不同、数据采集年份不同、研究方法不同等原因，对"新农合"制度三大政策目标的成效没有达成较为一致的结论。

农村医疗保险制度对农户健康资本和贫困风险的影响包括：一是农村医疗保险的直接减贫效应，即通过制度降低医疗费用的相对价格、引导疾病预防来提升参保农户的健康资本；二是贫困农户健康资本的健康扶贫效应，即农村医疗保险制度提升农户健康资本，并通过健康资本提升农民的劳动效率、工资率而获取收入增长的扶贫效应；三是贫困农户健康资本的"代际减贫"效应，健康资本具有代际传递性，子代"穷者更穷，富者更富"，农村医疗保险制度通过看病报销减少老人对子女的经济依赖和疾病负担，以及通过制度提升子女自身健康水平而带来的子女健康资本的收入效应和减贫效应；四是农村医疗保险在农户之间的总体减贫效应，即农村医疗保险制度通过对"穷人"比"富人"得到的更多医疗补贴来缩小农户之间的健康资本差距和贫富差距。

本书将农村医疗保险制度下农户健康资本及其减贫效应纳入一个分析框架进行系统研究，拟依托一线入户调研数据，考察贫困农户健康资本及其"因病致（返）贫"风险的样态和分布，测算农村医疗保险制度的健康资本效应，以及贫困农户健康资本的间接减贫效应、代际减贫效应和农村整体减贫效应，综合评价农村医疗保险制度三大政策目标（分担疾病经济风险、提高健康资本、减贫扶贫）的实施效果。

其中，直接减贫效应是指农村医疗保险制度通过降低医疗服务的相对价格这一路径对农村居民医疗支出带来的影响，具体包括对门诊、住院和自我治疗三种就医方式自付费用和自付比例的影响，对农村居民灾难性卫生支出的影响。根据研究结果，评估农村医疗保险制度降低农村居民医疗负担的作用、缓解农村居民疾病经济风险的能力。

健康扶贫效应是指农村医疗保险制度通过健康这一主渠道对农村居民收入的影响。本书通过健康影响收入和农村医疗保险制度影响健康的估计结果，测算农村医疗保险制度的健康扶贫效应，分析农村医疗保险制度改善的健康人力资本在提高农村居民收入水平上的作用，核算政府在农村医疗保险制度（主要是"新农合"）上的投资收益率。

代际减贫效应是指农村医疗保险制度对子辈和父辈之间双向代际经济转移的影响，主要包括两个方面的内容：一是对父辈获得子辈经济转移的影响方向和影响程度；二是对父辈向子辈提供经济转移的影响方向和影响程度。根据研究结果，分析农村医疗保险制度对代际间收入分配的影响情况。

整体减贫效应是指农村医疗保险制度是否通过"穷人"和"富人"等不同群体的就医行为和就医报销情况，是缩小还是扩大了农村的收入差距。

二　研究内容与研究框架

本书拟从"能力、效率、公平"三种视角，研究农村医疗保险制度的四种效应（直接减贫效应、健康扶贫效应、代际减贫效应和农村整体减贫效应），客观分析和评价"新农合"制度的三大政策目标（分担疾病经济风险、提高健康资本、减贫扶贫）的实施效果。

本书拟在农村医疗保险制度下农户就诊行为样态及其影响因素分析的基础上，从经济效应视角出发，从直接减贫效应、健康扶贫效应、代际减贫效应和农村整体减贫效应四个方面，系统评估农村医疗保险制度（主要是"新农合"制度）在 2010 年之后全面提升阶段的实施效果和政策合意性，研究内容主要分为七个部分。

第一部分是导论，主要介绍选题的背景和意义、研究目的，文献综述，以及研究内容、技术路线和研究方法、数据说明和计量方法以及创新和不足之处。

第二部分是农村医疗保险制度中农户就诊行为样态及其影响因素分析。在对农户整体行为样态进行分析的基础上，本部分拟对农村中的特殊群体，包括农村老年人群、女性人群和慢性疾病人群的就诊行为及其影响因素进行分别描述和分析。

第三部分是农村医疗保险制度健康扶贫效应、减贫效应评估的理论基础。

第四部分是实证研究，主要从直接减贫效应、健康扶贫效应、代际减贫效应和农村整体减贫效应四个方面系统评判农村医疗制度的实施效果，即第四章、第五章、第六章、第七章和第八章。

第四章研究"新农合"制度的直接减贫效应，即通过医疗费用报销直接帮助农户分担了多少疾病风险。首先，分析"新农合"制度直接收入效应的作用机制。其次，根据医疗支出的性质，利用两部模型和 Heckman 样本选择模型，研究"新农合"制度对门诊、住院和自我治疗三种医疗支出的作用，并区分在不同收入群体中的差异，系统分析"新农合"制度降低农村居民医疗负担的作用。再次，从就医决策和就医行为两个方面，研究"新农合"制度对医疗服务利用的影响，分析"新农合"制度未能有效降低医疗支出的原因。最后，选择三种阈值标准，利用 Probit 模型估计"新农合"制度对灾难性卫生支出的影响，衡量"新农合"制度分担农村居民疾病经济风险的能力。

第五章研究"新农合"制度的健康扶贫效应，即"新农合"制度如何通过疾病预防和疾病治疗提升农户的健康水平，进而通过健康水平提升劳动效率而获取的收入增长。首先，健康资本可以显著影响农民的劳动参与率，以及劳动时的劳动收益率（工资率），本书将分析"新农合"制度的健康收入效应的作用机制。其次，选取自评健康状况、日常活动能力、抑郁指数和慢性病数量四种健康指标，利用 Hausman-Taylor 模型研究健康对农村居民农业劳动收入和非农劳动收入的影响，并区分性别差异。再次，利用双重差分法，研究"新农合"制度对农村居民自评健康状况、日常活动能力、抑郁指数和慢性病数量的影响，并区分性别差异，探讨"新农合"制度影响农村居民健康的机制。最后，本书将根据健康收入效应和农村医疗保险制度健康效应的估计结果，核算农村医疗保险制度通过健康渠道对贫困农户收入的影响，分析农村医疗保险制度改善的健康人力资本在提高农民收入水平、健康扶贫领域的作用，核算政府在农村医疗保险制度上的间接减贫收益率。

第六章研究"新农合"制度的代际减贫效应，即"新农合"制度是否会减少子女对老人的金钱补贴。疾病本身意味着健康资本的降低，出生在这些患病家庭中的子辈的初始健康资本就落后于人，遭受健康冲击的父辈家庭在健康方面的大量支出也会改变其投资行为，挤占子女以后在教育和健康方面的投资，妨碍子女人力资本的积累，加大子女陷入贫困的概率。首先，本书分析"新农合"制度代际经济效应的作用机制。其次，利用两部模型和Heckman样本选择模型，采用差分内差分的面板结构，以受访者为参照系，从受访者获得子女家庭经济支持（子辈向父辈的转移）和受访者向子女家庭提供经济支持（父辈向子辈的转移）两种视角，研究"新农合"制度对农村居民家庭代际经济转移的影响，并细化研究这种影响在老年人和中年人之间的差异，评判其对代际间收入分配和贫困的影响情况。

第七章研究农村医疗保险制度在农村的整体减贫效应。本书从缴费和报销补偿两个方面研究农村医疗保险制度在农村的整体减贫效应。本书将通过构建多元回归模型，研究农村医疗保险制度补偿结果的再分配效应。首先，计算农户发生医疗费用后的基尼系数；其次，计算农村医疗保险制度补偿后的基尼系数；最后，用农村医疗保险制度补偿后的基尼系数减去农户发生医疗费用后的基尼系数，得到农村医疗保险制度补偿前后基尼系数的变化量。

第八章结合项目组2018年度的调研数据，对农村医疗保险制度和精准健康扶贫政策的执行情况进行实证分析，并结合政策实践中参保农户、基层政府、医疗提供方等多个利益主体的行政异化行为，探讨农村医疗保险制度和精准健康扶贫政策优化的方向和策略。

第五部分是研究结论和政策建议，即本书的第九章。归纳、总结全书主要的研究结论，从健康扶贫、减贫效应视角对农村医疗保险制度的实施效果做出整体评价，并提出相应的政策建议，最后阐述本研究的局限性。

本书研究的基本框架和逻辑关系如图1-1所示：

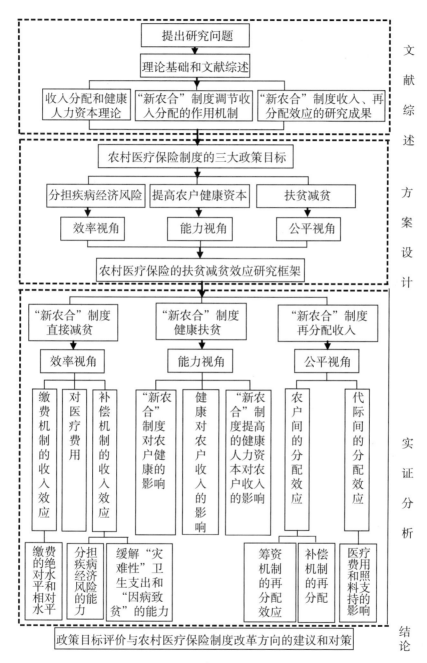

图 1-1　研究框架图

三　研究方法、技术路线与数据来源

（一）研究方法

1. 文献研究方法

现有文献资料是本书研究的逻辑起点，文章的理论基础、文献综述、计量方法、研究内容等均建立在大量的文献资料基础之上。首先，通过查找、阅读"新农合"制度实施效果、健康人力资本、医疗保险、医疗服务需求、代际转移理论等国内外相关文献资料，明确相关核心概念和术语内涵。其次，梳理和归纳理论依据和文献综述，形成"新农合"制度经济效应的作用机制。再次，在对上述文献资料研究的基础上，形成本书的分析框架、研究内容，明确本书的计量方法。最后，进行实证研究，在研究结论的基础上提出政策建议。同时，现有文献资料的质量参差不齐，本书坚持宁缺毋滥的原则，重点阅读权威期刊和核心期刊，并对相关领域专家的研究成果进行跟踪学习，如国内的程令国、白重恩、解垩、刘国恩、臧文斌、高梦涛、程明望等，国外的 Wgastaff、Mincer、Grossman、Becker 等。

2. 实地调研法

在梳理现有文献资料的过程中发现，对同一个问题，即使采用相同的数据资料和研究方法，得出的结论也不尽相同，甚至有相反的结论，对补偿模式、报销方式、封顶线和起付线等"新农合"制度核心概念的理解程度不够深刻。为了更进一步了解"新农合"制度在农村地区的落实情况，项目组共进行两次大规模入户调研。第一次是 2016 年 7 月，围绕"新农合"制度的"四大"经济效应设计调查问卷，项目组到两省（湖北省和河南省）三县（枝江、汝南和新县）进行实地调研，通过入户和座谈等方式获得 1020 份问卷和"新农合"制度相关政策文件。第二次是 2018 年 12 月，为深入了解精准健康扶贫政策背景、政策落实情况，考察健康扶贫政策实施过程中制度异化的原因；深度剖析农户疾病治疗与预防、可持续健康与生计难题，项目组在湖北省随县进行了两百多户的入户访谈和调研。

在调研过程中，一方面，对农村居民进行深度访谈，了解他们对"新农合"制度的看法；另一方面，对"新农合"制度主管部门的相关工作人员进行座谈，听取他们讲解"新农合"制度取得的成绩和存在的问题。同时，针对阅读文献资料时不是很清楚的知识，及时向相关工作人员进行请教。通过本次调研，对"新农合"制度有了更加深入和具体的了解。本书

在实证分析、政策建议中的相关观点，多数来自于两次调研所得。

3. 统计分析法

中国健康与养老追踪调查（CHARLS）的信息量非常大，为了更加深入地了解农村居民在医疗支出、医疗服务利用、健康、各项消费、收入、代际经济支持、个体特征、家庭特征等方面的信息，首先利用 SAS9.4 软件按照唯一 ID 识别码对数据进行处理和匹配。然后，以调查年份为标准，通过均值、发生概率、所占比重等方式对上述数据进行描述，并根据需要区分性别、年龄、收入类别等方面的差异。一方面可以全面了解受访样本的基本状况，另一方面可以简单对比上述信息随时间变化的发展趋势。同时，为计量分析做好数据准备工作。

4. 计量分析法

本书的实证部分利用了四个章节的内容从扶贫减贫效应视角研究农村医疗保险制度（主要是"新农合"制度）的实施效果，研究内容不同，计量方法和计量模型不尽相同，但均采用 STATA12.0 软件进行分析。

第一，利用双重差分法（DID）研究"新农合"制度对农村居民健康状况和代际经济转移的影响，利用分位数回归模型研究"新农合"制度对不同消费群体家庭影响的差异。

第二，为解决变量的内生性问题和样本选择问题，采用两部模型和 Heckman 样本选择模型研究"新农合"制度对医疗费用和代际经济转移的影响。

第三，健康和收入存在双向影响的关系，为减少和消除健康变量的内生性问题，采用 Hausman-Taylor 模型估计健康的收入效应。最后，利用 Probit 模型估计"新农合"制度对农村居民医疗服务利用和灾难性卫生支出的影响。

在实证研究中，对于同一个问题可以采用不同的计量方法和模型进行估计，每种计量方法和模型各有利弊，选择标准是尽可能地使估计结果更加准确、有效。本书在研究农村医疗保险制度对医疗支出的影响、健康对收入的影响等问题时，变量的内生性问题如影随形，解决内生性问题最有效的方法是工具法。

本书尝试从健康的外部因素中选取工具变量，如医疗机构的距离、家庭厕所类型、饮用水类型等，但检验结果表明这些指标均未能通过外生性检验和相关性检验。因此，寻找合适的工具变量也是本书下一步的研究目标。

（二）数据来源

在实证分析农户的就诊样态、影响因素和"新农合"制度的经济效应时，本项目的数据来源包括两个方面：

1. 项目组一线调研数据

项目组一线调研数据包括两次一线入户访谈数据。

第一次的数据来源于中南财经政法大学公共管理学院劳动与社会保障系项目组（共10人，其中两名教师，8名学生）于2016年7月16日至7月31日期间，对湖北省宜昌市枝江市问安镇、河南省驻马店市汝南县及信阳市新县进行的调研。本次调研的方法以问卷调查为主，调查内容包括"新农合"制度的直接减贫效应、健康扶贫效应与代际减贫效应等。在此次"新农合"制度相关的调研中，主要内容有：

（1）参合老人的个人以及家庭情况的调查：性别、年龄、居住情况、婚姻情况、职业、家庭人口数量等；

（2）家庭经济状况调查：收入水平；

（3）健康状况及个人行为：健康自评、健康意识、生活习惯（饮酒、吸烟、锻炼等）；

（4）就医情况及费用：医疗支出及分担、就医意愿、就医地点等；

（5）"新农合"制度相关：参合情况、报销情况、制度评价等；

在本次调研中，河南省汝南县于2003年最早开始试点，截至2015年年底参合率达到98%，制度实施时间久，个体行为也具有代表性。河南省新县于2006年开始实施，由于农村外出务工人员较多，截至2015年年底，参合率仅为80%。问安镇是三个地点里开展"新农合"最晚的地区，于2010年开始实行，截至2015年年底，参合率达到99%以上，实施效果较好。最后，选取的三个地点在经济水平上具有差异性，因此具有较好的代表性。

调查员入户随机抽取1名成年人进行结构式访问调查，年龄段大致分布在45—70岁，涉及参保缴费人员和待遇领取人员，共回收问卷1012份。调查组围绕各县"新农合"制度和"新农保"制度相关主任、基层人员就"新农合"制度和"新农保"制度工作开展情况、机构建设、存在问题以及农户获益情况、政策保障情况的问题等进行深入访谈。本书研究对象为农村参合老人，因此抽取60岁及以上年龄段样本作为研究对象，在对数据缺失以及不合格样本剔除后，本书最终有效样本为329个。

第二次的数据是项目组在湖北省随县进行了健康扶贫政策多个利益主

体的调研和访谈，涉及健康扶贫政策相关主体——普通农户、贫困户、乡镇卫生院、县医院、卫计局、医保局等。其中，项目组进行了农户的一线访谈，访谈近 220 户，有效数据为 206 份。

2. 专业调研机构发布的全国范围内的追踪调研数据（CHARLS）

在专业调研机构发布的追踪调研数据中，有三种数据库使用最为广泛，现有实证研究大多数都是在上述数据库的基础上进行的。

第一种数据库是中国健康与营养调查（China Health and Nutrition Survey），本书中以下简称"CHNS"。第二种数据库是中国老年健康影响因素跟踪调查（Chinese Longitudinal Healthy Longevity Survey），本书中以下简称"CLHLS"。第三种数据库是中国健康与养老追踪调查（China Health and Retirement Longitudinal Study），本书中以下简称"CHARLS"。上述三种数据库，CHNS 在全国 9 个省区进行调研，调研区域相对较小且追踪质量较低，CHARLS 主要针对 65 岁及以上老年人群，样本年龄偏大。因此，本书选择 CHARLS 2011 年基线调研数据和 2013 年追踪调研数据，研究"新农合"制度的经济效应。CHARLS 2013 年数据公开发布的时间为 2015 年，是目前最新的公开发布数据。

CHARLS 项目研究团队由国际一流的经济学和流行病学学者组成，在抽样、实地调查、数据检查和质量控制方面都遵循了非常严格的标准[1]。为全国范围内调研的顺利开展，项目组 2008 年在甘肃和安徽两省进行了预调研，同时全面调研之前对访员进行严格的专业化和标准化培训，前期准备工作非常充分，基线调研时调研应答率超过 80%，较高的应答率保证了样本的随机性。2011 年基线调研覆盖了包括西藏在内的中国大陆所有县级单位，样本包括 150 个县级单位、450 个村级单位、10257 户家庭和17708 个个体。2013 年追踪调研的样本有 15770 个，新增样本 2834 个。

CHARLS 研究团队根据中国国情设计问卷，同时参考了美国健康与养老调查以及世界上其他老龄化调查项目，保持中国特色的同时兼具国际可比性。调查数据按照对象不同有三种形式：一是社区数据；二是家庭数据；三是个人数据。社区数据主要包括社区基本信息、基础设施、公共设备、人口和劳动力、健康和保险等信息，2013 年的社区数据没有公开发布，向调研机构申请后仍然无法获得。因此，实证研究时不包括社区层面的信息。

---

[1]　北京大学国家发展研究院：《中国人口老龄化的挑战-CHARLS 全国基线报告》，2013 年 5 月。

（三）技术路线

首先，阐述农村医疗保险制度（主要是"新农合"制度）的历史变革和发展现状，了解"新农合"制度的三大目标（分担疾病经济风险、提高健康资本、减贫扶贫）。

其次，介绍数据来源并简述实证研究所依据的理论基础。

再次，为解决变量的内生性问题、控制不可观测因素的影响，利用合适的模型和计量方法，在统一的经济效应研究框架内，分析农村医疗保险制度的直接减贫效应、健康扶贫效应、代际减贫效应和农村整体减贫效应，这是本书的核心部分。

最后，依据实证研究结果给出结论和相关政策建议。

本书的技术路线图如 1-2 所示。

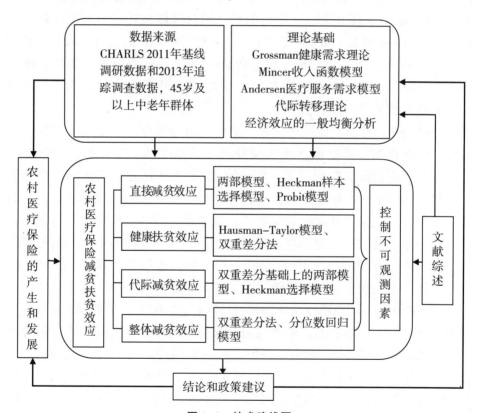

图 1-2　技术路线图

第四节　创新点与有待深化之处

一　可能的创新点

在现有文献资料和研究成果的基础上，本书主要从以下几个方面尝试创新：

第一，从直接减贫效应、健康扶贫效应、代际减贫效应和农村整体减贫效应四个方面系统评估农村医疗保险制度的实施成效。

现阶段，"新农合"制度的收入效应与再分配效应的研究成果较多。有的从保险学的视角，侧重医疗费用对农户的影响，关注"新农合"制度分担疾病经济风险的能力，解决"因病致贫、因病返贫"的能力，减少"灾难性卫生支出"的程度。有的从卫生经济学的视角，侧重医疗卫生服务的可及性，研究"新农合"制度对医疗服务卫生利用的影响，"新农合"制度影响农户健康的机制和效果。有的从福利经济学的视角，侧重"新农合"制度促进社会公平的能力，研究"新农合"制度对医疗服务利用不公平的影响，对不同收入群体获益的影响。但从"新农合"制度的调节收入、再分配作用的机制出发，较为系统、全面地研究"新农合"制度的收入、再分配效应的成果较少。本书通过实地、入户调研，获得最新的"新农合"制度资料和数据。根据"新农合"制度调节收入、再分配的作用机理，从"效率、能力和公平"三种视角，系统、全面研究"新农合"制度的减贫、健康扶贫效应，为全面科学地评估农村医疗保险制度的实施效果提供了一种新思路。

第二，从健康人力资本投资视角研究农村医疗保险制度的健康扶贫效应。

"新农合"制度作为我国社会保障体系的重要组成部分，通过提高农户疾病预防意识、增加医疗服务利用的可及性、减少医疗费用支出等方式，解决农民"看病难和看病贵"的问题，让农民"看得了病，也看得起病"，从而有效提高农户的健康人力资本。

"新农合"制度从两个方面对农户的收入产生影响：一是对医疗费用、支出的影响，是直接的和表面上的影响；二是对健康人力资本的影响，是间接的和深层次的影响。"新农合"制度通过提高健康人力资本增强收入获取能力，这种能力效应比减少医疗费用开支产生的经济效应，对农户来讲作用更为持久、意义更为深远。

现阶段，由于医疗费用、支出等数据资料的可获得性、易测量性等原因，"新农合"制度直接效应的研究成果较为丰富和翔实。由于"新农合"制度对农户收入获取能力影响这方面数据的收集和测量相对较难等原因，"新农合"制度健康扶贫效应的研究成果则相对较少。本书拟打算建立联立方程模型，客观评价"新农合"制度提高的健康人力资本对农户收入获取能力的影响，深化"新农合"制度收入、再分配效应的研究领域，更加深入、客观地评价"新农合"制度政策实施效果。

第三，从代际转移层面研究农村医疗保险制度对农村居民家庭代际贫困的影响。

"新农合"制度可以通过科学、合理的筹资机制和补偿机制等方式，实现社会财富在健康人群和患病人群、在患小病人群和患大病人群、在年轻群体和老年群体之间的转移，从而调节收入再分配，实现社会公平。但是，"新农合"制度不仅可以调节不同收入群体间的分配，也可以调节代际间的医疗支持。

当前，社会保障与代际支持关系的研究已经较为深入，在理论和经验研究方面均取得了一定的进展。相关研究主要集中在养老保险对代际经济支持的影响上，医疗保险与代际医疗支持关系的研究成果较为缺乏，而对"新农合"制度代际分配和减贫效应的研究基本上是一片空白。本项目从接受代际经济支持和提供代际经济支持两个方面，研究"新农合"制度的代际经济效应，探讨"新农合"制度对老人获取子女代际医疗支持将会产生什么样的影响，探讨"新农合"制度是增加还是降低了老人对子女代际医疗支持的依赖程度，细化"新农合"制度收入、再分配效应的研究内容。

第四，丰富了农户健康资本的测度指标体系。

本书在研究健康的收入效应和"新农合"制度的健康效应时，选择自评健康状况、日常活动能力、抑郁指数和慢性病数量作为衡量农村居民个体的健康状况。鉴于数据收集难度等原因的限制，目前还缺乏"新农合"制度对农村居民心理健康影响的研究成果，因此本书尝试利用抑郁指数研究"新农合"制度对农村居民心理健康的影响。

另外，研究"新农合"制度对农村居民医疗支出的影响时，现有成果主要从门诊和住院两种就医行为进行分析，本书在研究门诊和住院行为的基础上，尝试分析"新农合"制度对自我治疗的影响。

二 研究的不足之处

首先，本研究对农户就诊行为样态的分析比较简单，偏重于描述性分析，且未能在农户就诊行为和"新农合"制度四大经济效应之间建立明确的逻辑关系。后续研究将尝试基于 Multi-logit 模型，估计农户就诊方式（自我治疗、门诊、住院）选择概率，并尝试建立不同农户就诊行为下"新农合"制度经济效应差异的理论框架。

其次，本研究的前后分析的数据关联性不够。报告前面关于农户就诊行为的数据来自于项目组 2016 年度、2018 年度的一线入户调研数据；而后面的"新农合"制度的四大经济效应分析的数据主要来自于 CHARLS 2011 年基线调研数据和 2013 年追踪调研数据。后续研究将进行进一步的一线调研，在研究数据的关联性方面进行努力和尝试。

再次是"新农合"制度经济效应评估的样本量存在局限。本研究利用双重差分法研究"新农合"制度对农村居民家庭消费的效应、对农村居民个体健康状况的影响和对农村居民家庭代际经济支持的影响。2011 年和 2013 年中国健康与养老追踪调查（CHARLS）农村居民的参合率在 90% 左右，删除缺失值和异常值后，得到 1542 个有效样本，虽然样本量能够满足计量要求，但是和"新农合"制度实施初期相比，实验组和控制组的样本量相对较少。同时，面板数据的跨度只有 2 年，健康的收入效应和"新农合"制度的健康效应可能难以充分体现。随着下一期追踪调查数据公布后，计划尝试利用跨度更长的数据研究相关问题。

此外，在研究"新农合"制度对医疗支出的影响时，部分数据由于样本量太少无法使用双重差分法。本书只能使用两期面板数据基础上的两部模型和 Heckman 样本选择模型，减少和消除变量的内生性问题，估计"新农合"制度对门诊、住院和自我治疗自付费用和自付比例的影响，而使用双重差分法的估计结果相对来说会更加准确。

第二章 农村医疗保险制度减贫扶贫
效应的理论基础

第一节 农村医疗保险的减贫扶贫效应及其内在逻辑

一 政策效应

（一）政策效应的内涵

效应一词在日常生活中较为常见，如我们耳熟能详的"马太效应""温室效应"等，但不包含严格科学定理中的因果现象。具体而言，效应是指在有限环境下一些因素和一些结果而构成的一种因果现象，简单地说就是指一种现象的发生对另一种现象产生的影响，多用于对一种自然现象和社会现象的描述（曾明，2009；刘新，2010）。

政策效应指一项政策通过各种作用机制在执行过程中对制定者、实施对象和社会经济等所产生的影响。在经济学研究领域，某一政策的政策效应一般以实施对象为依据，划分为宏观经济效应和微观经济效应（王国清，2006）。宏观经济效应指某一政策对整个国民经济产生的影响和效果，测量指标为该政策对经济增长、劳动力供给、产业结构升级、收入再分配、消费和储蓄等所产生的影响（刘新，2010；；徐彤，2011；孟莹莹，2012；李瑶婷，2013；宋琪，2016）。微观经济效应指某一政策对实施对象的经济决策和经济行为的影响（奎潮，2012；范辰辰，2013），衡量标准为该政策对实施对象的收入、消费等方面产生的作用。

（二）农村医疗保险制度的政策效应

农村医疗保险制度（包括"新农合"制度及后来的"城乡居民医保"制度）是我国政府调节经济运行的一项重要经济政策，通过降低医疗服务的相对价格、提高医疗服务的利用率、降低未来医疗支出的不确定性等途径，影响我国政府和农村居民的经济行为和经济决策，进而影响到我国微观经济和宏观经济的多个方面。

　　根据研究目的，本书主要从微观层面研究农村医疗保险制度的政策效应，主要涉及"新农合"等医疗保险制度通过降低医疗服务的相对价格、提高医疗服务的利用率、降低未来医疗支出的不确定性等途径，对农村居民（个体和家庭）经济决策和经济行为所产生的影响，具体而言主要包括对农村居民医疗支出、健康、收入、代际经济转移所产生的影响。

　　1. 直接减贫效应

　　直接减贫效应指"新农合"制度通过降低医疗服务的相对价格和提高医疗服务的利用率这两种方式对农村居民个体医疗支出带来的影响。一方面，降低医疗服务的相对价格可以降低农村居民的医疗支出；另一方面，提高医疗服务的利用率则会增加农村居民的医疗支出。"新农合"制度对农村居民医疗支出的影响是这两方面共同作用的结果，具体包括对门诊、住院和自我治疗三种就医方式自付费用和自付比例的影响，对灾难性卫生支出的影响。根据研究结果，评估"新农合"制度降低农村居民医疗负担的作用、缓解农村居民疾病经济风险的能力。

　　2. 间接收入效应

　　间接收入效应指"新农合"制度是中国政府一项投资民生健康的战略性人力资本工程，根据 Grossman 健康人力资源理论，这项战略性人力资本投资的效果就会在农村居民的收入上得到体现。具体来讲，间接收入效应指"新农合"制度通过降低医疗服务的门槛，可以提高医疗服务利用的财务可及性，减少农村居民"小病拖、大病扛"等"有病不医"的现象，进而改善农村居民的健康状况，良好的健康状况可以延长劳动时间和提高劳动效率，从而增加农村居民的劳动收入，有理由推断由于"新农合"制度改善的健康人力资本会提高农村居民的收入水平。由于"新农合"制度的间接收入效应无法直接估算，本书选取相同的健康测量，根据健康收入效应和"新农合"制度健康效应的估计结果，测算"新农合"制度的间接收入效应，分析"新农合"制度改善的健康人力资本对提高农村居民农业劳动收入和非农劳动收入的作用。

　　3. 代际减贫效应

　　Barro 和 Becker（1974）认为社会保障等相关政策所引起的代际资源分配的变化，会对家庭代际转移产生影响。

　　"新农合"制度是一项重要的公共转移支付，一是通过补偿机制影响农村居民的医疗支出；二是通过降低对未来医疗支出不确定性的预期，影响农村居民的非医疗消费。医疗支出和非医疗消费会直接影响农村居民的收入水平,进而影响到家庭资源配置情况和代际经济转移。根据代际经济转移的特点,代际经济效应指"新农合"制度对子辈和父辈之间双向代际经济转移的影响,主要包括两个方面的内容:一是对父辈获得子辈经济转移的影响方向和影响程度;二是对父辈向子辈提供经济转移的影响方向和影响程度。根据研究结果,本书将分析"新农合"制度对家庭资源配置和代际间收入分配变化的影响情况。

二　农村医疗保险制度四大政策效应研究的理论依据

(一)政策依据:"新农合"制度目标

根据 2003 年国务院办公厅转发的国家卫生部、财政部和农业部联合发出的《关于建立新型农村合作医疗制度的意见》的通知(国办发〔2003〕3 号),以及国务院办公厅转发卫生部等部门《关于进一步做好新型农村合作医疗试点工作的指导意见》的通知(国办发〔2004〕3 号),"新农合"制度的框架与特征可以归纳为以下几个方面:

1. 制度的功能与目标

中共中央、国务院将"新农合"制度的目标定位于为农民提供基本的医疗卫生保障,在农村重建合作医疗制度,缓解广大农民的"因病致贫、因病返贫"的问题,减轻农民因疾病带来的经济负担,提高农民的健康水平。

2. 强化政府责任,制度由中央和地方政府主导

"新农合"制度由中央和地方政府(主要县级政府及以上),而非集体经济或村委会主导。中央政府和地方政府对新型农村合作医疗的主导作用,体现在对制度的组织、引导和资金支持等三个领域,具体体现为以下五大方面:

(1)制度框架设计。中央政府对"新农合"制度的原则、组织管理、筹资、资金管理、服务管理和组织实施等都做出了明确的规定,省级、县级人民政府还制定了具体的管理办法,从而规范了新型农村合作医疗制度的实施框架。

(2)提供补助资金。按照"新农合"制度的规定,各级政府提供的补助额度在中西部大部分地区已占到合作医疗基金的三分之二,接近了城镇职工基本医疗保险中财政或企业的出资比例。2008 年以来,新型农村合

作医疗制度的筹资额度进一步提高，达到每个农民 400 多元/年。

（3）医疗提供方的财政支持与行为监管。中央政府一方面对医疗服务提供方给予财政支持，以调整医疗机构的布局，加强农村医疗卫生服务网络，提供基本医疗设施；另一方面，又对新型农村合作医疗需求方进行补助，以保证参保农民真正看得起病、看得到病，从而使政府能对新型农村合作医疗施以足够的影响。此外，又通过诸多法律法规和政策规定，对与合作医疗相关的药品生产、流通领域，以及各级医疗卫生机构和医生的行为进行约束和监管，以降低医疗服务和药品的价格。

（4）制度基金的监管与兜底。一方面，财政部门要在代理银行设立基金专用账户，所有的"新农合"制度资金全部进入代理银行账户存储、管理（管钱不管账），经办机构则负责审核汇总支付费用（管账不管钱）。另一方面，各级政府成立由相关政府部门和参合农民代表组成的"新农合"监督委员会，定期检查、监督"新农合"基金的使用和管理情况。审计部门要定期对"新农合"基金的收支和管理情况进行审计。以最大程度规避"新农合"基金的运行风险。在此基础上，一旦因疾病暴发流行、严重自然灾害等特殊情况以及农民参保期间，"新农合"制度的基金入不敷出时，政府财政给予补贴，并承担最后兜底的责任（周贤君，2010；危薇，2011）。

（5）承担经办机构办公费用。相关文件（国办发〔2003〕3号）规定，省、市（地）、县政府成立管理机构，县级成立了专门的"新农合"经办机构，具体操作"新农合"的运行。原则上不增加编制。此外，经办人员的工资及日常办公经费列入同级财政预算，由地方财政负担，不得从"新农合"基金中提取。"新农合"具体运营中的业务处理，如数据库的建立、统一和维护以及相关业务的宣传和组织培训，等等，都由当地政府主导完成。

3. 提高统筹层次，以县为基金统筹和管理单位

传统的农村合作医疗多以村或乡为单位按统一费率筹资，并在村或乡的范围内分担风险。"新农合"制度突破了这一界限，以中央政府和省市的财政拨款为依托，以县为统筹单位，按统一费率向农民筹资并建立新型农村合作医疗统筹基金，在全县范围内统筹调剂使用，医疗风险分担。我国有 7 亿多农民，大约有 2500 个县，每个县平均有 36 万人。若按 80% 的农民参加"新农合"制度计算，每县平均的医疗互助共济人口约 29 万。

这一数字远远超过了许多地方城镇职工医疗保险的互助共济人数（周贤君，2010；危薇，2011）。

在政府主导下，若"新农合"制度真正实现了适度的保障，不仅仅是农村居民自己互济共助，而是初步具备了社会医疗保险的性质。

4. 以大病统筹为主，提高保障水平

相关文件（国办发［2003］3号）规定，"新农合"基金主要补助参保农民的大额医疗费用或住院医疗费用，即以"保大病"为主，帮助农民分摊由于大病带来的高风险损失。在大病统筹的基础上，有条件的地方，可实行大额医疗费用补助与小额医疗费用补助结合的办法，即"保大（病）又保小（病）"，既提高抗风险能力又兼顾农民受益面（张太宇，2014）。

5. 强调农民的自愿参保

在"新农合"制度的推行过程中，中央政府强调"自愿原则"，即农民以家庭为单位自愿参加，遵守有关制度规章，按时足额缴纳合作医疗经费。各地方都严禁硬性规定农民参加合作医疗的指标、向乡村干部搞任务包干摊派、强迫乡镇卫生院或乡村医生代缴，以及强迫农民贷款缴纳，或直接从中央政府向农民拨付的农业补贴中扣除等强制做法（周贤君，2010）。

6. 建立了农村医疗救助等配套制度

"新农合"制度设计中的起付线、补偿比和封顶线等制度设置，是为了抵消参合人群的"逆向选择"和"道德风险"，是"新农合"制度设计中能够调整受益人群的比例和受益人群获得的补偿水平的灵敏操作杆。但上述制度设置的存在，也成为农村五保户、特困人口就医的一个"门槛"：要么是没有能力承担"新农合"中的个人缴费部分，要么是住院时自己没有能力支付起付线或垫付医疗费用，要么是"封顶线"或单病种定额补偿标准过低，超过部分的医疗费用家庭无力负担。最终导致"新农合"制度提供的保障功能并不是均质的，对特困人口存在着功能的弱化现象（周贤君，2010）。

对这类人口群体，强制其参加"新农合"制度并不可行；如果严格遵循"自愿参保原则"，其往往会陷入"贫—病—贫"的循环（周贤君，2010）。因此，国家在推行"新农合"制度的同时，辅助了"对患大病农村五保户和贫困家庭实行医疗救助"的制度（《民政部、卫生部、财政部关于实施农村医疗救助的意见》民发〔2003〕158号），以帮助特困人口成为"新农合"制度的受益对象或给予一定的医疗费用补助。农村医疗救助制度的辅助推行，促进了"新农合"制度的快速发展及其保障能力的提高。

从以上分析可以看出，"新农合"制度实质是在中央政府推动下建立的，其实施是一个自上而下的政府主导过程。就资金筹措及统筹范围而言，新型农村合作医疗制度中政府和农民之间的合作，远高于农民与农民之间的合作。各级政府、医疗机构、医保机构和农户等构成了"新农合"制度的利益相关主体。从制度设计的框架和制度初衷而言，"新农合"制度的目标可以概括为三大方面：分担农户疾病经济风险、提高健康水平、减贫扶贫。

其中，分担农户疾病经济风险对应的政策效应就是"新农合"制度的直接减贫效应；引导疾病预防、提高农户健康水平，并最终通过健康资本提升来获得劳动效率提高的经济收入对应的就是"新农合"制度的健康扶贫效应；调节收入分配则包括农户内部的代际收入分配（是否减少子女对老人的补贴）和农户间的收入差距，对应"新农合"制度的代际减贫效应和整体减贫效应。

（二）理论依据：一般均衡分析框架

在一般均衡分析框架下，"新农合"制度可以通过报销能力、医疗服务利用和未来不确定性预期影响农村居民医疗消费和非医疗消费的经济决策和经济行为。

可能产生的经济效应主要有以下几个方面：

首先，在跨期消费决策中，农村居民追求生命周期内的效用最大化，会根据"新农合"降低未来医疗支出不确定性的能力，对当前家庭医疗消费水平做出决策。

其次，在当期消费决策中，受医疗服务供求双方效用最大化的驱动，通过农村居民就医决策和医院提供医疗服务决策两阶段的博弈，农村居民在既定的财富预算约束线下选择最优的医疗服务数量和医疗服务质量，直接影响农村居民的医疗支出和健康状况，由此产生直接收入效应和健康效应。由于健康会提高农村居民的收入获取能力，有理由推断由于"新农合"制度改善的健康人力资本会提高农村居民的收入水平。因此，本项目根据"新农合"制度的健康效应进一步研究"新农合"制度对农村居民收入的影响，即健康扶贫效应，拓展"新农合"制度政策效应的研究层次。

最后，"新农合"制度是一项重要的公共转移支付，可能会对私人转移支付产生影响。因此，在"新农合"制度经济效应一般均衡分析框架下，进一步研究"新农合"制度对家庭代际经济转移的影响，即代际经济效应，丰富"新农合"制度政策效应的研究视角。

三　农村医疗保险制度四大政策效应的内在逻辑

总的来说，农村医疗保险制度（包括"新农合"制度及后来的"城乡居民医保"制度）是政府调节经济运行的一项重要经济政策，涉及多个学科，其政策效应较为复杂。

本书在统一的政策效应研究框架下，从直接减贫效应、健康扶贫效应、代际减贫效应和整体减贫效应四个方面评估"新农合"制度的实施效果。在"新农合"制度运行机制下，直接减贫效应、健康扶贫效应、代际减贫效应和整体减贫效应相互作用、相互影响。

首先，"新农合"制度通过降低医疗服务的相对价格影响农村居民的医疗支出，这是"新农合"制度的直接减贫效应，也是本书研究的逻辑起点。

其次，"新农合"制度通过医疗服务利用影响农村居民的健康状况，进而影响农村居民的收入获取能力，这是"新农合"制度的健康扶贫效应。只有农村居民发生了医疗支出才有可能提高健康状况，因此直接减贫效应是健康扶贫效应的基础。

再次，医疗支出和非医疗消费会直接影响农村居民的可支配收入，进而影响到家庭间的代际收入分配转移，因此，直接减贫效应和健康扶贫效应是代际经济转移效应的必要条件。

"新农合"制度通过未来发生医疗支出的不确定性预期，影响农村居民家庭的非医疗消费，即"新农合"制度的消费效应。"新农合"制度之所以能够降低农村居民的不确定性预期，是因为能够降低医疗服务的相对价格，因此直接收入效应是消费效应的前提。

最后，"新农合"制度的直接减贫效应、健康扶贫效应、代际减贫效应会共同影响农村居民之间整体的收入差距和贫富差距，即"新农合"制度的整体减贫效应。

"新农合"制度四大政策效应的内在逻辑框架如图 2-1 所示：

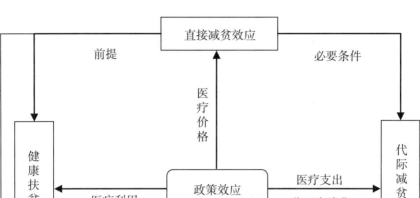

图 2-1　农村医疗保险制度的四大政策效应的内在逻辑

第二节　测量指标及测量方法

一　农户健康测量

（一）研究现状

健康是多维度的，衡量健康的标准种类繁多，如医学标准、营养学标准、心理学标准、个体测量学标准等，但各有侧重，因此没有一种健康指标能够满足所有的目标（Fuchs，1982）。其中，医学标准和心理学标准获得的健康指标最为客观、准确，但在经济学研究领域，由于受到专业知识等方面的限制，很难获得专业的医学和心理学健康指标数据。

现有研究成果表明，即使在相同的数据和计量模型条件下，不同的健康度量指标其研究结果也可能会产生较大差异（Anderson et al，1984；魏众，2004）。因此，健康测量是经济学研究健康时首先要解决的问题。

在现有健康测量的文献资料中，大都采用身高、体重、身高体重指数、营养摄入量、自评健康状况、认知功能等指标来研究健康对经济增长的作用、对个体收入的影响（张车伟，2003；刘国恩，2004；魏众，2004；高梦滔等，2005；赵忠，2006；储雪玲，2010；李树森，2010；于大川，2013；程名望，2016）。利用自评健康状况、日常活动能力、认知功能、慢性病数量、生活质量等指标，研究"新农合"制度对健康的影响（吴联灿、申曙光，2010；程令国等，2012；李湘君等，2012；张琳，2013；李昱，2015；张哲元等，2015；邹薇宣、颖超，2016；舒燕等，2016）。

健康的测量指标很多，并且健康评价向综合性、客观性和整体性方向发展（曾毅，2006），出现了肢体表现状况、整体健康和虚弱指数等新的测量指标。但到目前为止，在经济学领域，国内外学术界还没有形成一套系统化和标准化的健康测量指标体系，因此无法从整体上衡量健康对个体收入的影响程度。研究者只能从一种或几种指标来研究健康的收入效应，每种健康指标反映了个体健康的某一方面，对收入的影响方向和影响程度必然存在差异性和多样性。因此，利用社会经济调查数据研究健康的影响因素和收入效应时，要依据研究主题和数据库内容选择合适的健康测量指标。无法选择完美的健康测量指标体系，但可以做到尽可能地准确和全面。

（二）健康测量指标

本书借鉴世界卫生组织（WHO）关于健康的定义，从生理指标、心理指标两个方面来构建健康指标体系。同时，为了计量结果的可比性，在研究健康的收入效应和"新农合"的健康效应时，采用统一的健康测量指标体系。其中，生理指标包括自评健康状况、日常活动能力和慢性病数量，心理指标包括抑郁指数。健康指标体系中，既有主观健康指标又有客观健康指标，既有短期健康指标又有长期健康指标，既有生理健康指标又有心理健康指标，因此可以在一定程度上较为准确地反映个体的整体健康状况。

1. 自评健康状况

自评健康状况相对于其他客观指标，更加容易获得（Jones & Rice et al，2007），已成为国际上最为常用的健康衡量指标之一（Liu & Dow，2008）。调查者通过给出一个类似于好、很好、一般、不好等有序的健康等级问题，询问受访者的健康状况，首先受访者通过对比跟自己情况类似的其他人后，根据自己的主观感受，做出判断和选择。自评健康状况具有较强的主观性，每个人对健康的期望、对健康的理解存在差异性，可能会造成一定的"测量偏差"。但是很多学者发现，在控制其他客观指标之后，自评健康状况提供了客观死亡率的一个强有力的预测，它和死亡率高度相关（Idler & Benyamini，1997；Deaton & Paxson，1998），是一个良好的客观医疗服务使用的预测变量（Van Doorslaer & Koolman，2004），也是衡量动态健康变量的首先指标（Ben Ctez-Silva & Ni，2008）。Baker（2004）、Bound（1991）认为虽然自评健康状况是一个直观指标，但其在实际应用中的表现并不差于其他客观指标。

2. 日常活动能力

日常活动动能力是一种常用的功能障碍程度衡量指标，相对于自评健康状况而言，较少受到主观偏见和其他社会经济因素的干扰（Strauss et al，1995）。该指标用于测量受访者日常生活中的一些具体能力，是否能在毫无困难的情况下具备跑或慢跑1公里、走1公里、爬几层楼、提重物等事项的能力，因此具有较强的客观性。但该指标也有一定的局限性，适用对象是老年人和患者，对于年轻人群和健康人群则意义不大。CHARLS数据中，关于日常劳动能力的内容有两个部分，第一部分内容有9个项目，包括跑步、走路、爬楼梯、提重物等是否有困难；第二部分内容有11个项目，包括起床、穿衣服、洗澡等是否有困难，这部分内容适用人群非常有限，如行动能力受限的老年人和患者，这部分人群接受访谈的概率相对较小。为提高指标的有效性，本书采用第一部分内容来衡量日常活动能力。

3. 抑郁指数

在我国，对心理健康的关注程度比生理健康低。但是各类精神障碍由于对劳动时间产生影响，最终会使个体全年收入减少（Benham，1982）。现有研究成果中，较少利用精神指标研究"新农合"制度的健康效应和健康的收入效应。因此，本书利用抑郁指数，来测量农村居民个体的心理健康问题。CHARLS数据中的抑郁指数，是用美国流行病研究中心开发并广泛使用的10个问题进行测度[1]，针对受访者过去一周的精神状态等进行提问，每个问题有4个选项，每个选项对应0—3分。负能量问题有8个，如

---

① 北京大学国家发展研究院：《中国人口老龄化的挑战-CHARLS全国基线报告》，2013年5月。

我因一些小事而烦恼、我在做事时很难集中精力等。正能量问题有两个，我对未来充满希望、我很愉快。然后按照一定的规则对每个问题进行赋值、计算抑郁指数，用来衡量个体的心理健康状况。Lei et al（2014）利用 CHARLS 数据，研究发现大部分中老年人的抑郁指数都在 10 分以上，且女性中老年人抑郁症状的严重程度要大于男性。

4. 慢性病

现阶段慢性病已经成为我国农村地区的常见病和多发病，在中老年群体中的发病率尤为显著，且有逐年增加的趋势。另外，慢性病的死亡率也在逐年升高，2000 年和 2015 年以心、脑血管疾病为代表的农村居民慢性疾病死亡率分别是 30% 和 45%[①]，近十几年来增加了近 50%。由于慢性病大都具有不可逆性、无法痊愈并伴有高并发症等特征，成为农村居民沉重医疗负担的重要来源，同时对农村居民的农业收入也具有非常大的负面冲击。鉴于此，选择慢性病指标构建健康指标体系，具有较强的现实意义。现有部分成果研究"新农合"制度对农村居民慢性病患者就医行为和医疗支出的影响（桑新刚等，2010；王明慧等，2013；刘沛等，2014；姜宏，2014；王诗镔，2015）。

二　疾病经济风险测量

疾病经济风险指个体和家庭因为疾病发生所导致的现在及未来经济损失的可能性（罗五金、吕晖等，2011）。在现有研究成果中，主要采用因病致贫率和灾难性卫生支出发生率两种指标来衡量疾病经济风险。"因贫致贫"采用绝对标准进行测度，在一定程度上缺乏合理性。因此，本研究采用灾难性卫生支出发生率这一指标来度量"新农合"制度分担农村居民疾病经济风险的能力。

灾难性卫生支出是国际上较为常用的衡量疾病经济风险的指标，世界卫生组织将其定义为一定时期家庭现金卫生支出超出家庭支付能力的一定百分比（40%），导致严重的经济风险和生活水平下降（Van Minh & Tran，2012）且影响了家庭生活必需品消费的医疗支出（Van Doorslaer，2005；Misra et al，2013）。家庭支付能力指家庭人均纯收入减去家庭人均食品支出。现有成果主要通过计量方式从灾难性卫生支出发生率、灾难性卫生支

---

① 国家卫生和计划生育委员会：《2016 中国卫生和计划生育统计年鉴》，中国协和医科大学出版社 2016 年版，第 296—298 页。

出相对差距和灾难性卫生支出绝对差距三个方面来研究"新农合"制度分担农村居民疾病经济风险的能力（孙晓筠、Adrian Sleigh，2007；张广科等，2010；吴群红、李叶等，2012；闫菊娥、郝妮娜，2013；王中华、李湘君，2014；高梦婷、杨娟等，2016；陈在余、江玉等，2016），且成果较为丰富。但是，对如何测定灾难性卫生支出仍存在争议。主要有两种测算方式：一是家庭现金卫生支出占家庭消费支出的百分比超过一定的阈值（一般定为 10%）即认定发生了灾难性卫生支出（Wagstaff & Van Doorslaer，2003；Bredenkamp et al，2011）；二是家庭现金卫生支出占家庭非食品性消费支出的百分比超过一定的阈值（一般定为 40%）即认定发生了灾难性卫生支出（世界卫生组织标准）。本研究采用世界卫生组织的标准研究"新农合"制度分担农村居民疾病经济风险的能力。

三　政策效应测量方法

评估"新农合"制度的实施效果时，双重差分法（DID）、倾向匹配得分法（PSM）和倾向匹配得分基础上的双重差分法（PSM-DID）是较为常用的方法。其中，PSM-DID 的估计结果更为准确，本书试图采用此方法进行估计，由于样本数量相对较少等原因，匹配效果不甚理想，因此退而求其次使用双重差分法研究"新农合"制度的实施效果。

双重差分法（Differences-in-DifferencesMethod）又叫"倍差法"，专门用来评估政策实施效果，将新政策视为一次外生于经济系统的"自然实验"，估计这项政策对实施对象带来的净效应和净影响。一方面，双重差分法将两个虚拟变量及其交乘项加入回归方程，使用个体数据而不是政策前后的均值变化进行回归，方法简单而有效。另一方面，双重差分可以避免政策作为解释变量所存在的内生性问题。因此，双重差分法既能控制样本之间不可观测的个体异质性，又能控制不随时间变化的不可观测总体因素的影响，因而能得到对政策效果的无偏估计[①]。

双重差分法的基本思路是将样本分为两组：第一组实验组（Treatment Group，又称"处理组"），本组在政策实施前不受政策影响，在政策实施后受政策影响；第二组是控制组（Control Group，又称"对照组"），本组在政策实施前后均不受政策影响。通过比较政策实施前后实验组和控制

---

① 陈林、伍海军：《国内双重差分法的研究现状与潜在问题》，《数量经济技术经济研究》2015年第 7 期。

组状态变化的差异来分析政策实施效果。

假设 S 代表边际经济支持量，a 和 b 代表"新农合"制度实施前后的两个时期，t 代表实验组，c 代表控制组。S_{tb} 和 S_{ta} 分别表示实验组在"新农合"制度实施前后的代际经济支持状况，则（$S_{tb}-S_{ta}$）代表实验组在政策实施前后的代际经济支持的变化量。S_{cb} 和 S_{ca} 表示控制组在"新农合"制度实施前后的代际经济支持状况，则（$S_{cb}-S_{ca}$）代表控制组在政策实施前后的代际经济支持的变化量。第一次差分是"新农合"政策实施后的代际经济支持减去政策实施前的代际经济支持，即（$S_{tb}-S_{ta}$）和（$S_{cb}-S_{ca}$）。第二次差分是指（$S_{tb}-S_{ta}$）-（$S_{cb}-S_{ca}$），即以控制组在"新农合"政策实施前后的代际经济支持的改变量（$S_{cb}-S_{ca}$）来消除实验组样本代际经济支持变动（$S_{tb}-S_{ta}$）中受经济环境影响的部分，因此（$S_{tb}-S_{ta}$）-（$S_{cb}-S_{ca}$）便是我们想要了解的政策效果。双重差分法的经济含义见表 2-1。

表 2-1　　　　　　　　　　双重差分法的经济含义

组别	政策前	政策后	差分	经济含义
实验组	S_{ta}	S_{tb}	$S_{tb}-S_{ta}$	经济环境
控制组	S_{ca}	S_{cb}	$S_{cb}-S_{ca}$	经济环境与政策效果
双重差分			（$S_{tb}-S_{ta}$）-（$S_{cb}-S_{ca}$）	政策效果

第三章　农户就诊行为样态及其影响因素

第一节　"新农合"制度的发展阶段与发展样态

2003 年，我国 80% 以上的农村居民看病基本上没有任何形式的医疗保障，"看病难和看病贵"的问题十分严重。在此背景下，为让农村居民"看得了病、看得起病"，2003 年 1 月，国务院办公厅转发了由卫生部、财政部、农业部等多个部门制定的《关于建立新型农村合作医疗制度的意见》，明确指出"新农合"制度是由政府组织、引导、支持，农民自愿参加，个人、集体和政府多方筹资，以大病统筹为主的农民医疗互助共济制度，并对"新农合"制度实施方案做出了具体安排①。

自 2003 年下半年起，"新农合"制度通过试点的方式开始实施。

一　"新农合"制度的发展阶段

"新农合"制度自试点以来，大致经历了三个阶段。第一是快速发展阶段（2010 年前），特点是"广覆盖，低水平"，"覆盖率"指标是各级政府关注的重点。2010 年，"新农合"制度的参合率已达到 96%，人均筹资标准为 157 元②，实现了"广覆盖，低水平"的目标。第二是全面提升阶段（2010—2016），特点是"保基本，可持续"。2010 年 10 月，第十一届全国人民代表大会常务委员会第十七次会议审议通过《中华人民共和国社会保险法》，将"新农合"制度纳入到我国社会医疗保险制度范畴内，标志着"新农合"制度正式成为我国社会医疗保险的组成部分，"新农合"制度的"保障能力"指标成为各级政府关注的重点。第三是升级转型阶段（2016 年至今），特点是"保公平，促正义"。我国城乡医疗保险处于割裂

---

① 卫生部、财政部、农业部：《关于建立新型农村合作医疗制度的意见》（国办发［2003］3 号）（http://www.gov.cn/zwgk/2005-08/12/content_21850.htm）。

② 中华人民共和国国家统计局网站（http://data.stats.gov.cn/easyquery.htm? cn=C01）。

状态，鉴于此，2016 年 1 月，国务院发布《关于整合城乡居民基本医疗保险制度的意见》，目前城乡居民医疗保险制度已进入全方位推广阶段，"居民医保" 和 "新农合" 制度将逐步退出历史舞台。第一和第二阶段致力于解决农村居民 "因病致贫、看病贵" 的现状，在考虑公平性的同时，更加注重效率；第三阶段致力于实现城乡居民公平享有基本医疗保险权益，更加注重公平。

二 "新农合" 制度的发展样态

（一）"新农合" 制度的筹资标准

筹资标准是 "新农合" 制度实现其保障功能的基础，筹资标准的高低在很大程度上决定了保障力度的大小。2004 年至 2016 年 "新农合" 制度人均筹资情况详见图 3-1。从图 3-1 可以看出，自 2004 年以来，"新农合" 制度人均筹资标准不断提高，从 50 元增加到了 2016 年的 570 元，年均增长率为 22.5%。特别是 2010 年至 2016 年间，各级财政补贴标准和个人缴费标准均大幅增加，年均增长率分别为 21.7% 和 30.8%，为提高保障能力提供了一定的经济基础。建立在财政补贴基础之上的 "新农合" 制度，各级财政补贴标准与个人缴费标准的比值由 2010 年的 4∶1 下降到 2016 年的 3∶1，二者之间的差额则由 2010 年的 90 元提高到 2016 年的 270 元，虽然比值有所降低，

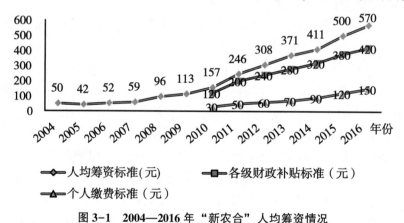

图 3-1　2004—2016 年 "新农合" 人均筹资情况

注：1. "新农合" 制度人均筹资标准来源于各年度《中国卫生和计划生育统计年鉴》。

2. 各级财政补贴标准和个人缴费标准根据国家卫生计生委基层卫生司各年度关于 "新农合" 政策进行整理，目前只公布了 2010 年之后的各级财政补贴标准和个人缴费标准。

差值却逐年提高。以上数据说明，"新农合"制度的筹资标准逐年提高且增幅较大，各级财政补贴是其顺利运转和发挥保障功能的关键。

（二）"新农合"制度的运行状况

表3-1主要从"新农合"制度开展县（市、区）、参合人数、参合率、基金支出和补偿收益人次五个方面，汇报了"新农合"制度自实施以来的运行状况。

表3-1结果显示，经过十多年的发展，"新农合"制度的覆盖范围、覆盖人群、基金支出和补偿受益人次远远高出实施初期的水平，取得了良好的成效。基金支出增加了111倍，年均增长率为53.5%；人均受益人次增加22倍，年均增长率为32.3%。特别是2010年以来，参合人数和参合率基本保持稳定，基金支出和补偿受益人次增加的幅度大大提高，在较大程度上说明了2010年以前"新农合"制度更加注重覆盖率，2010年以后"新农合"制度注重保障能力，由快速发展阶段过渡到全面提升阶段。

表3-1　　　　　　　　　　　"新农合"制度的运行状况

年份	开展县（市、区）（个）	参合人数（亿人）	参合率（%）	基金支出（亿元）	补偿受益人次（亿人次）
2004	333	0.80	75.2	26.37	0.76
2005	678	1.79	75.5	61.75	1.22
2006	1451	4.10	80.7	155.80	2.72
2007	2451	7.26	86.2	346.63	4.53
2008	2729	8.15	91.5	662.30	5.85
2009	2716	8.33	94.2	922.90	7.59
2010	2678	8.36	96.0	1187.80	10.87
2011	2637	8.32	97.5	1710.19	13.15
2012	2566	8.05	98.3	2408.00	17.45
2013	2489	8.02	99.0	2908.00	19.42
2014	/	7.36	98.9	2890.40	16.52
2015	/	6.70	98.80	2933.41	16.53

资料来源：2004—2015各年度《中国统计年鉴》。

国务院《"十二五"期间深化医药卫生体制改革规划暨实施方案》（国发〔2012〕11号）明确提出，通过完善"新农合"制度的管理体制和运行机制，加快建成农村居民"病有所医"的制度保障，不断提高"新农合"制度的保障能力。为实现上述目标,我国政府做出了很多努力,不断加大对卫生费用的投入力度①,2015 年我国政府卫生支出占卫生费用的比重提高到了 30% 以上,个人卫生支出降到 30% 以下②。同时,不断探索与经济社会发展水平相适应的筹资机制,将政策范围内住院费用和门诊费用的报销比例分别稳定在 75% 和 50% 左右,严格控制目录外费用所占比重,进一步增加报销封顶线额度,缩小实际报销比和政策报销比之间的差距③。另外,为减轻农村重大疾病患者医疗费用负担,2012 年卫生部发布了《关于加快推进农村居民重大疾病医疗保障工作的意见》(卫政发 [2012] 74 号),将 20 种新农合重大疾病纳入城乡居民大病保险范围,先由"新农合"基金按照不低于 70% 的比例进行补偿,对补偿后个人自付超过大病保险补偿标准的部分,再由城乡居民大病保险按照不低于 50% 的比例给予补偿,力争避免农村居民家庭发生灾难性医疗支出④。

总的来说,"新农合"制度是近年来我国农村医疗卫生体系的一项重大变革,是我国政府为了让 7 亿多农村居民⑤享有最基本的医疗保障和公共卫生服务,解决农民"看病难、看病贵"的现状,通过顶层设计后向下推行的、以县级政府为单位进行资金统筹和互济的一种医疗保险制度,具有很强的时代性和政治性。自 2003 年实施以来,我国政府在贯彻执行这种政策的同时,持续稳定地把这项政策引向纵深。

第二节　样本农户就诊行为样态对比分析

一　2009 年样本农户就诊行为样态及其影响因素

鉴于一线调研数据获取的难度⑥,多数研究往往提出严格的假定(如

---

① 2005 年政府卫生支出占卫生费用的比为 18%,个人卫生支出占卫生费用的比为 52%。

② 国家卫生和计划生育委员会:《2016 年中国卫生和计划生育统计年鉴》,中国协和医科大学出版社 2016 年版,第 91 页。

③ 国家卫生和计划生育委员会、财政部:《关于做好 2016 年新型农村合作医疗工作的通知》(http://www.nhfpc.gov.cn/jws/s3581sg/201605/75708452f90a43d38990bfd992a19d6b.shtml)。

④ 国家卫生和计划生育委员会:《关于加快推进农村居民重大疾病医疗保障工作的意见》(卫政法发 [2012] 74 号)(http://www.moh.gov.cn/)。

⑤ 2003 年,我国农村居民数量是 7.69 亿。

⑥ 数据获取难度包括农民对疾病和收入问题比较忌讳,不愿意配合;或受限于教育年限,农民对问卷中问题的理解能力有限,只能采用一对一的"访谈式"问卷调查。

"新农合"制度建立前后农民的就医方式选择和就医需求没有变化等），并限于理论或模型分析，相关技术和结论缺乏实证基础；或者在分析中采用二手数据或描述性统计方法对农户医疗费用的报销比例、享受报销的人次和金额，以及农户医疗支出与农户收入的比例等进行分析，缺乏对农户就医选择概率、农户疾病风险分布、"新农合"制度风险共担能力、制度筹资规模测算等技术的系统性分析和探讨。

本部分的研究目标在于基于项目组 2009 年组织的中部五省的一线调研数据，系统识别样本地区农户面临的疾病经济风险分布，并与 2016 年项目组组织的中部两省的农户就诊行为进行对比分析。

（一）2009 年样本农户就诊行为样态描述

数据来源于课题组在 2009 年 7—8 月对青海省、内蒙古自治区、广西壮族自治区、云南省和湖北省五省的农民进行的问卷调查。此次调研采用随机抽样方法，共发放问卷 700 份，有效问卷 645 份。其中，汉族占44.1%，少数民族占 55.9%；男性占 67.3%，女性占 32.7%。经过编码、录入、整理后，采用 SPSS14.0 对相关数据进行了统计分析。

问卷调查的统计结果显示，在 645 份有效调查数据中，2008 年农户的户均年度可支配收入为 12415.49 元，农户的年人均可支配收入为 2813.19元；2008 年生病的农民为 135 例，占全部农户人口的 20.9%，即样本中农民的年患病概率为 20.9%。在生病的农民中，31.8%的人选择了自我治疗，63.0%的人选择了门诊治疗，5.2%的人选择了住院治疗；三种治疗方式在报销后的自付费用并不相同（见表 3-2）。

表 3-2 样本选择不同治疗方式的比例及平均费用

	自我治疗	门诊治疗	住院治疗
农户实际治疗方式选择比例（%）	31.8	63.0	5.2
报销后不同治疗方式的户年均费用（元）	405	636	869
报销后不同治疗方式的次均费用（元）	—	166	2263

（二）2009 年样本农户就诊行为的影响因素

表 3-3 描述的是存在"新农合"制度条件下农户疾病治疗方式选择的multi-logit 模型回归结果。

表 3-3 **农户疾病治疗方式选择的 multi-logit 模型回归结果**

	自变量	回归系数	标准差	Wald 值	自由度	显著度	幂值
门诊	总医疗费用	0.000	0.000	2.78	1	0.095	1.000
	到医疗点时间	-0.004	0.004	0.813	1	0.367	0.996
	年人均收入	-0.000	0.000	0.805	1	0.370	1.000
	年龄	-0.037	0.015	5.994	1	0.014	0.963
	受教育年限	-0.060	0.053	1.277	1	0.258	0.942
	家庭规模	-0.124	0.127	0.962	1	0.327	0.883
	男性	0.764	0.349	4.796	1	0.029	2.147
	已婚	0.131	0.666	0.039	1	0.844	1.140
	少数民族	-0.377	0.341	1.224	1	0.269	0.686
	县及其以上医院	0.426	0.624	0.465	1	0.495	1.531
	乡卫生院	0.575	0.428	1.807	1	0.179	1.778
	村卫生所	0.946	0.413	5.252	1	0.022	2.576
	常数项	3.424	1.104	9.616	1	0.002	
住院	总医疗费用	0.001	0.000	16.110	1	0.000	1.001
	到医疗点时间	-0.003	0.005	0.265	1	0.607	0.997
	年人均收入	-0.000	0.000	1.771	1	0.183	1.000
	年龄	-0.051	0.017	9.017	1	0.003	0.950
	受教育年限	-0.163	0.059	7.557	1	0.006	0.849
	家庭规模	-0.062	0.140	0.196	1	0.658	0.940
	男性	0.447	0.383	1.365	1	0.243	1.564
	已婚	-0.684	0.707	0.935	1	0.334	0.505
	少数民族	0.405	0.382	1.123	1	0.289	1.499
	县及其以上医院	1.140	0.678	2.830	1	0.093	3.127
	乡卫生院	0.864	0.482	3.212	1	0.073	2.372
	村卫生所	1.205	0.466	6.690	1	0.010	3.336
	常数项	3.457	1.224	7.977	1	0.005	

-2 Log Likelihood = 775.173，Chi-Square = 143.726，d. f. = 24，sig = 0.000

1. 选择门诊治疗的影响因素

从表3-3可以看出，相对于自我治疗，显著影响农户选择"门诊治疗"的因素是医疗费用、年龄、性别和医疗机构。其中，医疗费用的系数为正，说明在其他情况不变的条件下，医疗费用越高，农户选择门诊（单次就医费用相对较低）的概率越高。从个人特征来看，相对于自我治疗，农户年龄越大选择门诊的概率越小。相对于自我治疗，男性选择门诊治疗的概率是女性的2.1倍。这主要是因为男性是家庭中最主要的劳动力和收入来源，男性成员一旦有疾病，一般会优先得到家庭的医疗资源。相对于自我治疗，农户到村卫生所看门诊的概率是去其他医疗机构概率的2.6倍，充分显示了收入水平对农户就医方式的约束。

2. 选择住院治疗的影响因素

相对于自我治疗，显著影响农户选择"住院治疗"的因素是医疗费用、年龄、受教育年限和医疗机构。医疗费用的系数为正，说明在其他情况不变的条件下，医疗费用越高，农户选择住院的概率越高。可能的解释是实践中住院治疗的报销比例和封顶线都大大高于门诊治疗[①]，导致医疗费用越高，农民越倾向于住院治疗（尽管可能同时增加农民的自付比例）。从个人特征来看，相对于自我治疗，农户年龄越大选择住院的概率越小，充分显示了农户以家庭为单位配置有限医疗资源的理性特征（优先用于主要劳动力和儿童）。受教育年限的系数显著为负，一种可能的解释是教育水平高的人可能更注重疾病预防或及早发现疾病，进行自我治疗或门诊治疗，而不是住院治疗。相对于自我治疗，农户到县及以上医院住院的概率是其他医疗机构的3.1倍，到乡卫生院住院的概率是其他医疗机构的2.4倍，到村卫生所住院的概率是其他医疗机构的3.3倍。

这也显示了乡镇医院在农户疾病风险应对策略中的尴尬定位，即如果注重价格或疾病并不严重，农民可以选择在村卫生所进行门诊治疗；如果病情严重，农民则更相信县及以上医院的医术和医疗水平。

---

① 各地门诊治疗报销的封顶线一般是个人账户中的缴费额，实行门诊统筹地区的门诊报销比例一般也在50%左右，但一般也有1000元左右的封顶线。而各地的住院治疗一般都设有50%左右的报销比例，以及5万—6万/年的封顶线。

二　2016 年样本农户的就诊行为样态及其影响因素

（一）2016 年样本农户就诊行为的描述性分析

2016 年课题组对湖北省宜昌市枝江市问安镇、河南省驻马店市汝南县及信阳市新县进行了调研。本次调研的方法以问卷调查为主，调查内容包括"新农合"制度的直接减贫效应、健康扶贫效应与代际减贫效应等。

在此次"新农合"相关的调研中，主要内容有：（1）参合老人的个人以及家庭情况的调查：性别、年龄、居住情况、婚姻情况、职业、家庭人口数量等；（2）家庭经济状况调查：收入水平；（3）健康状况及个人行为：健康自评、健康意识、生活习惯（饮酒、吸烟、锻炼等）；（4）就医情况及费用：医疗支出及分担、就医意愿、就医地点等；（5）"新农合"制度相关：参合情况、报销情况、制度评价等。

调查员入户随机抽取 1 名成年人进行结构式访问调查，年龄段大致分布在 45—70 岁，涉及参保缴费人员和待遇领取人员，共计回收问卷1012 份。

问卷调查中，项目组对样本农户的就医及时性、就诊行为、健康意识等进行了详细调查。

（1）就医及时性。该维度选取问卷中 B4e "参加新农合后，您生病后会及时去治疗?"来衡量。对于该问题的回答，有两个选项：是、否。

（2）就诊方式。分为患小病的治疗方式以及患大病的治疗方式。

小病治疗方式选取问卷中 C5a "患小病后，您的治疗方式为＿"来衡量，对于该问题的回答有自我治疗、门诊治疗、住院治疗三个选项，将变量设置为自我治疗 = 1，门诊及住院治疗 = 0。

大病治疗方式选取问卷中 C7a "患大病后，您的治疗方式为＿"，由于在该问题的回答中，自我治疗人数为 0，因此将变量设置为住院 = 1，门诊 = 0。

样本数据研究显示，参加"新农合"制度后，样本农户生病会及时就医的比例达到 73.2%，不及时就医的为 26.7%，整体来说，比参合前的状况较好，但不及时就医的比例相比城市老人来说依然较高。

在治疗方式中，参合老人患小病后，自我治疗占比为 32.8%，门诊治疗占比为 66.3%，住院治疗占比为 0。在患大病后，自我治疗占比为 0，门诊治疗占比为 7.9%，住院治疗占比为 92.1%。可见"新农合"制度对农村参合老人在大病治疗中有正向引导作用。

表 3-4　　　　　2016 年样本农户就诊行为及健康意识样态描述性分析

就医及时性	及时	241 人	73.2%
	不及时	88 人	26.7%
小病治疗方式	自我治疗	108 人	32.8%
	门诊及住院治疗	221 人	67.2%
大病治疗方式	门诊治疗	26 人	7.9%
	住院治疗	303 人	92.1%

（二）2016 年样本农户就诊行为的影响因素

1. 自变量选取及设置

在自变量选取上，由于地区间的差异，也会对参合农户的就医行为产生一定的影响，在倾向因素层面，选择了地区、性别、年龄、家庭规模、婚姻、受教育程度这几个变量；在能力因素层面，选取个人及家庭资源层面的家庭毛收入实际报销比、医疗支出自付比以及社会资源层面的实际报销比等变量。

（1）倾向因素。

分为地区、年龄性别、受教育程度、婚姻、家庭规模。地区因素设置中，"湖北省"编码为 1，"河南省"编码为 0。性别为二分类变量，将"女"编码为 1，"男"编码为 0；年龄为样本农户 2016 年实际岁数。文化程度中参合农户依次分为没上过学、小学、初中、高中（包括中专与技校）、大专及以上这几个选项。由于所有样本中没有大专及以上的选项，所以没有进行变量设置，在本书引入模型时用了三个虚拟变量进行区分。在调研问卷里，婚姻状况有未婚、已婚、离异、丧偶。在对数据进行处理时，将"已婚"归为"有配偶"，编码为 1，将其余三项归为"无配偶"，编码为 0。家庭规模及家庭人口数变量，选择问卷中 A6"样本参合农户2016 年家庭实际人口数量"，该变量代表的是家庭实际人口数，出嫁及分户子女不包含在内。

（2）能力因素。家庭收入此次选择为农户家庭的毛收入。

该维度选取问卷中的 A8"2015 年您家的毛收入约为__元?"来测量，样本为参合农户 2015 年家庭毛收入（万元）；实际报销比选择问卷中的

C2a "2015 年，您的医疗费用是＿元?" 与 C2b "2015 年新农合报销＿元?" 来测量，实际报销比＝2015 年新农合报销额/（2015 年医疗费用＋2015 年新农合报销额）；医疗支出自付比是由问卷中多个指标计算而得出，医疗支出自付比＝2015 年农户门诊自付费用＋2015 年住院自付费用/总费用支出。费用支出包括样本自己支出、子女等的分担以及其他。在实际报销比和医疗支出自付比中，选择 2015 年数据是为了探讨新农合政策实施后实际报销比和样本自付比对样本下一年的就医行为的影响。

2. 因变量选取及设置

本书将参合农户的治疗方式作为因变量，分为患小病的治疗方式以及患大病的治疗方式。

小病治疗方式选取问卷中 C5a "患小病后，您的治疗方式为＿" 来衡量，对于该问题的回答有自我治疗、门诊治疗、住院治疗三个选项，将变量设置为自我治疗＝1，门诊及住院治疗＝0。大病治疗方式选取问卷中 C7a "患大病后，您的治疗方式为＿"，由于在该问题的回答中，自我治疗人数为 0，因此将变量设置为住院治疗＝1，门诊治疗＝0；

表 3-5　　　　　　　　　　　　　变量定义及说明

	变量	变量定义
因变量	小病治疗方式	自我治疗＝1，门诊及住院治疗＝0
	大病治疗方式	住院治疗＝1，门诊治疗＝0
自变量	地区	湖北省＝1，河南省＝0
	性别	女＝1，男＝0
	年龄	样本参合老人 2016 年实际年龄（岁）
	文化程度	小学＝1，其他＝0①
	文化程度	初中＝1，其他＝0
	文化程度	高中（包括中专与技校）
	婚姻状况	有配偶＝1，无配偶＝0
	家庭规模	样本参合老人 2016 年家庭实际人口数量②

---

① 此处文化程度中，没有对大专及以上进行变量设置，是因为样本中无样本选择此项。此外，本书在引入模型时用了三个虚拟变量进行区分。

② 该变量代表的是家庭实际人口数，出嫁及分户子女不包含在内。

变量	变量定义
家庭毛收入	样本参合老人 2015 年家庭毛收入（万元）
实际报销比	样本参合老人 2015 年医疗费用实际报销比例（%）
医疗支出自付比	样本参合老人 2015 年医疗费用自付比例（%）

3. 参合农户治疗方式影响因素实证分析

因变量治疗方式在小病分析中分为"自我治疗"和"门诊及住院治疗"两类，在大病分析中分为"门诊治疗"和"住院治疗"两类，因此，对此变量采用二元 logistic 回归分析，具体的影响分析结果如表 3-6 所示。

表 3-6　　　　　　　　参合农户患病治疗方式影响因素回归结果

变量	患小病治疗方式影响因素		患大病治疗方式影响因素	
	回归系数	幂值	回归系数	幂值
性别	−0.225	0.392	0.053	0.914
年龄	−0.001	0.966	−0.025	0.538
地区	0.521	0.056	0.173	0.728
小学	0.076	0.807	−0.992	0.125
初中	−0.280	0.494	−1.257	0.088
高中（包括中专与技校）	0.188	0.756	−0.753	0.550
婚姻状况	−0.205	0.521	0.650	0.220
家庭规模（人口数）	0.111**	0.038	−0.037	0.649
家庭毛收入	−0.002	0.981	0.372**	0.078
实际报销比	−1.867**	0.021	4.904**	0.013
医疗支出自付比	0.248	0.379	−0.334	0.530
常量	−0.951	0.579	3.451	0.274

从表 3-6 中可以看出，参合样本在患小病时倾向因素中的家庭规模（人口数）和能力因素中的实际报销比对其治疗方式具有显著性影响，都在 5% 的水平下显著。其中家庭规模与治疗方式正相关，即家庭人口数越

多，参合农户在患小病时越容易选择自我治疗方式。其次，实际报销比与治疗方式呈负相关，即实际报销比越高，参合农户越不愿意选择自我治疗的方式，这体现了在门诊治疗环节的报销方式和实际报销比问题会影响参合农户的治疗方式。

从表3-6中可以看出，参合样本在患大病时家庭毛收入与实际报销比会对其治疗方式产生显著性影响，且都在5%的水平下显著。其中家庭毛收入与大病治疗方式呈正相关，即家庭毛收入越高，在患大病时，参合农户越愿意进行住院治疗，这说明了限制农户就医行为的关键因素之一依然为家庭经济收入状况。而实际报销比与样本农户患大病治疗方式呈正相关，即实际报销比越高，参合农户在生大病时，越愿意选择进行住院治疗。这体现了"新农合"制度落实中的实际报销比对农户就诊行为的重要影响。

三 2009年与2016年样本农户就诊行为样态对比分析

（一）2009年和2016年样本农户就诊行为的对比分析

从以上分析可以看出，虽然项目组2009年和2016年调查的样本农户不一致，但农户的就诊意识出现了明显变化。

2009年的调研数据显示，农户自我治疗、门诊治疗、住院治疗的治疗方式选择比例分别为31.8%、63.0%和5.2%，这一数据在2016年的调查样本中呈现了明显变化。其中，患小病后选择自我治疗的比例为32.8%，患小病后门诊治疗和住院治疗的比例合计为67.2%；上述两个比例与2009年的样本就诊行为选择比例大致相同。变化最大的在于患大病后的就诊方式选择，2016年的样本调研数据显示，患大病后没有人选择自我治疗，选择门诊治疗的比例仅为7.9%，选择住院治疗的比例为92.1%。显然，样本农户的健康意识和就诊能力得到了极大提升。

（二）2009年和2016年样本农户就诊行为影响因素的对比分析

在样本农户就诊行为的影响因素方面，从表3-3和表3-6中可以看出，2009年的样本数据中，相对于自我治疗，显著影响农户选择"门诊治疗"的因素是医疗费用、年龄、性别和医疗机构。相对于自我治疗，显著影响农户选择"住院治疗"的因素是医疗费用、年龄、受教育年限和医疗机构。2016年的样本数据中，农户患小病时倾向因素中的家庭规模（人口数）和能力因素中的实际报销比对其治疗方式具有显著性影响，即家庭人口数越多，参合农户在患小病时越容易选择自我治疗方式；实际报销比越高，参合农户越不愿意选择自我治疗方式。参合样本在患大病时，家庭毛收入与实际报销比会对其治疗方式产生显著性影响。家庭毛收入越高，在患大病时，参合农户越愿意进行住院治疗；实际报销比与样本农户患大病治疗方式呈正相关，即实际报销比越高，参合农户在生大病时，越愿意选择住院治疗。

　　显然，虽然相对于2009年的样本农户，2016年的样本农户健康意识和就诊行为得到了明显改善，但两次调查中影响农户就诊行为的主导因素还是医疗费用的约束，涉及农户的家庭收入水平、"新农合"制度的报销比例、医疗费用的价格等多个方面。

第四章　农村医疗保险制度的直接减贫效应研究

农业部调查数据显示，农村居民贫困诱因中有40%以上的因素是由疾病引起的（2003）；国务院扶贫数据显示，在2015年7000万农村居民贫困人口中"因病致贫"的人数占42%①。疾病一直是我国农村居民面临的最大经济风险，带给农村居民的不仅仅是经济上的贫困，还有收入获取能力和机会上的贫困，后者给农村居民带来的负面影响更为持久和深远。

从理论上来讲，"新农合"制度作为一种基本的医疗保险，一方面会降低医疗服务的相对价格，减少农村居民的医疗支出，对医疗支出产生"挤出"效应；另一方面医疗服务价格的相对下降，会刺激农村居民医疗服务的消费需求，增加医疗支出，对医疗支出产生"挤入"效应。"挤入"效应和"挤出"效应的共同作用决定了"新农合"制度降低医疗支出、减少农户直接贫困的效果。

那么，经过十几年的快速发展、筹资标准大幅提高的"新农合"制度，是否有效降低了农村居民的医疗支出？分担了农村居民的疾病经济风险和贫困风险？

现阶段，我国农村居民医疗服务需求一直处于被压抑的状态，价格需求弹性很高（程令国、张晔，2012），医疗服务价格的相对下降可能会引发医疗服务需求的较大增加（张琳，2013）；另外，《第五次国家卫生服务调查分析报告》数据显示，较之于2003年，2013年农村居民的住院率和住院费用分别高出2.64倍和2.55倍。鉴于上述情况，预计"新农合"制度可能在降低农村居民医疗支出方面的作用不明显，还有可能会增加农村居民的医疗支出。

在研究"新农合"制度对医疗支出的影响时，必须从医疗服务需求的视角出发，系统认识医疗支出的特点。医疗服务需求主要包括医疗服务利

---

① 人民网：《多省创新健康扶贫模式　破解贫困户因病返贫难题》，2016年3月28日（http：//politics. people. com. cn/n1/2016/0328/c1001－28231561. html）。

用和医疗支出两个方面，医疗服务利用是发生医疗支出的前提和基础，同时医疗支出的多少又会影响到医疗服务利用的深度和广度，二者紧密相连、相互影响。Wagstaff 和 Lindolow（2008）认为即使医疗保险增加了个体自付医疗费用和发生灾难性卫生支出风险的可能性，如果增加的医疗支出是由于更多、更高质量的医疗服务利用引起的，那么医疗保险还是增加了个体的福利水平。因此，如果仅仅从医疗支出研究"新农合"制度降低农村居民医疗负担的作用，研究视角较为片面，有可能会低估"新农合"的政策实施效果。同时，从医疗服务利用视角，可以寻找"新农合"制度直接收入效应问题的答案。因此，为更加客观、准确、系统地评价"新农合"制度的政策实施效果，在研究"新农合"制度对医疗支出和疾病经济风险影响的同时，再进一步探讨"新农合"制度对医疗服务利用的影响。

　　本章将采用 CHARLS 2011 年全国基线调研数据和 2013 年全国追踪调研数据，研究"新农合"制度的直接减贫效应。首先，分析"新农合"制度直接减贫效应的作用机制。其次，根据医疗支出的性质，利用两部模型和 Heckman 样本选择模型，研究"新农合"制度对门诊治疗、住院治疗和自我治疗三种医疗支出的作用，并区分在不同收入群体中的差异，系统分析"新农合"制度降低农村居民医疗负担的作用。再次，从就医决策和就医行为两个方面，研究"新农合"制度对医疗服务利用的影响。最后，选择三种阈值标准，利用 Probit 模型估计"新农合"制度对灾难性卫生支出（贫困）的影响，衡量"新农合"制度分担农村居民疾病经济风险和直接减贫的能力。

第一节　"新农合"制度疾病风险分担和直接减贫效应的路径

　　"新农合"制度通过降低医疗服务相对价格这一机制，直接作用于农村居民的医疗支出，医疗支出的增减变动直接影响农村居民的收入和贫困程度。

　　根据医疗服务利用的特点，"新农合"制度的直接减贫效应包括"新农合"对门诊治疗、住院治疗和自我治疗三种就医方式自付费用和自付比例的影响，对农村居民灾难性卫生支出的影响，可以衡量"新农合"制度降低农村居民医疗负担的作用，缓解农村居民疾病经济风险的能力。

　　"新农合"制度降低医疗服务相对价格这一机制通过两种途径影响农

村居民的医疗支出，一是报销农村居民的医疗费用，直接降低农村居民的医疗支出，对医疗支出产生"挤出"效应；二是提高农村居民的医疗服务利用，直接增加农村居民的医疗支出，对医疗支出产生"挤入"效应。"新农合"制度影响农村居民医疗支出和疾病经济风险的效果，是这两种力量共同作用的结果。如果降低农村居民医疗费用的能力大于提高医疗服务利用的作用，那么"新农合"制度有可能降低农村居民的医疗支出，相当于直接提高了农村居民的收入水平。如果降低农村居民医疗费用的能力小于提高医疗服务利用的作用，那么"新农合"制度降低农村居民医疗支出的效果有可能不显著，也有可能增加农村居民的医疗支出，相应的对农村居民收入的影响有可能不显著，也有可能减少。

本书下面将从直接影响路径和间接影响路径两个方面，分析"新农合"制度的疾病风险分担和直接减贫效应的作用路径。

一　直接影响路径

现阶段，农村居民只要按照规定程序在指定医院就医，就可以报销政策范围的医疗费用，直接降低医疗支出，这是"新农合"制度影响农村居民医疗支出的直接路径。自 2003 年实施以来，我国政府在贯彻执行这项政策的同时，不断把这项政策推向纵深。从筹资标准来看，2004 年人均筹资标准为 50 元，2016 年为 570 元，增加了 11 倍[①]，筹资标准的不断提高为增强"新农合"制度的保障能力提供强大的经济支持。从报销方案来看，对于一般疾病，可以通过门诊和住院两种方式直接报销就医费用，门诊和住院政策范围内的报销比分别是 50% 和 75%[②]；对于慢性病，可以通过办理慢性病卡的方式直接报销门诊费用；如患重大疾病，对于超出一般门诊和住院补偿标准的部分，可再通过精准扶贫中的重大疾病保险进行二次报销，出台了针对不同人群和病种的补偿办法。从报销能力来看，2003 年"新农合"制度住院次均报销费用为 185 元，2013 年住院次均报销费用是 3329 元，提高了 18 倍；2003 年"新农合"制度报销费用比为 6.9%，

---

① 中华人民共和国国家统计局官网（http：//data. stats. gov. cn/easyquery. htm？cn = C01）。

② 国家卫生计生委和财政部：《关于做好 2016 年新型农村合作医疗工作的通知》（http：//www. nhfpc. gov. cn/jws/s3581sg/201605/75708452f90a43d38990bfd992a19d6b. shtml）。

2013 年报销费用比为 50.1%，提高了 7 倍①，保障能力大大提高。

因此，有足够的证据说明，有一定经济基础和政策支撑的"新农合"制度，在其他条件不变的前提下，其报销机制能够降低农村居民的医疗支出，降低贫困风险。

二　间接影响路径

"新农合"制度通过报销制度降低了农村居民的医疗支出，相当于直接增加了农村居民的收入水平，提高了农村居民就医的财务可及性。

由于个体健康的重要性，农村居民会在力所能及的前提下消费更多和更高质量的医疗服务，从而增加农村居民的医疗支出，这是"新农合"制度影响农村居民医疗支出的间接路径。在实证分析方面，Wagstaff et al（2009），Yip et al（2009），程令国、张晔（2012），张琳（2103），荆丽梅、孙晓明、崔欣等（2014），李昱（2015）等众多学者的研究成果表明，"新农合"制度能够有效提高农村居民住院和门诊医疗服务的利用率。

同时，医疗保险能够通过降低医疗服务的相对价格，刺激消费者购买更多的医疗卫生服务，在国际上已得到了普遍的认可（McCall et al，2001；Michael et al，2007），Hadley（2003）通过梳理过去 25 年的文献，发现大多数研究成果都表明医疗保险能够促进个体对医疗服务的利用。

因此，也有足够的证据说明，作为一种基本医疗保险的"新农合"制度，能够有效提高农村居民的医疗服务利用率，在其他条件不变的前提下，增加农村居民的医疗支出。

第二节　模型设定和变量选取

一　计量方法和模型设定

（一）计量方法

在研究医疗保险对医疗支出和医疗服务利用的影响时，样本选择问题和内生性问题最为突出，对方法论的要求较高（赵忠，2005）。"新农合"制度是建立在财政补贴基础之上，农村居民的缴费标准比较低，同时又有较高的风险规避性，逆向选择问题较小（封进、宋铮，2007）。因此，样

---

① 国家卫生计生委统计信息中心：《第五次国家卫生服务调查分析报告》，中国协和医科大学出版社 2016 年版，第 87、91 页。

本选择问题是研究"新农合"制度对医疗支出影响时面临的主要挑战，逆向选择问题的影响则较小[①]。

现有研究成果利用两部模型（Two-Part Model）、四部模型、Heckman样本选择模型和工具变量法（Duncan and Leigh，1985）等，来处理医疗支出的样本选择问题。上述模型和方法中，工具变量法可以较为有效地解决内生性问题和样本选择问题，但在实证研究中很难正确设定合适的工具变量，可操作性较差，两部模型和 Heckman 样本选择模型是最为常用、最有效的方法（Mocan et al，2004；刘国恩、蔡春光、李林，2011；程令国、张晔，2012；柴化敏，2013；王新军、郑超，2014；兰燴，2014）。根据CHARLS 中医疗支出的特点，对于个体医疗支出可能存在的非正态分布，采用对医疗支出取对数的方式进行处理；对于大量 0 医疗支出样本，采用两部模型和 Heckman 样本选择模型解决医疗支出可能存在的样本选择问题，将"分阶段"的医疗支出在计量模型中体现，获得无偏估计。

（二）模型设定

1. 两部模型

研究"新农合"制度对个体医疗支出和自付比例的影响时，两部模型的决策分为两个步骤。第一部分是医疗支出和自付比例发生的概率，是二项分类事件，本书采用 Probit 模型进行估计。第一部分的决策模型如式 4.1 所示。

$$I_i^* = \beta_{1i} X_i + \varepsilon_i \quad \varepsilon_i \sim N(0,1) \tag{4.1}$$

式 4.1 中，I_i^* 是被解释变量，表示发生正的医疗支出的概率，等于 1 表示产生了医疗支出并有自付比例，等于 0 表示没有产生医疗支出和自付比例；X_i 是解释变量，包括个体特征变量、健康状况变量、健康行为变量和家庭特征变量，如性别、年龄、慢性病数量、吸烟、饮酒，家庭年度收入等；β_{1i} 为待估参数；ε_i 为随机干扰项。

第二部分是医疗支出、自付比例发生的规模，医疗支出（取对数）采用广义最小二乘法进行估计，自付比例采用广义线性模型进行估计。第二部分的决策模型如式 4.2 所示。

$$Y_i \mid I_i = 1 = \beta_{2i} X_i + \mu_i \quad \mu_i \sim N(0, \sigma^2) \tag{4.2}$$

由于，$\varepsilon_i \sim N(0,1)$，$\mu_i \sim N(0, \sigma^2)$。可得式 4.3：

---

① 刘国恩、蔡春光、李林：《中国老人医疗保障与医疗服务需求的实证分析》，《经济研究》2011 年第 3 期。

$$E(Y_i \mid I_i = 1, X_i) = ? \ (\beta_1 X_i) \ exp\left(\beta_2 X_i + \frac{\sigma^2}{2}\right) \quad (4.3)$$

式4.2中，模型假定，第一部分和第二部分的随机干扰项不相关，即 $Cov(\varepsilon_i, \mu_i) = 0$。$Y_i$ 是被解释变量，包括个体一个月的门诊自付费用、门诊自付比例，个体一年的住院自付费用、住院自付比例，个体一个月的自我治疗自付费用、自我治疗自付比例。X_i 是解释变量，内容和式4.1中一样，β_{2i} 为待估参数。根据两部模型假定，式4.1中是否发生医疗支出和式4.2中的医疗支出自付规模以及医疗支出自付比例是相互独立的两个决策。

2. Heckman 样本选择模型

Heckman 样本选择模型有两个阶段，第一阶段是选择方程，模型设定如式4.4所示。

$$I_i^* = \beta_{1i} X_i + \varepsilon_i \ \varepsilon_i \sim N(0, 1) \quad (4.4)$$

式4.4中，I_i^* 是被解释变量，表示发生正的医疗支出的概率，等于1表示产生了医疗支出并有自付比例，等于0表示没有产生医疗支出和自付比例；X_i 是解释变量，包括个体特征变量、健康状况变量、健康行为变量和家庭特征变量，变量设定和两部模型一样；ε_i 为随机干扰项；β_{1i} 为待估参数。γ_i 表示第 i 个样本的逆米尔斯比率，计算公式如式4.5所示。

$$\gamma_i = \frac{\varphi\left(-\dfrac{\beta_i \gamma_i}{\sigma_i}\right)}{1 - \Phi\left(-\dfrac{\beta_i \gamma_i}{\sigma_i}\right)} = \frac{\varphi\left(-\dfrac{\beta_i \gamma_i}{\sigma_i}\right)}{\Phi\left(\dfrac{\beta_i \gamma_i}{\sigma_i}\right)} \quad (4.5)$$

其中，φ 和 Φ 分别表示标准正态分布的密度函数和分布函数。通过 Probit 方法估计 γ_i、σ_i，然后构造出逆米尔斯比率 γ_i 的估值 λ_i。然后，把逆米尔斯比率 γ_i 估值 λ_i 作为解释变量之一，加入支出方程，形成扩大的结果等式。

第二阶段是支出方程，利用经过选择的可观测到的样本，把这些预测的概率作为新的自变量加入原来的模型中，其中门诊自付费用、住院自付费用和自我治疗自付费用取对数后采用极大似然估计，门诊自付比例、住院自付比例和自我治疗自付比例采用广义线性模型进行估计。模型设定如式4.6所示。

$$Y_i \mid I_i = 1 = \beta_{2i} X_i + \mu_i \ \mu_i \sim N(0, \sigma^2) \quad (4.6)$$

模型假定，选择方程和支付方程的随机干扰项相关，即

$Cov(\varepsilon_i, \mu_i) \neq 0$

式 4.6 中，Y_i 是被解释变量，变量设定和两部模型一致。X_i 是解释变量，和选择方程相比，多了一项逆米尔斯比率，少了一项受教育程度。如果逆米尔斯比率 γ_i 估值的系数显著且不为零，表明存在样本选择问题，使用最小普通二乘法（OLS）估计将是有偏的，Heckman 样本选择模型的估计结果才是有效的。如果逆米尔斯比率 γ_i 估值系数不显著，说明不存在样本选择问题。同时，为了解决模型的识别问题，第一阶段使用的变量中，要至少有一个只出现在第一阶段作为工具变量，对逆米尔斯比率进行修正。本书选择受访者受教育程度作为识别变量，这一变量会影响医疗支出的可能性，但并不必然影响医疗支出规模。

3. 两部模型和 Heckman 样本选择模型的区别

两部模型和 Heckman 样本选择模型研究医疗支出时常用的有效模型，由于模型设定存在差异，适用范围有所不同，各有所长和局限性。较之于 Heckman 样本选择模型，在因变量出现大量 0 样本的情况下，两部模型的效果较好，但是当自变量出现极端值时两部模型的效果较差（Manning et al，1987）。有研究认为两部模型的估计效果优于样本选择模型（Duan et al，1984），也有分析发现由于忽略了共线性问题，这一结论是值得商榷的（Leung & Yu，1996）。至于哪种模型更加有效，目前还没有比较科学和合理的检验标准。只能根据数据的实际情况在两个模型之间进行选择。总的来说，二者主要有以下三点差异。

第一，在两部模型中，第一部分和第二部分是相互独立的，个体是否发生医疗支出和医疗支出的多少没有关系，二者的随机误差项等于 0；在 Heckman 样本选择模型中，支出方程是个体在选择方程的基础上进行的决策，随机误差项不等于 0。

第二，Heckman 样本选择模型比两部模型多了一项逆米尔斯比率（Inverse Mills Ratio），用来纠正选择性偏误。由于两部模型纠正了 0 代际经济支持带来的偏差，因而没有逆米尔斯比率这一因素。当逆米尔斯比率显著时，则存在样本选择问题，Heckman 样本选择模型的估计结果更加有效。

第三，在医疗支出对数存在偏正态的前提下，两部模型不依赖于正态性和同方差假设（Duan et al，1983），估计结果相对来说会更加稳健（Cheng et al，2015）。在医疗支出对数存在偏正态的前提下，Heckman 样本选择模型要求两个方程的残差项必须符合双重正态分布，否则会导致估计偏误

(Goldberger，1983)，这种要求比较苛刻、较难满足。当医疗支出对数存在偏正态且逆米尔斯比率不显著时，两部模型的估计结果更加稳健。

二　数据说明和变量选取

(一)　数据说明

根据研究目的，本书使用 CHARLS 2011 年和 2013 年两期调查中均接受访谈且户口类型为"农业"的农村中老年人为样本，构建一个平衡面板数据。同时，为把"新农合"制度的效应从其他医疗报销中分离出来，在户口类型为"农业"且两期都参加调研的群体中，选择仅参保"新农合"制度和没有任何医疗保险的样本为研究对象。在上述框架下，本书将CHARLS 2011 年和 2013 年的家庭数据和个人数据，以家庭编号（ID）和个人编号（ID）为依据进行匹配，形成了涵盖 26 个省份、150 个县（区）、450 个村级单位的综合数据集。通过对数据的处理，删除异常值和缺失值后，每年有 11663 个观测值进入研究范畴，其中男性 5365 个，占总体观测值的 46%；女性 6298 个，占总体观测值的 54%。

(二)　变量选取

根据研究目的，本书在 Anderson 模型的研究框架下，从先决变量（predisposing factors)、需求变量（needing factors）和使能变量（enabling factors)[①] 三个方面研究"新农合"制度对个体医服需求的影响。其中，显著影响医疗服务需求的先决变量主要有性别、年龄、受教育程度等（Deb & Triverdi，1997；Joao Cotter Salvado，2007)，使能变量主要有收入水平、医疗保险、医疗机构的数量和质量等（Rosenberg & Hanlon，1996；Phillips，1997)，需求变量主要有个体健康状况和疾病严重程度（Magnus Lindelow，2003)。可用式 4.7 来表示。

$$Y = f(X\_p，X\_e，X\_n) \tag{4.7}$$

式 4.7 中，Y 表示医疗服务需求变量，包括医疗支出变量和医疗服务利用变量。其中，医疗支出变量包括是否发生医疗支出、医疗支出自付费用和自付比例，医疗服务利用变量包括就医决策变量和就医行为变量。X_p 表示先决变量，指个体已经形成的且在较长一段时间内无法改变的特质，包括个体的年龄、性别、婚姻状况、受教育程度、所属区域抽烟和饮酒生

---

① Andersen R M. Revisiting the Behavioral Model and Access to Medical Care：Does It Matter?，*Journal of Health and Social Behavior*，vol. 36. no. 1 (1995)，pp. 1-10.

活习惯。X_e表示使能变量，指能够使个体有能力利用医疗服务和提高医疗服务可及性的因素，包括家庭年度收入和医疗保险"新农合"制度。X_n表示需求变量，指影响个体是否有医疗服务需要的因素，健康状况和患病状况是主要的决定因素，本书选择自评健康状况和慢性病数量来衡量个体的健康状况。各变量的含义及处理方法见表4-1、表4-2和表4-3。

1. 被解释变量

（1）医疗支出变量

在医疗支出方面，农村居民生病后，要么"有病不医"，要么进行医治。进行医治时，主要有门诊治疗、住院治疗和自我治疗三种就医行为。现有成果大都从门诊治疗和住院治疗两种就医行为研究"新农合"制度对门诊支出、门诊自付比例和住院支出、住院自付比例的影响（程令国、张晔，2012；李昱，2015；郑娟，2015），对自我治疗的研究较少。赵曼等（2008）通过调研发现，参加"新农合"后，农民生小病后自己买药治疗的比例由47.2%下降到7.8%；生大病后自己买药治疗的比例由14.9%下降到1.1%。

本项目在研究"新农合"制度对就诊概率、门诊支出金额、门诊自付比例、住院概率、住院支出金额和住院自付比例影响的同时，探索"新农合"制度对自我治疗医疗服务需求行为的影响。医疗支出变量的定义和处理方法见表4-1。

表4-1 医疗支出定义及处理方法

变量类型	医疗支出定义及处理方法
1. 门诊支出	
是否发生门诊费用	过去一个月，产生了门诊费用=1；否则=0
门诊自付费用（元）	过去一个月，看门诊的自付费用，计量分析时取对数
门诊自付比例（%）	过去一个月，看门诊的自付费用与总费用的比值
2. 住院支出	
是否发生住院费用	过去一年，产生了住院费用=1；否则=0
住院自付费用（元）	过去一年，住院的自付费用，计量分析时取对数
住院自付比例（%）	过去一年，住院的自付费用与总费用的比值
3. 自我治疗支出	
是否发生自我治疗费用	过去一个月，产生了自我治疗费用=1；否则=0

变量类型	医疗支出定义及处理方法
自我治疗自付费用（元）	过去一个月，自我治疗的自付费用，计量分析时取对数
自我治疗自付比例（%）	过去一个月，自我治疗的自付费用与总费用的比值

表4-1中所有自付费用和总费用均不包括由于患病就医所花费的住宿费、交通费和护理费等费用，仅包含农村居民个体支付给医疗机构的医疗费用。原因在于"新农合"制度主要通过报销政策范围内的医疗费用，进而影响个体支付给医疗机构的总医疗费用、自付费用和自付比例，而对住宿费、交通费和护理费等费用影响很小，因此不做考察。在研究"新农合"制度对医疗支出影响的成果中，医疗支出主要有两种统计口径：一是自付费用（张琳，2013；王丹华，2014；Cheng et al，2015），即个体自己支付的医疗费用，不包括"新农合"制度报销的部分；二是总医疗费用（王新军、邓超，2014；马霞、蒲红霞，2016），即个体在医院治疗时产生的总费用，包括"新农合"制度报销的部分。本书选择自付费用作为研究内容，原因在于自付费用代表了参合者的实际医疗支出，直接影响农村居民个体的经济状况和家庭的福利水平，同时自付费用的多少也会直接影响个体的就医决策和就医行为，更具现实意义。

表4-1中门诊总费用指近一个月看门诊的药费和诊疗费，药费包括在医疗机构或其他药店购买医生开的处方药。自我治疗主要包括以下情况：自己买非处方西药和处方西药，用传统中草药或者传统方法治疗，吃维生素/补品和使用保健设备。上述自我治疗方式中，不包括凭处方取药的情况。

（2）医疗服务利用变量

当前，医疗保险影响医疗服务利用的研究成果颇多，但医疗服务利用指标没有统一的标准。部分成果从住院和门诊等就医行为研究医疗保险对医疗服务利用的影响（柴化敏，2013；兰燏，2014），部分成果从生病时能否及时就医、是否因贫困放弃医院救治等就医决策研究医疗保险对医疗服务利用的影响（刘国恩、蔡春光、李林，2011；程令国、张晔，2012）。本书从就医决策和就医行为两个方面研究"新农合"制度对医疗服务利用的影响。医疗服务利用变量的定义及处理方法见表 4-2。

表 4-2　　　　　　　　　医疗服务利用变量定义及处理方法

变量类型	医疗服务利用变量定义及处理方法
1. 就医决策	
有病不医	过去一个月生病但没有接受医疗服务 = 1；过去一个月生病且利用了医疗服务 = 0
因贫困放弃住院治疗	过去一年存在医生认为应该住院的情况，因为贫困放弃了住院治疗，赋值为 1；其他原因放弃了住院治疗，赋值为 0
2. 就医行为	
门诊服务利用	过去一个月去医疗机构看过门诊或者接受过上门服务赋值为 1；否则赋值为 0
住院服务利用	过去一年接受过住院治疗赋值为 1；否则赋值为 0

2. 解释变量

影响个体医疗服务需求的因素很多，主要有年龄、健康状况、收入水平等。本书从先决变量、需求变量和使能变量三个方面，研究影响个体医疗服务需求的因素，其中"新农合"制度是本书重点关注的解释变量。各解释变量的定义及处理方法见表 4-3。

表 4-3　　　　　　　　　解释变量定义及处理方法

变量类型	解释变量定义及处理方法
1. 先决变量	
性别	男性 = 1；女性 = 0
年龄	60 岁以上 = 1；60 岁及以下 = 0
婚姻状况	已婚且与配偶一起居住 = 1；其他 = 0
受教育程度	CHARLS 把受访者的受教育程度分为 11 个等级，等级越高，受教育程度越高。设定如下：文盲 = 1；能读写 = 2；私塾 = 3；小学 = 4；初中 = 5；高中 = 6；中专 = 7；大专 = 8；本科 = 9；硕士 = 10；博士 = 11
所属区域	考虑东中西部地区经济发展水平存在较大差异，可能会对个体医疗服务需求产生影响。把所属区域划分为东部地区和中西部地区，东部地区 = 1；中西部地区 = 0

变量类型	解释变量定义及处理方法
抽烟	吸烟指的是一生吸烟100支以上，包括香烟、旱烟、用烟管吸烟或咀嚼烟草。将现在"吸烟"者赋值为1；将过去和现在"没有吸过"和"已戒烟"者赋值为0
饮酒	饮酒指过去一年喝白酒、葡萄酒、啤酒、红酒等的频率，将"每月饮酒超过一次"赋值为1，将"从不饮酒和每月少于一次"赋值为0
2. 使能变量	
家庭年收入（元）	CHARLS数据库将家庭年度总收入定义为：家庭年度总收入=受访者及其配偶收入+其他家庭成员收入+家庭农业净收入+家庭经营净收入+家庭转移收入
是否参加"新农合"	参加"新农合"=1；否则=0
3. 需求变量	
自评健康状况	自评健康状况为"好、很好和极好"=1；其他=0
慢性病数量（种）	医生告知受访者患有高血压、血脂异常、糖尿病等常见慢性病的数量

第三节　"新农合"制度直接减贫效应的实证分析

一　描述性统计分析

（一）医疗服务需求变量的描述性统计分析

1. 医疗支出变量的描述性统计分析

表4-4从门诊、住院和自我治疗三种方式，汇报了2011年和2013年农村居民医疗支出的描述性统计结果。选择全部样本，统计发生门诊、住院和自我治疗费用概率的均值，选择医疗支出大于0的样本，统计各项医疗支的出自付费用和自付费用的均值。

与2011年相比，2013年农村居民发生门诊费用的概率提高了2%，发生住院费用的概率提高了4%，发生自我治疗费用的概率提高了4%；门诊自付费用降低了5%，住院自付费用提高了4%，自我治疗自付费用提高了24%；门诊自付比例和自我治疗自付比例基本没发生变化，住院自付比例降了9%。从上述统计数据可以看出，农村居民发生各项医疗费用的概率逐年提高，住院和自我治疗自付医疗费用逐年上升，门诊和住院的自付比例逐年下降。从一定程度上说明，农村居民的绝对医疗负担在逐年上升，相对医疗负担在逐年下降，自付比例的降低可能会带来医疗服务利用的提高和医疗费用的增加。

表 4-4 医疗支出变量的描述性统计

类型	2011 年调研样本		2013 年调研样本	
	均值	标准差	均值	标准差
1. 门诊：				
是否发生门诊费用	0.20	0.40	0.22	0.41
门诊自付费用	925.79	928.84	877.12	686.73
门诊自付比例	0.93	0.17	0.92	0.23
2. 住院				
是否发生住院费用	0.08	0.27	0.12	0.33
住院自付费用	6346.34	7735.94	6569.51	8224.55
住院自付比例	0.70	0.26	0.61	0.58
3. 自我治疗				
是否发生自我治疗费用	0.28	0.45	0.32	0.47
自我治疗自付费用	102.74	229.03	127.16	407.41
自我治疗自付比例	0.98	0.11	0.97	0.13
样本量	11663		11663	

2. 医疗支出变量的正态性检验

医疗支出的特点之一是非 0 医疗支出可能存在偏正态分布。鉴于此，对非 0 门诊自付费用、非 0 住院自付费用和非 0 自我治疗自付费用进行正态性检验，三者峰度检验和偏度检验的 p 值均小于 0.1，且存在长尾分布的特征，拒绝了正态分布的原假设。因此，对个体非正态分布的三项自付医疗费用，取对数后再进行正态性检验。检验结果见表 4-5。

表 4-5 门诊自付费用、住院自付费用和自我治疗自付费用的正态性检验

	峰度	峰度检验的 p 值	偏度	偏度检验的 p 值	Jarque-Bera 统计量
LN 门诊自付费用	2.6852	0.0069	-0.1679	0.0032	14.77

续表

	峰度	峰度检验的 p 值	偏度	偏度检验的 p 值	Jarque-Bera 统计量
LN 住院自付费用	3.8200	0.0010	-0.4548	0.0000	26.57
LN 自我治疗自付费用	3.0083	0.8453	0.0192	0.4747	0.55

注：Jarque-Bera 统计量大于 5.99，就可以拒绝"正态分布"的原假设。

表 4-5 结果表明，门诊自付费用对数值的峰度检验（p=0.0069）、偏度检验（p=0.0032）以及 Jarque-Bera 统计量（14.77）均拒绝了正态分布的原假设。住院自付费用对数值的峰度检验（p=0.0010）、偏度检验（p=0.0000）以及 Jarque-Bera 统计量（26.57）也均拒绝了正态分布的原假设。自我治疗自付费用对数值的峰度检验（p=0.8453）、偏度检验（p=0.4747）以及 Jarque-Bera 统计量（0.55）均无法拒绝正态分布的原假设。上述检验结果表明，即使在对各项医疗自付费用取对数后，门诊自付费用和住院自付费用的对数值仍然存在较大程度的偏正态分布。

3. 医疗服务利用变量的描述性统计分析

表 4-6 从就医决策和就医行为两个方面，汇报了 2011 年和 2013 年农村居民医疗服务利用的描述性统计结果。2011 年和 2013 年，个体"有病不医"的概率分别是 11% 和 16%，在影响"需要住院而未住院"的因素中，贫困仍是农村居民"住不起院、看不起病"的主要原因。同时，农村居民的门诊服务利用率和住院服务利用率在逐年提高。

表 4-6　　　　　　　　　医疗服务利用变量的描述性统计

类型	2011 年调研样本		2013 年调研样本	
	均值	标准差	均值	标准差
1. 就医决策				
有病不医	0.11	0.83	0.16	0.79
因贫困放弃住院治疗	0.63	0.48	0.64	0.48
2. 就医行为				
门诊服务利用	0.21	0.40	0.24	0.41
住院服务利用	0.08	0.28	0.13	0.33
样本量	11663		11663	

（二）不同收入群体医疗服务需求变量的描述性统计

表4-7汇报了高收入群体和低收入群体在2011年和2013年门诊和住院医疗服务需求的描述性统计结果。在门诊医疗服务需求方面，2011年和2013年低收入群体门诊医疗服务利用的概率均高于高收入群体，门诊自付费用和自付比例均低于高收入群体。在住院医疗服务需求方面，2011年和2013年低收入群体住院医疗服务利用的概率和住院自付费用均低于高收入群体，住院自付比例高于高收入群体。

上述统计结果表明，低收入群体就诊和住院的概率大于高收入群体，相对而言健康状况较差；低收入群体门诊和住院的自付费用均低于高收入群体，在一定程度上说明了经济状况是影响农村居民医疗支出的重要因素，高收入群体更有能力获得较好的医疗服务。

表4-7　　　　　不同收入群体门诊和住院医疗服务需求的描述性统计

类型	收入阶层	医疗服务需求	2011年调研样本		2013年调研样本	
			均值	标准差	均值	标准差
门诊	低收入群体	是否就诊	0.21	0.41	0.24	0.43
		自付费用	822.08	1692.10	728.69	894.66
		自付比例	0.92	0.88	0.91	0.23
		样本量	4834		4170	
	高收入群体	是否就诊	0.19	0.39	0.20	0.40
		自付费用	1020.75	1117.43	917.99	871.51
		自付比例	0.94	0.88	0.93	0.23
		样本量	5697		5365	
住院	低收入群体	是否住院	0.09	0.28	0.14	0.34
		住院费用	5151.40	6152.01	5376.31	7225.16
		自付比例	0.72	0.63	0.62	0.70
		样本量	4834	4834	4170	4170
	高收入群体	是否住院	0.07	0.27	0.10	0.31
		住院费用	7701.41	8410.70	7032.38	8455.68
		自付比例	0.69	0.59	0.59	0.30
		样本量	5697		5365	

备注：以家庭年度人均收入为依据，把全部样本划分为高收入群体和低收入群体。

（三）灾难性卫生支出的描述性统计分析

现有研究对灾难性卫生支出的阈值、分子和分母没有统一的界定标准，导致灾难性卫生支出的结果存在较大差异。本书根据世界卫生组织的定义，把灾难性卫生支出定义为个人住院自付费用占家庭年度可支配收入的比重超过一定的阈值，同时把阈值设定为30%、40%和50%，测度不同阈值条件下"新农合"制度分担农村居民灾难性卫生支出的能力。家庭年度可支配收入等于家庭年度收入减去家庭年度食品支出。当发生灾难性卫生支出时，就需要减少基本生活支出来负担家庭成员的医疗费用。

使用补偿前后灾难性卫生支出发生率、平均差距和相对差距，来测量"新农合"制度对参合者灾难性卫生支出的影响。灾难性卫生支出发生率用来衡量灾难性卫生支出发生的广度，平均差距反映了灾难性卫生支出在所有家庭中的严重程度，相对差距反映了灾难性卫生支出在发生灾难性卫生支出家庭中的严重程度（Sun et al，2009；秦江梅、苗东升、吴宁等，2013）。

令 X 为个体的年度住院自付费用，Y 为家庭的年度可支配收入，阈值为 Z，如果 $Y/X > Z$，则发生了灾难性卫生支出，$P = 1$，否则 $P = 0$。令 $O_i = P_i \left(\left(Y_i / X_i \right) - Z \right)$，那么灾难性卫生支出发生率（$H_{cat}$）、平均差距（$G_{cat}$）和相对差距（$MPG_{cat}$）的公式见式4.8、式4.9和式4.10。

$$H_{cat} = \frac{1}{N} \sum_{i=1}^{N} P_i \tag{4.8}$$

$$G_{cat} = \frac{1}{N} \sum_{i=1}^{N} O_i \tag{4.9}$$

$$MPG_{cat} = \frac{G_{cat}}{H_{cat}} \tag{4.10}$$

根据式4.8、式4.9和式4.10，表4-8汇报了在30%、40%和50%阈值下，"新农合"制度补偿前后农村居民灾难性卫生发生率、平均差距、相对差距的描述性统计结果。表4-8结果表明，阈值越高，灾难性卫生支出发生率、相对差距和平均差距越小，阈值的选择会直接影响"新农合"制度分担灾难性卫生支出的能力。在2011年和2013年，"新农合"制度补偿后，灾难性卫生支出发生率、平均差距和相对差距均有所降低，统计性数据表明"新农合"制度能够在一定程度上分担农村居民的疾病经济风险，但是这种作用是否显著和有效，需要进行实证检验。除2011年相对差距指标之外，阈值为50%时，"新农合"制度使灾难性卫生支出发生率、平均差距和相对差距的下降幅度最大，分担疾病经济风险的效果最为明显。

表 4-8　　不同阈值下"新农合"制度补偿前后灾难性卫生支出发生情况

阈值		2011 年			2013 年		
		30%	40%	50%	30%	40%	50%
补偿前	发生率	0.49	0.33	0.25	0.45	0.31	0.23
	平均差距	0.11	0.08	0.05	0.10	0.06	0.04
	相对差距	0.29	0.18	0.11	0.26	0.15	0.12
补偿后	发生率	0.36	0.25	0.17	0.34	0.21	0.11
	平均差距	0.08	0.04	0.02	0.06	0.03	0.02
	相对差距	0.24	0.13	0.08	0.22	0.11	0.07
下降率	发生率	0.27	0.24	0.32	0.24	0.32	0.52
	平均差距	0.27	0.50	0.60	0.40	0.50	0.50
	相对差距	0.17	0.28	0.27	0.15	0.27	0.42

以阈值 40% 为标准，灾难性卫生支出发生率在欧美等发达国家一般低于 1%，在收入较低且医保制度不完善的发展中国家如巴西、越南，其灾难性卫生支出发生率分别为 10.2% 和 10.5%（Xu et al, 2007）。在本书的统计结果中，即使在补偿后，2011 年和 2013 年农村居民灾难性卫生支出发生的概率分别为 25% 和 21%，平均差距分别为 4% 和 3%，相对差距分别为 13% 和 11%，农村居民面临的疾病经济风险还是较大的。郭娜、朱大伟等（2016）研究发现，在 40% 的阈值下，2011 年"新农合"制度补偿后灾难性卫生支出发生的概率为 23%，平均差距为 4%，跟本书的研究结果较为类似。

二　计量结果分析

（一）"新农合"制度对农村居民医疗支出的影响

根据医疗支出非正态分布和大量 0 样本的特征，利用两部模型和 Heckman 样本选择模型反映医疗支出的两个阶段，解决医疗支出的内生性问题，从医疗支出发生的概率、自付费用和自付比例三个方面估计"新农合"制度对农村居民个体门诊支出、住院支出和自我治疗支出的影响，并细化研究这种影响在不同收入群体中的差异，估计结果见表4-9、表4-10、表4-11、表4-12、表4-13、表4-14和表4-15。其中，发生医疗支出是二值变量，第一部分和选择方程采用Probit模型进行估计，鉴于表格小大和篇幅的限制，为更加准确反映"新农合"制度对医疗支出发生概率的影响，估计结果仅仅汇报了边际系数。第二部分的自付费用和自付比例分别采用广义最小二乘法和广义线性模型进行估计，支出方程的自付费用和自付比例分别采用极大似然法和广义线性模型进行估计，估计结果汇报的是回归系数。

在描述性统计分析中研究发现，除自我治疗支付费用外，门诊自付费用和住院自付费用取对数后依然存在较为严重的偏正态。在表4-9至表4-15的Heckman样本选择模型估计结果中，只有自我治疗自付费用和自付比例的逆米尔斯比率是显著的，表明自我治疗支出存在样本选择问题。门诊自付费用和自付比例、住院自付费用和自付比例的逆米尔斯比率均不显著，说明门诊支出和住院支出不存在样本选择问题。根据统计分析和计量估计结果，在分析"新农合"制度对门诊支出和住院支出的影响时，采用两部模型的估计结果；在分析"新农合"对自我治疗支出的影响时，采用Heckman样本选择模型估计结果。同时，从表4-9至表4-15的结果显示，两部模型和Heckman样本选择模型的估计结果相差不大，说明农村居民各项医疗支出的样本选择问题较小。

1. "新农合"制度对门诊支出的影响

表4-9、表4-10和表4-11汇报了"新农合"制度对整体样本、低收入群体和高收入群体医疗支出的估计结果。首先，分析"新农合"制度对整体样本门诊支出的影响。其次，分析"新农合"制度对不同收入群体门诊支出的影响。

（1）"新农合"制度对整体样本门诊支出的影响

表4-9估计结果显示，"新农合"制度使参合农村居民个体发生正的门诊支出的概率显著提高了3.2%，增加了自付费用和自付比例，但在统计意义上不具显著性。上述估计结果说明，"新农合"制度能在一定程度上提高参合农村居民发生正的门诊支出的概率，但对门诊自付费用和自付比例没有显著影响，没能有效减轻农村居民的门诊医疗负担。可能的解释是"新农合"制度门诊报销的能力非常有限，报销比例和报销额度较低，以2011年河南省新县门诊报销方案为例，每次报销政策范围药品费用的

40%，次报销费用不超过 30 元，个人年度报销费用不超过 500 元[①]。同时，门诊能够报销的药品目录非常有限。用农村居民的话来讲"医院好药、贵药不能报，便宜药没有疗效，只能自己去药店买药"，特别是慢性病患者每年去药店自行购药的费用较大。农村居民普遍认为如果患有不能住院的疾病，则从"新农合"制度得到的实惠非常有限。另外，门诊自付比例的描述性统计结果表明，2011 年和 2013 年农村居民门诊自付比例均在 90%以上；门诊自付比例的计量结果证明，只有很少的解释变量对门诊自付比例有显著影响。又从另一个侧面验证了"新农合"制度门诊的补偿能力非常有限，农村居民的门诊费用绝大部分是自己支付的，自付比例基本不受外界因素影响。但也有研究认为，"新农合"制度显著降低了参合者单次门诊医疗支出的金额（廖庆阳，2014）。

在其他解释变量方面，男性发生正的门诊支出的概率显著低于女性 1.9%，门诊自付费用显著高出女性 1.3%，差异较小。年龄虚拟变量和婚姻状况虚拟变量在门诊支出发生率、自付费用和自付比例方面没有显著差异。自评健康状况良好者发生正的门诊支出的概率比自评健康状况不佳者显著低出 13.8%，门诊自付费用比自评健康状况不佳者显著低出 5.3%。慢性病数量增加一种，使发生正的门诊支出的概率显著增加了 4.4%、门诊自付费用显著增加了 13.6%，家庭年度收入每提高 1%，可以使门诊自付费用显著增加 0.35%。有吸烟和饮酒习惯的个体，发生正的门诊支出的概率和门诊自付费用均显著低于没有吸烟和饮酒习惯的个体，可能的解释是有吸烟和饮酒习惯个体的健康意识较差，生小病时利用门诊服务的概率更低。东部地区农村居民发生正的门诊支出的概率比中西部地区低出 1.3%，但门诊自付费用比中西部地区显著高出 33.2%。上述估计结果表明，慢性病数量、抽烟、饮酒生活习惯和所属区域是影响农村居民门诊自付费用的重要因素。

（2）"新农合"制度对不同收入群体门诊支出的影响

表 4-10 和表 4-11 估计结果显示，"新农合"制度使低收入参合农村居民发生正的门诊支出的概率显著增加了 4.8%；门诊自付费用降低了 20.6%，但在统计意义上不具显著性；门诊自付比例显著降低了 4.3%。"新农合"制度使高收入参合农村居民发生正的门诊费用的概率提高了

---

① 资料来源：《2011 年新县新型农村合作医疗门诊统筹实施方案》。

1.9%，门诊自付费用增加了 26.9%，但二者在统计意义上均不具显著性。上述计量结果表明，在门诊支出方面，"新农合"制度使低收入参合农村居民发生正的门诊支出的概率显著增加，虽对自付费用没有显著影响，却有效降低了自付比例；"新农合"制度对高收入参合农村居民发生正的门诊支出的概率和门诊自付费用没有显著影响，反而显著提高了自付比例。可能的原因是，由于门诊报销能力有限，且贵药和好药基本不能报销，出于疗效和购买能力考虑，高收入群体会更倾向于消费贵药和好药，因此会提高门诊的自付比例。而低收入群体则更倾向于消费医保目录报销范围内的药品，因此会降低门诊的自付比例。总的来说，在门诊支出方面，"新农合"制度使低收入群体得到了更大的实惠。

表 4-10 和表 4-11 其他解释变量的估计结果和表 4-9 比较类似，自评健康状况、慢性病数量、家庭年度收入、所属区域变量，是影响不同收入群体农村居民门诊支出发生概率和门诊自付费用的主要因素，这里不再详细分析。

表 4-9　　　　　　　　　　门诊支出的估计结果：整体样本

变量类型	两部模型			Heckman 样本选择模型		
	第一部分边际系数	第二部分自付费用	第二部分自付比例	选择方程边际系数	支出方程自付费用	支出方程自付比例
新农合	0.032***	0.034	0.023	0.031***	0.015	0.037
	(0.011)	(0.174)	(0.029)	(0.011)	(0.182)	(0.035)
性别	-0.019**	0.110	0.013*	-0.019**	0.148	-0.025**
	(0.009)	(0.136)	(0.007)	(0.009)	(0.171)	(0.011)
年龄	0.001	-0.136	-0.006	0.001	-0.144	-0.003
	(0.006)	(0.095)	(0.016)	(0.006)	(0.098)	(0.019)
受教育程度	-0.002**			-0.002**		
	(0.001)			(0.001)		
婚姻状况	-0.001	-0.029	0.010	-0.000	-0.061	0.032
	(0.009)	(0.137)	(0.023)	(0.009)	(0.163)	(0.031)
自评健康状况	-0.138***	0.034	-0.053**	-0.128***	0.148	-0.116*
	(0.011)	(0.202)	(0.023)	(0.010)	(0.374)	(0.069)

变量类型	两部模型			Heckman 样本选择模型		
	第一部分边际系数	第二部分自付费用	第二部分自付比例	选择方程边际系数	支出方程自付费用	支出方程自付比例
慢性病数量	0.044***	0.136***	−0.003	0.046***	0.106*	0.020
	(0.002)	(0.031)	(0.005)	(0.002)	(0.057)	(0.016)
吸烟	−0.014*	−0.346**	−0.039	−0.013*	−0.464*	−0.134*
	(0.008)	(0.169)	(0.028)	(0.007)	(0.267)	(0.069)
饮酒	−0.026***	−0.305**	0.006	−0.025***	−0.283**	−0.004
	(0.008)	(0.127)	(0.021)	(0.008)	(0.139)	(0.026)
家庭年收入（对数）	0.052*	0.351***	−0.000	−0.074*	0.064*	0.008
	(0.031)	(0.107)	(0.003)	(0.039)	(0.034)	(0.006)
所属区域	−0.013**	0.332***	0.008	−0.012**	0.357***	−0.008
	(0.006)	(0.103)	(0.017)	(0.006)	(0.124)	(0.024)
逆米尔斯比率					−0.371	0.287
					(1.015)	(0.191)
样本量	18424	18424	18424	18424	18424	18424

注：1. 表中括号内报告的是样本标准差（standard error）。

2. Robust standard errors in parentheses *** $p<0.01$,** $p<0.05$,* $p<0.1$。

表 4-10　　　　　　　门诊支出的估计结果：低收入群体

变量类型	两部模型			Heckman 样本选择模型		
	第一部分边际系数	第二部分自付费用	第二部分自付比例	选择方程边际系数	支出方程自付费用	支出方程自付比例
新农合	0.048***	−0.206	−0.043*	0.046***	−0.078	−0.022
	(0.017)	(0.259)	(0.025)	(0.016)	(0.380)	(0.086)
性别	−0.021	0.027	0.024	−0.020	0.062	−0.048
	(0.013)	(0.197)	(0.035)	(0.013)	(0.354)	(0.070)
年龄	0.002	0.014	0.016	0.002	0.025	0.016
	(0.010)	(0.139)	(0.024)	(0.010)	(0.149)	(0.034)

变量类型	两部模型			Heckman 样本选择模型		
	第一部分 边际系数	第二部分 自付费用	第二部分 自付比例	选择方程 边际系数	支出方程 自付费用	支出方程 自付比例
受教育程度	0.003 ***			0.003 ***		
	(0.001)			(0.001)		
婚姻状况	0.002	−0.162	−0.001	0.002	−0.142	0.046
	(0.013)	(0.185)	(0.032)	(0.013)	(0.317)	(0.070)
自评健康状况	−0.160 ***	0.106 *	−0.036	−0.148 ***	−0.183 **	−0.226
	(0.019)	(0.057)	(0.062)	(0.017)	(0.072)	(0.222)
慢性病数量	0.048 ***	0.140 ***	−0.015 *	0.049 ***	0.249 **	0.030 *
	(0.003)	(0.044)	(0.008)	(0.003)	(0.123)	(0.018)
吸烟	−0.021	−0.058	−0.071	−0.021	−0.335	−0.236
	(0.013)	(0.251)	(0.044)	(0.013)	(0.853)	(0.181)
饮酒	−0.029 **	−0.311 *	−0.021	−0.028 **	−0.366 *	−0.033
	(0.012)	(0.185)	(0.032)	(0.011)	(0.205)	(0.051)
家庭年度收入 （对数）	−0.051	0.309 **	0.006	−0.101	0.227 *	0.004
	(0.103)	(0.143)	(0.006)	(0.083)	(0.123)	(0.025)
所属区域	−0.018 *	0.340 **	−0.022	−0.018 *	0.237 *	−0.059
	(0.010)	(0.151)	(0.027)	(0.010)	(0.135)	(0.059)
逆米尔斯比率					1.193	0.484
					(2.467)	(0.522)
样本量	8449	8449	8449	8449	8449	8449

注：1. 表中括号内报告的是样本标准差（standard error）。

2. Robust standard errors in parentheses *** p<0.01, ** p<0.05, * p<0.1。

表 4-11　　　　　　　　　　门诊支出的估计结果：高收入群体

变量类型	两部模型			Heckman 样本选择模型		
	第一部分边际系数	第二部分自付费用	第二部分自付比例	选择方程边际系数	支出方程自付费用	支出方程自付比例
新农合	0.019	0.269	0.073 **	0.018	0.259	0.074 *
	(0.015)	(0.238)	(0.037)	(0.015)	(0.260)	(0.040)
性别	-0.017	0.064	0.000	-0.017	0.109	-0.019
	(0.012)	(0.192)	(0.030)	(0.012)	(0.246)	(0.037)
年龄	-0.004	-0.279 **	-0.022 **	-0.003	-0.343 **	-0.013 *
	(0.009)	(0.132)	(0.009)	(0.009)	(0.157)	(0.007)
受教育程度	-0.005 **			-0.005 **		
	(0.002)			(0.002)		
婚姻状况	-0.002	0.142	0.023	-0.001	-0.128	0.046
	(0.013)	(0.209)	(0.033)	(0.013)	(0.278)	(0.042)
自评健康状况	-0.123 ***	-0.317 *	-0.037 *	-0.115 ***	-0.389 *	-0.092 *
	(0.014)	(0.176)	(0.019)	(0.012)	(0.231)	(0.049)
慢性病数量	0.041 ***	0.129 ***	0.007 *	0.043 ***	0.109 **	0.024
	(0.003)	(0.045)	(0.004)	(0.003)	(0.048)	(0.018)
吸烟	-0.004	0.522 **	-0.016	-0.003	0.942 **	-0.073
	(0.012)	(0.232)	(0.036)	(0.012)	(0.451)	(0.070)
饮酒	-0.025 **	-0.281	0.029	-0.024 **	-0.173	0.015
	(0.010)	(0.175)	(0.027)	(0.010)	(0.213)	(0.033)
家庭年收入（对数）	0.001	0.094 *	-0.004	0.001	0.079 **	-0.008
	(0.001)	(0.052)	(0.003)	(0.001)	(0.035)	(0.005)
所属区域	-0.011	0.331 **	0.034	-0.011	0.443 **	0.018
	(0.008)	(0.142)	(0.022)	(0.008)	(0.185)	(0.029)
逆米尔斯比率					-1.548	0.213
					(1.386)	(0.215)
样本量	9975	9975	9975	9975	9975	9975

注：1. 表中括号内报告的是样本标准差（standard error）。

2. Robust standard errors in parentheses *** p<0.01, ** p<0.05, * p<0.1。

2."新农合"制度对住院支出的影响

表4-12、表4-13和表4-14汇报了"新农合"制度对整体样本、低收入群体和高收入群体住院支出的估计结果。首先,分析"新农合"制度对整体样本住院支出的影响。其次,分析"新农合"制度对不同收入群体住院支出的影响。

(1)"新农合"制度对整体样本住院支出的影响

表4-12估计结果显示,"新农合"制度使参合农村居民个体发生正的住院支出的概率显著提高了2.7%,住院自付费用降低了36.2%,但在统计意义上不具显著性,住院自付比例显著降低了12.5%。上述估计结果表明,"新农合"制度能在一定程度上提高参合农村居民发生正的住院支出的概率和降低住院的自付比例,但对住院自付费用没有显著影响。可能的原因是"新农合"制度对参合农村居民住院费用的补偿范围和补偿能力要远远高于门诊治疗。本章住院自付费用的描述性统计结果显示,2011年和2013年农村居民住院的自付比例均在70%以下,说明"新农合"制度能够较为有效地降低住院服务的相对价格,从而刺激参合农村居民消费更多的和更高级别的住院服务,由于更多的消费而增加的住院支出抵消了补偿机制降低医疗费用的效果,因此"新农合"制度仅能降低住院自付比例,但不能有效降低住院自付费用。刘明霞、仇春涓(2014)利用CHARLS 2011年数据研究发现,"新农合"制度对参合农村居民的住院自付费用没有影响,却使住院自付比例显著降低了23.7%。跟本书的研究结论较为类似。

在其他解释变量方面,就年龄虚拟变量而言,老年发生正的住院支出的概率比中年人显著高出2.8%,但自付住院费用比中年人显著低出26.6%,说明农村老年人住院的概率更高,但并没有获得与其需求相对应的医疗资源,在家庭医疗资源配置中处于弱势地位。自评健康状况良好的个体发生正的住院支出的概率比自评健康状况不好的个体显著低出5.5%,自付住院费用比自评健康状况不好的个体显著低出29.9%。慢性病数量增加一种,农村居民发生正的住院费用的概率显著提高2.7%,自付住院费用显著增加12.7%。自评健康状况和慢性病估计结果说明,农村居民的健康状况是影响医疗服务利用和医疗支出的核心变量。家庭年度收入提高1%,自付住院费用显著增加0.15%。东部地区农村居民比中西部地区农村居民住院自付费用显著高出42.3%。上述估计结果说明,年龄、自评健康状况、慢性病数量、家庭年度收入和所属区域是影响农村居民自付住院费用的重要因素。

（2）"新农合"制度对不同收入群体住院支出的影响

表4-13和表4-14估计结果显示，"新农合"制度使低收入参合农村居民发生正的住院支出的概率增加了3.1%，住院自付费用降低了56.3%，住院自付比例降低了16.7%，三者在统计意义上均具显著性。"新农合"制度使高收入参合农村居民发生正的住院支出的概率显著增加了6.2%；住院自付费用降低了16.2%，但不具统计意义上的显著性；住院自付比例显著降了11.9%。上述计量结果表明，在住院支出方面，"新农合"制度可以提高低收入参合农村居民发生正的住院支出的概率，降低住院自付费用和住院自付比例；"新农合"制度可以增加高收入参合农村居民发生正的住院支出的概率，降低住院自付比例，但对住院自付费用没有显著影响。可能的解释是需要住院治疗时，对低收入群体而言，受自身经济能力的制约一般会选择乡卫生院和县级医院，会尽量使用"新农合"制度报销目录范围内的药品，且过度治疗的可能性较低，同时县、乡两级医院住院报销的比例较高，因此"新农合"制度不仅可以有效减少住院自付费用，还能降低住院自付比例。对高收入群体而言，利用医疗服务的经济能力较强，生病需要住院治疗时，会更加倾向于选择级别更高、规模更大的医疗机构和疗效更好的贵药，而高级别医疗机构报销的比例相对较低，各项不能报销的检查费用和药品名目更多，"充分"治疗的可能性相对较大，抵消了"新农合"制度通过报销减轻住院自付费用的作用，仅能有效降低住院自付比例。

表4-13和表4-14其他解释变量的估计结果和表4-12比较类似，年龄、自评健康状况、慢性病数量、家庭年收入、所属区域变量，是影响不同收入群体农村居民住院支出发生概率和住院自付费用的主要因素，这里不再详细分析。

表4-12　　　　　　　　住院支出的估计结果：整体样本

变量类型	两部模型			Heckman 样本选择模型		
	第一部分边际系数	第二部分自付费用	第二部分自付比例	选择方程边际系数	支出方程自付费用	支出方程自付比例
新农合	0.027***	−0.362	−0.125***	0.027***	−0.272	−0.105*
	(0.009)	(0.238)	(0.032)	(0.008)	(0.690)	(0.058)

续表

变量类型	两部模型			Heckman 样本选择模型		
	第一部分边际系数	第二部分自付费用	第二部分自付比例	选择方程边际系数	支出方程自付费用	支出方程自付比例
性别	0.018***	0.164	0.056*	0.018***	0.284	0.095**
	(0.006)	(0.159)	(0.029)	(0.006)	(0.226)	(0.047)
年龄	0.028***	-0.266*	-0.014	0.027***	-0.313**	-0.039
	(0.005)	(0.136)	(0.050)	(0.005)	(0.152)	(0.038)
受教育程度	-0.043**			-0.075**		
	(0.017)			(0.036)		
婚姻状况	0.007	0.214	0.051	0.006	0.331	0.091
	(0.006)	(0.180)	(0.066)	(0.006)	(0.476)	(0.213)
自评健康状况	-0.055***	-0.299**	-0.048*	-0.050***	-0.234*	-0.071**
	(0.009)	(0.149)	(0.027)	(0.008)	(0.138)	(0.035)
慢性病数量	0.027***	0.127***	0.009	0.028***	0.152*	0.021
	(0.001)	(0.039)	(0.014)	(0.001)	(0.083)	(0.960)
吸烟	-0.018***	-0.142	-0.097	-0.018***	-0.358	-0.619
	(0.006)	(0.185)	(0.068)	(0.006)	(2.470)	(1.236)
饮酒	-0.030***	-0.347	-0.075	-0.028***	-0.291	-0.523
	(0.006)	(0.574)	(0.064)	(0.006)	(0.373)	(1.082)
家庭年度收入（对数）	-0.203*	0.153**	0.031*	-0.409*	0.104**	0.049**
	(0.107)	(0.062)	(0.018)	(0.218)	(0.045)	(0.021)
所属区域	-0.023***	0.423**	0.004	-0.022***	0.491*	-0.709
	(0.005)	(0.167)	(0.062)	(0.005)	(0.264)	(1.661)
逆米尔斯比率					5.150	2.741
					(12.514)	(6.389)
样本量	18424	18424	18424	18424	18424	18424

注：1. 表中括号内报告的是样本标准差（standard error）。

2. Robust standard errors in parentheses *** p<0.01, ** p<0.05, * p<0.1。

表 4-13　　　　　　　　住院支出的估计结果：低收入群体

变量类型	两部模型			Heckman 样本选择模型		
	第一部分 边际系数	第二部分 自付费用	第二部分 自付比例	选择方程 边际系数	支出方程 自付费用	支出方程 自付比例
新农合	0.031 **	−0.563 **	−0.167 ***	0.030 **	−0.539 ***	−0.165 ***
	(0.013)	(0.274)	(0.054)	(0.012)	(0.180)	(0.047)
性别	0.019 **	0.123	0.037 **	0.020 **	0.304	0.041 *
	(0.010)	(0.212)	(0.018)	(0.010)	(0.562)	(0.023)
年龄	0.037 ***	−0.288 **	0.035	0.036 ***	−0.276 *	0.785
	(0.007)	(0.092)	(0.100)	(0.007)	(0.155)	(2.447)
受教育程度	−0.062 **			−0.081 **		
	(0.028)			(0.039)		
婚姻状况	0.010	0.068	0.066	0.009	0.048	−0.135
	(0.009)	(0.230)	(0.113)	(0.009)	(1.526)	(0.863)
自评健康状况	−0.057 ***	−0.463 *	0.042 *	−0.050 ***	−0.367 *	−0.082 **
	(0.014)	(0.275)	(0.023)	(0.012)	(0.209)	(0.037)
慢性病数量	0.029 ***	−0.125 **	0.022	0.030 ***	−0.164 **	0.051
	(0.002)	(0.052)	(0.026)	(0.002)	(0.075)	(2.089)
吸烟	−0.026 ***	0.121	−0.131	−0.027 ***	0.823 ***	−0.036
	(0.010)	(0.263)	(0.130)	(0.010)	(0.309)	(0.745)
饮酒	−0.026 ***	−0.254	−0.128	−0.024 ***	0.157	−0.788
	(0.009)	(0.238)	(0.117)	(0.008)	(0.511)	(2.275)
家庭年收入 （对数）	−0.405 **	0.084 *	0.032 *	−0.705 *	0.061 *	0.027 *
	(0.192)	(0.043)	(0.019)	(0.422)	(0.032)	(0.016)
所属区域	−0.019 **	0.453 **	0.055	−0.019 ***	0.359 **	0.054
	(0.008)	(0.228)	(0.113)	(0.007)	(0.159)	(0.628)
逆米尔斯比率					−11.227	4.284
					(33.899)	(14.169)
样本量	8449	8449	8449	8449	8449	8449

注：1. 表中括号内报告的是样本标准差（standard error）。

2. Robust standard errors in parentheses *** p<0.01, ** p<0.05, * p<0.1。

表 4-14　　　　　　　　　　住院支出的估计结果：高收入群体

变量类型	两部模型			Heckman 样本选择模型		
	第一部分边际系数	第二部分自付费用	第二部分自付比例	选择方程边际系数	支出方程自付费用	支出方程自付比例
新农合	0.062**	-0.162	-0.119*	0.074***	-0.285	-0.163*
	(0.031)	(0.329)	(0.070)	(0.028)	(0.470)	(0.084)
性别	0.017**	0.263	0.048	0.017**	0.321	0.009
	(0.008)	(0.244)	(0.052)	(0.008)	(0.303)	(0.091)
年龄	0.020***	-0.317	-0.081*	0.021***	-0.220	-0.171
	(0.006)	(0.196)	(0.042)	(0.006)	(0.546)	(0.154)
受教育程度	-0.034*			-0.058*		
	(0.018)			(0.031)		
婚姻状况	0.005	0.443	0.067	0.003	0.617	-0.026
	(0.009)	(0.304)	(0.065)	(0.009)	(0.546)	(0.156)
自评健康状况	-0.054***	-0.103*	0.023	-0.050***	-0.165*	0.263
	(0.011)	(0.059)	(0.098)	(0.010)	(0.086)	(0.372)
慢性病数量	0.025***	0.303*	-0.025*	0.026***	0.212*	-0.031*
	(0.002)	(0.162)	(0.013)	(0.002)	(0.125)	(0.018)
吸烟	-0.008	0.113	-0.060	-0.009	0.070	-0.060
	(0.009)	(0.270)	(0.058)	(0.009)	(0.311)	(0.088)
饮酒	-0.034***	-0.434	0.004	-0.031***	-0.305	0.058
	(0.008)	(0.664)	(0.056)	(0.007)	(0.739)	(0.217)
家庭年度收入（对数）	-0.293**	0.067*	0.023**	-0.433*	0.054*	0.014*
	(0.141)	(0.035)	(0.009)	(0.254)	(0.031)	(0.008)
所属区域	-0.026***	0.315	-0.032	-0.025***	0.118	0.197
	(0.006)	(0.253)	(0.054)	(0.006)	(1.131)	(0.326)
逆米尔斯比率					1.544	-0.781
					(3.919)	(1.120)
样本量	9975	9975	9975	9975	9975	9975

注：1. 表中括号内报告的是样本标准差（standard error）。

2. Robust standard errors in parentheses *** p<0.01, ** p<0.05, * p<0.1。

3. "新农合"制度对自我治疗支出的影响

自我治疗是农村居民根据自身经验和需要，通过药店购药或传统方法等形式进行的自我医治。相对于门诊和住院，自我治疗有两种特点：一是发生正的自我治疗费用的概率较高、费用较低，自我治疗的描述性统计结果中，2011 年和 2013 年农村居民发生正的自我治疗费用的概率均在 30% 左右，自我治疗费用的均值在 100 左右，可以判断自我治疗一般都是针对常见且花费较低的小病。二是自我治疗费用基本全是自费。因为，本书选择的样本要么仅有"新农合"制度一种医疗保险，要么没有任何医疗保险，农村居民的自我治疗基本上是没有途径可以报销的。自我治疗的描述性统计结果中，2011 年和 2013 年农村居民自我治疗的自付比例均在 97% 以上，也证明了这一点。根据自我治疗的特点，同时考虑到篇幅限制，本书仅汇报"新农合"这一解释变量对不同收入群体发生自我治疗费用的概率和自我治疗自付费用的影响。估计结果见表 4-15。

表 4-15   自我治疗支出的估计结果：高、低收入样本

样本类型	类型	两部模型		Heckman 样本选择模型	
		第一部分边际系数	第二部分自付费用	选择方程边际系数	支出方程自付费用
整体样本	新农合	-0.051***	-0.047	-0.041***	-0.041
		(0.012)	(0.065)	(0.012)	(0.069)
	逆米尔斯比率				-0.436*
					(0.238)
	样本量	18424	18424	18424	18424
低收入群体	新农合	0.062**	-0.093*	-0.079***	-0.135
		(0.028)	(0.052)	(0.017)	(0.168)
	逆米尔斯比率				-0.756**
					(0.381)
	样本量	8449	8449	8449	8449

样本类型	类型	两部模型		Heckman 样本选择模型	
		第一部分 边际系数	第二部分 自付费用	选择方程 边际系数	支出方程 自付费用
高收入群体	新农合	0.011	−0.004	0.010	0.059
		(0.016)	(0.092)	(0.016)	(0.099)
	逆米尔斯比率				0.210
					(0.837)
	样本量	9975	9975	9975	9975

注：1. 表中括号内报告的是样本标准差（standard error）。

2. Robust standard errors in parentheses *** $p<0.01$, ** $p<0.05$, * $p<0.1$。

表4-15估计结果显示，整体样本和低收入群体的逆米尔斯比率显著为负，说明存在样本选择问题，因此选择 Heckman 样本选择模型分析估计结果。在发生自我治疗费用概率方面，"新农合"制度使整体样本和低收入群体发生正的自我治疗费用的概率分别降低了4.1%和7.9%，二者均在1%的水平上显著，而对高收入群体发生正的自我治疗费用的概率无显著影响。在自我治疗自付费用方面，"新农合"制度对整体样本、低收入群体和高收入群体均无显著影响。

上述估计结果表明，"新农合"制度可以在较小的程度上减少参合农村居民发生正的自我治疗费用的概率，也就意味着减少了农村居民自我治疗这种非正规就医方式的概率，但对自我治疗自付费用没有影响，可能的原因是对于常见且治疗费用较低的小病，无法住院且门诊报销额度非常有限，自我治疗会更加便捷、经济，因此"新农合"制度的补偿机制还没有能力影响到农村居民自我治疗的自付费用。

（二）"新农合"制度对农村居民医疗服务利用的影响

医疗支出的计量结果表显示"新农合"制度可以使参合农村居民发生正的门诊和住院支出的概率显著提高，降低住院自付费用的比例，但对门诊自付费用和住院自付费用均无显著影响，在一定程度上说明"新农合"制度在减轻农村居民医疗负担方面的作用比较有限。对于"新农合"制度没能有效降低农村居民医疗费用的原因，现有研究成果主要从两种视角进行解答，一种研究从医疗服务供方的道德风险出发，认为医疗供给方具有垄断定价能力且以盈利为目标时，"新农合"制度的引入会导致医疗供方的诱导行为和医疗价格的上涨，从而抵消了"新农合"制度的效果（李玲、朱俊生，2008；封进、刘芳、陈沁，2010；宁满秀、封进，2014；李明桥，2014），最大的受益者是医疗机构而不是农村居民（孙晓筠等，2007；Wagstaff，2009）；另一种研究从医疗服务需方的道德风险出发，认为"新农合"制度降低了医疗服务的相对价格，刺激和释放了农村居民医疗服务的需求，减少了农村居民"有病不医"的情况，提高了医疗服务利用率（解垩，2008；李湘君、王中华等，2012；Cheng et al，2015）。由于医疗服务供方道德风险的资料较难获得，本书根据第二种研究视角，利用Probit 估计方法，从就医决策和就医行为来研究"新农合"制度对农村居民医疗服务利用的影响，探讨"新农合"制度未能有效降低医疗费用的原因。估计结果见表 4-16 和表 4-17。

1. "新农合"制度对农村居民就医决策的影响

"新农合"制度实施之前，农村居民"有病不医"的现象比较普遍，医疗服务的可及性较差。第五次国家卫生服务调查分析报告显示，2008 年和 2013 年农村居民两周发病未就诊的比例分别为 35.6% 和 22%；2003 年、2008 年和 2013 年农村居民需住院未住院的比例分别为 30.3%、24.7%、16.7%，其中因贫困放弃住院治疗的比例分别为 20.7%、17.6% 和 7.4%[①]。上述数据说明，自 2003 年以来，我国农村居民"有病不医"的现象有所减轻。那么，"新农合"制度是否改善了农村居民"有病不医"的现象？本研究选择"有病不医"和"因贫困放弃住院治疗"两个指标，代表农村居民的就医决策，研究"新农合"制度对农村居民"有病不医"的影响。

表 4-16 结果显示，"新农合"制度使参合农村居民"有病不医"的概率降低 2.2%，但不具统计意义上的显著性；使参合农村居民"因贫困放弃住院治疗"的概率显著降低了 7.8%。上述估计结果表明，"新农合"制度没有影响到参合农村居民"有病不医"的就医决策，却显著降低了由于经济原因无法住院治疗的可能性，能够缓解农村居民"看不起病"的现状。可能的原因是较之于 2003 年，2011 年和 2013 年"新农合"制度的人均筹资标准和保障能力都大幅提高，对农村居民医疗服务利用的影响主要体现在提高就医程度（看病的概率），而非"是否就医"（刘国恩、蔡春

---

① 国家卫生计生委统计信息中心：《第五次国家卫生服务调查分析报告》，中国协和医科大学出版社 2016 年版，第 63—77 页。

光、李林，2011）。

在其他解释变量中，性别、年龄、健康状况、家庭年度收入以及所属区域是影响农村居民"有病不医"和"因贫困放弃住院治疗"的主要因素。其中，男性"有病不医"和"因贫困放弃住院治疗"均显著低于女性，老年人"有病不医"和"因贫困放弃住院治疗"均显著高于中年人。在一定程度上说明，在农村地区女性和老年群体仍是医疗服务利用的弱势群体，可能的解释是农村家庭内部健康人力资本投资受到家庭成员市场和非市场经济机会的影响（高梦滔、姚洋，2004），男性和中年群体是家庭经济来源的主要贡献者，因此可以获得医疗资源配置的优先权。

表4-16　　　　　　　　　　就医决策的估计结果

变量类型	有病不医		因贫困放弃住院治疗	
	回归系数	边际系数	回归系数	边际系数
新农合	−0.092	−0.022	−0.212*	−0.078*
	(0.112)	(0.027)	(0.109)	(0.043)
性别	−0.218*	−0.026*	−0.276**	−0.058*
	(0.131)	(0.014)	(0.135)	(0.032)
年龄	0.211**	0.031**	0.237**	0.051*
	(0.083)	(0.014)	(0.102)	(0.028)
受教育程度	−0.016	−0.004	−0.047	−0.017
	(0.024)	(0.006)	(0.031)	(0.012)
婚姻状况	−0.113	−0.027	0.230*	0.085*
	(0.113)	(0.027)	(0.133)	(0.049)
自评健康状况	−0.262*	−0.031**	−0.297*	−0.051*
	(0.149)	(0.015)	(0.162)	(0.027)
慢性病数量	−0.024	−0.006	0.080***	0.030***
	(0.026)	(0.006)	(0.029)	(0.011)
吸烟	−0.216**	−0.047*	0.173	0.064

续表

变量类型	有病不医		因贫困放弃住院治疗	
	回归系数	边际系数	回归系数	边际系数
	(0.110)	(0.026)	(0.141)	(0.052)
饮酒	0.075	0.018	−0.040	−0.015
	(0.090)	(0.021)	(0.122)	(0.045)
家庭年度收入（对数）	−0.053***	−0.022***	−0.060***	−0.022***
	(0.013)	(0.003)	(0.017)	(0.006)
所属区域	−0.246***	−0.058***	0.231***	0.089**
	(0.086)	(0.020)	(0.054)	(0.042)
样本量	1737	1737	778	778

注：1. 表中括号内报告的是样本标准差（standard error）。

2. Robust standard errors in parentheses *** $p<0.01$, ** $p<0.05$, * $p<0.1$。

2. "新农合"制度对就医行为的影响

表4-17结果显示"新农合"制度使参合农村居民门诊服务利用的概率增加了3.2%，使参合农村居民住院服务利用的概率增加了2.8%，二者均在1%的水平上显著。上述估计结果表明，"新农合"制度能有效提高农村居民门诊服务利用和住院服务利用的概率，从一个方面验证和解释了"新农合"制度没能降低农村居民医疗费用的原因，即医疗服务利用率的提高抵消了"新农合"制度补偿机制降低医疗费用的效果。张琳（2013）利用CHARLS 2011年数据研究发现，"新农合"制度使农村居民门诊服务利用和住院服务利用的概率分别提高了4.5%和3.5%，和本书的研究结果较为相近。

在其他解释变量方面，性别、年龄、自评健康状况、慢性病数量、家庭年度收入和所属区域是影响农村居民门诊服务利用和住院服务利用的主要因素。其中，自评健康状况和慢性病数量这一健康需求变量是影响农村居民医疗服务利用的决定性因素。同时，有吸烟和饮酒习惯的个体，门诊服务利用和住院服务利用的概率均显著低于没有吸烟和饮酒行为的个体，可能的原因是有吸烟和饮酒习惯个体的健康意识相对较差，其利用医疗服务的倾向相对较低。

表 4-17　　　　　　　　　　　就医行为的估计结果

变量类型	门诊服务		住院服务	
	回归系数	边际系数	回归系数	边际系数
新农合	0. 117 ***	0. 032 ***	0. 172 ***	0. 028 ***
	(0. 040)	(0. 011)	(0. 051)	(0. 008)
性别	-0. 072 **	-0. 020 **	0. 108 ***	0. 018 ***
	(0. 032)	(0. 009)	(0. 038)	(0. 006)
年龄	0. 007	0. 002	0. 172 ***	0. 028 ***
	(0. 024)	(0. 006)	(0. 029)	(0. 005)
受教育程度	-0. 007	-0. 002	-0. 015 *	-0. 002 **
	(0. 007)	(0. 002)	(0. 009)	(0. 001)
婚姻状况	-0. 001	-0. 000	0. 040	0. 007
	(0. 033)	(0. 009)	(0. 039)	(0. 006)
自评健康状况	-0. 469 ***	-0. 128 ***	-0. 314 ***	-0. 052 ***
	(0. 037)	(0. 010)	(0. 047)	(0. 008)
慢性病数量	0. 167 ***	0. 046 ***	0. 172 ***	0. 028 ***
	(0. 008)	(0. 002)	(0. 009)	(0. 002)
吸烟	-0. 051 *	-0. 014 *	-0. 112 ***	-0. 018 ***
	(0. 030)	(0. 008)	(0. 039)	(0. 006)
饮酒	-0. 091 ***	-0. 025 ***	-0. 172 ***	-0. 028 ***
	(0. 027)	(0. 008)	(0. 034)	(0. 006)
家庭年度收入（对数）	-0. 006	-0. 002 **	-0. 017 ***	-0. 003 ***
	(0. 004)	(0. 001)	(0. 005)	(0. 001)
所属区域	-0. 042 *	-0. 012 *	-0. 126 ***	-0. 021 ***
	(0. 023)	(0. 006)	(0. 029)	(0. 005)
样本	18326	18326	18401	18401

注：1. 表中括号内报告的是样本标准差（standard error）。

2. Robust standard errors in parentheses *** p<0. 01, ** p<0. 05, * p<0. 1。

（三）"新农合"制度对农村居民灾难性卫生支出的影响

医疗支出没有同农村居民的家庭收入联系起来，仅能从绝对数值上反映"新农合"制度对农村居民医疗负担的影响，因此选择灾难性卫生支出这一指标，进一步研究分担农村居民疾病经济风险的能力。采用 Probit 模型，研究在30%、40%和50%阈值标准，"新农合"制度对灾难性卫生支出的影响。模型设定如式4.11所示：

$$P_r(O_i = 1) = P_r(\gamma_i X_i + \varepsilon_i > 0) \tag{4.11}$$

其中，O_i 代表是否发生灾难性卫生支出，如果发生，则 $O_i = 1$，否则 $O_i = 0$。λ_i 为待估参数，X_i 为解释变量，包括农村居民是否加入"新农合"制度、性别、年龄、受教育程度、自评健康状况、慢性病数量、吸烟和饮酒生活习惯、家庭年度收入、所属区域，其中"新农合"制度是本书重点关注的变量。ε_i 为随机干扰项。表4-18汇报了灾难性卫生支出风险的估计结果。

表4-18结果显示，在阈值为30%时，"新农合"制度使参合农村居民发生灾难性卫生支出风险的概率降低了6.2%，但在统计意义上不具显著性。在阈值为40%和50%时，"新农合"制度使参合农村居民发生灾难性卫生支出风险的概率显著降低了7.8%和10.6%。

上述结果说明，阈值越高，"新农合"制度抵御灾难性卫生支出风险的能力越强。由于数据来源和灾难性卫生支出界定标准的差异，陈在余、江玉、李薇（2016）利用 CHARLS 2009年和2011年数据研究发现，"新农合"制度未能有效降低农村居民的灾难性卫生支出发生率。

在其他解释变量方面，自评健康状况、慢性病数量和家庭年度收入是影响农村居民发生灾难性卫生支出的主要因素。

表4-18　　　　　　　　　灾难性卫生支出风险的估计结果

变量类型	是否发生灾难性卫生支出					
	30%		40%		50%	
	回归系数	边际系数	回归系数	边际系数	回归系数	边际系数
新农合	-0.196 **	-0.062	-0.212 **	-0.078 **	-0.234 **	-0.106 *
	(0.089)	(0.043)	(0.093)	(0.032)	(0.099)	(0.063)
性别	0.196 **	0.005 **	0.214 ***	0.005 **	0.228 ***	0.005 **
	(0.079)	(0.002)	(0.081)	(0.002)	(0.083)	(0.002)

续表

变量类型	是否发生灾难性卫生支出					
	30%		40%		50%	
	回归系数	边际系数	回归系数	边际系数	回归系数	边际系数
年龄	0.233***	0.006***	0.246***	0.006***	0.241***	0.005**
	(0.065)	(0.002)	(0.068)	(0.002)	(0.070)	(0.002)
受教育程度	0.019	0.000	0.021	0.001	0.021	0.000
	(0.019)	(0.000)	(0.020)	(0.000)	(0.020)	(0.000)
婚姻状况	0.006	0.000	−0.010	−0.000	−0.010	−0.000
	(0.079)	(0.002)	(0.080)	(0.002)	(0.082)	(0.002)
自评健康状况	−0.369***	−0.101**	−0.347**	−0.084**	−0.318**	−0.092*
	(0.135)	(0.049)	(0.136)	(0.033)	(0.136)	(0.053)
慢性病数量	0.149***	0.041***	0.139***	0.038**	0.132***	0.053**
	(0.018)	(0.011)	(0.019)	(0.017)	(0.020)	(0.026)
吸烟	−0.364***	−0.009***	−0.395***	−0.010***	−0.389***	−0.009***
	(0.090)	(0.002)	(0.095)	(0.002)	(0.097)	(0.002)
饮酒	−0.091	−0.002	−0.147*	−0.004**	−0.157*	−0.004**
	(0.077)	(0.002)	(0.082)	(0.002)	(0.085)	(0.002)
家庭年收入（对数）	−0.067***	−0.003***	−0.070***	−0.002**	−0.072***	−0.003***
	(0.009)	(0.001)	(0.009)	(0.001)	(0.009)	(0.001)
所属区域	−0.145**	−0.004**	−0.113*	−0.004**	−0.093	−0.002
	(0.067)	(0.002)	(0.067)	(0.002)	(0.069)	(0.002)
样本量	2146	2146	2146	2146	2146	2146

注：1. 表中括号内报告的是样本标准差（standard error）。

2. Robust standard errors in parentheses *** $p<0.01$, ** $p<0.05$, * $p<0.1$。

基于上述分析，本章的主要研究结论如下：

1. "新农合"制度对农村居民医疗支出的影响

首先，在门诊支出方面，"新农合"制度可以显著提高门诊支出发生的概率。对整体样本而言，"新农合"制度对农村居民门诊自付费用和自付比例没有影响。就不同收入群体样本而言，"新农合"制度使低收入农村居民门诊自付比例降低了4.3%，却使高收入农村居民门诊自付比例提高了7.3%。其次，在住院支出方面，"新农合"制度可以显著提高住院支出发生的概率。对整体样本而言，"新农合"制度对农村居民住院自付费用没有影响，使住院自付比例降低了12.5%。就不同收入群体而言，"新农合"制度使低收入农村居民的住院自付费用降低了56.3%，住院自付比例降低了16.7%；"新农合"制度对高收入农村居民住院自付费用没有影响，使住院自付比例降低了11.9%。最后，在自我治疗方面，"新农合"制度使整体农村居民和低收入农村居民发生正的自我治疗支出的概率降低了4.1%和7.9%，对所有样本的自我治疗自付费用均无影响。

总的来说，在门诊和住院医疗支出方面，"新农合"制度仅能够有效降低农村居民住院的自付比例，对门诊和住院自付费用均无显著影响，说明"新农合"制度减轻农村居民医疗负担的作用非常有限，原因之一是提高了农村居民的医疗服务利用率，在一定程度上释放了农村居民受到压抑的医疗服务需求。本书认为在这种情况下，即使"新农合"制度未能有效降低农村居民的医疗支出，也是农村居民福利水平的提高。同时，"新农合"制度更能有效降低低收入农村居民的自付费用和自付比例，低收入农村居民从"新农合"制度中获益更多，有利于缓解与收入相关的医疗服务利用的不公平性。由于门诊报销能力有限，农村居民从住院报销政策中获益更多。自我治疗估计结果说明，"新农合"制度可以在一定程度上减少农村居民非正规医疗服务利用的概率，有利于维护农村居民的健康状况。

2. "新农合"制度对医疗服务利用的影响

在医疗服务利用方面，"新农合"制度没有影响到参合农村居民"有病不医"的就医决策，却降低了由于经济原因无法住院治疗的可能性，能够缓解农村居民"看不起病"的现状。在就医行为方面，"新农合"制度使农村居民门诊服务利用和住院服务利用的概率提高了3.2%和2.8%。医疗服务利用估计结果说明，"新农合"制度对农村居民医疗服务利用的影响主要体现在提高就医程度（看病的概率），而非就医决策（是否看病）。同时，从一个方面验证和解释了"新农合"制度没能降低农村居民医疗支出的原因，即医疗服务利用率的提高抵消了"新农合"制度补偿机制所降低医疗支出的效果。

3. "新农合"制度对灾难性卫生支出的影响

在灾难性卫生支出方面，选择30%、40%和50%三个阈值，研究"新农合"制度分担农村居民疾病经济风险的能力。描述性统计分析结果显示,"新农合"制度补偿前后,农村居民灾难性卫生支出发生的概率、平均差距和相对差距均有所降低。计量结果显示,阈值越高,"新农合"制度的抵御灾难性卫生支出风险的能力越强,在阈值为40%和50%时,"新农合"制度使参合农村居民发生灾难性卫生支出风险的概率降低了7.8%和10.6%。描述性和计量结果均表明,"新农合"制度能够在一定程度上分担农村居民的直接贫困风险。

第五章　农村医疗保险制度的健康扶贫效应研究

2016 年，城镇居民家庭人均可支配收入为 33616 元，农村居民家庭人均纯收入是 12363 元，城乡差距 2.72 倍[①]。因此，在新常态下如何建立农村居民收入稳定增长的长效机制，是打破城乡二元经济结构和提高农村居民福利状况的突破点，也是扩大我国农村市场有效需求的基础，对中国经济持续稳定增长和全面建设小康社会有重要意义。

对此，国家出台很多惠农、支农政策以提高农村居民的收入能力和收入水平，如"新农合"、"新农保"、基础教育"两免一补"等系列政策和制度。国家政策为农村居民提高收入营造了良好的外部环境，在既定的外部环境下，个体人力资本存量则是农村居民收入的决定性因素（Yang，2004），而健康和基础教育是影响农户收入的核心人力资本变量，其中健康的减贫作用比教育更为显著（程名望、盖庆恩等，2014），健康人力资本可以避免农户陷入"贫困陷阱"（Kartin & Weil，2007；王弟海，2012）。健康对农村居民减贫、增收的重要性不言而喻。

第一节　农村医疗保险制度健康扶贫效应的作用路径

一　农村医疗保险制度健康扶贫效应的三大路径

致力于解决农村居民"看病难和看病贵"的"新农合"制度，不仅是一项改善农村居民健康福祉的民生工程，更是一项重大的战略性人力资本工程。根据 Grossman 健康需求理论，"新农合"制度降低了医疗服务的相对价格和医疗保险需求的价格弹性，健康成本的相对下降导致个体健康需求的相对增加，进而个体的健康人力资本存量也会相应增加，个体获取收入的能力也会增强。

[①]　国家统计局网站：《中华人民共和国 2016 年国民经济和社会发展统计公报》。

因此，从理论上来讲，"新农合"制度可以通过改善农村居民的健康状况来提高农村居民的收入水平，即"新农合"的健康扶贫效应。

首先，"新农合"制度通过降低医疗服务的门槛，可以提高医疗服务利用的可及性，减少农村居民"小病拖、大病扛"等"有病不医"的现象，进而改善农村居民的健康状况，良好的健康状况可以延长劳动时间和提高劳动效率，从而增加劳动收入。

其次，不考虑医疗机构垄断地位、诱导行为等因素导致的医疗费用上涨，与没有参合的农村居民相比，"新农合"制度通过报销制度，能够在一定程度上降低参合群体的医疗费用，缓解疾病经济风险带来的冲击，农村居民可以把这部分由"新农合"制度报销的医疗支出用来进行教育投资、生产投资、购买更多高质量的食品和保健服务等，从而平滑农村居民的消费，而平滑消费也可以提高农村居民的健康状况（Morduch，1995），而教育投资和生产投资也能够提高农村居民的收入水平。

再次，"新农合"制度可以减少农村居民对未来医疗支出不确定性的预期，一方面，缓解农村居民疾病经济风险的心理压力，改善农村居民的心理健康状况；另一方面，可以减少预防性储蓄，增加食品支出、日常消费、生活消费，也可以改善农村居民的健康状况。

二 农村医疗保险制度健康扶贫效应的理论逻辑

健康能提高农村居民的收入水平，"新农合"制度能够提高农村居民的健康，因此"新农合"制度能够间接提高农村居民的收入水平，是本章研究"新农合"制度健康扶贫效应的逻辑思路。健康在收入中的作用，不仅有着坚实的理论基础，而且国内外的经验研究均证明了这种结论。"新农合"制度对改善农村居民健康状况的作用，在现有研究成果中可以找到大量的证据。但是，由于"新农合"制度的健康扶贫效应无法直接测量，这方面的研究成果很少。

因此，依据 Grossman 健康需求理论和 Mincer 收入方程，本章拟采用 CHARLS 2011 年全国基线调研数据和 2013 年全国追踪调研数据，研究"新农合"制度的健康扶贫效应。首先，分析"新农合"制度的健康扶贫效应的作用机制。其次，选取自评健康状况、日常活动能力、抑郁指数和慢性病数量四种健康指标，利用 Hausman-Taylor 模型研究健康对农村居民农业劳动收入和非农劳动收入的影响，并区分性别差异。再次，利用双重差分法，研究"新农合"制度对农村居民自评健康状况、日常活动能力、抑郁指数和慢性病数量的影响，并区分性别差异，探讨"新农合"制度影响农村居民健康的机制。最后，根据健康收入效应和"新农合"制度健康效应的估计结果，核算"新农合"制度通过健康渠道对农村居民收入的影响，分析"新农合"制度改善的健康人力资本在提高农村居民收入水平上的作用，深化"新农合"制度政策实施效果的研究内容。

综上所述，"新农合"制度通过生理健康、心理健康、人力资本投资、生产投资和生活消费等途径间接影响农村居民的收入水平，但健康是主渠道（齐良书，2011）。因此，本书通过健康这一主渠道来研究"新农合"制度的健康扶贫效应。

第二节　健康对农村居民收入的影响

一　模型设定和变量选取

（一）计量方法和模型设定

1. 计量方法——Hausman-Taylor 模型

在健康的收入效应模型中，健康的内生性问题如影随形。对于健康变量的内生性问题，经济学家大多采用工具变量法来解决这一问题（Ettner，1996；Schultz & Mete，2001），但是在现实中很难找到符合要求的工具变量，即这种变量能够影响健康却不通过健康以外的渠道影响收入。因此，这种方法的可行性经常受到质疑。鉴于此，Hausman & Taylor（1981）提出了 Hausman-Taylor 模型，利用模型内部信息产生工具变量，以解决解释变量的内生性问题，模型如式 5.1 所示：

$$y_{it} = X_{it}\beta + Z_i\delta + \gamma_i + \varepsilon_{it} \tag{5.1}$$

其中，$i=1,\cdots,N$；$t=1,\cdots,T$；ε_{it} 表示随时间和个体变化的随机干扰项；γ_i 代表无法观测到的个体异质性，模型允许 γ_i 和解释变量 Z 和 X 相关。Z_{it} 是包含性别、所属区域等不随时间发生变化的解释变量，如性别；X_{it} 是包含婚姻状况、健康等随时间发生变化的解释变量。Hausman-Taylor 估计将解释变量 Z 和 X 分为两组：$Z = [Z_1; Z_2]$；$X = [X_1; X_2]$。其中，Z_1 是 $n \times g_1$ 向量，Z_2 是 $n \times g_2$ 向量；X_1 是 $n \times k_1$ 向量，X_2 是 $n \times k_2$ 向量。同时假定 Z_1 和 X_1 为外生变量，和 γ_i 不相关；Z_2 和 X_2 为内生变量，和 γ_i 相关。那么，Z_1 表示不随时间变化且和个体效应不相关的一系列变量的向量；X_1 表示随时间变化且和个体效应不相关的一系列变量的向量；Z_2 表示不随时间变化且和个体效应相关的一系列变量的向量；X_2 表示随时间变化且和个体效应相关的一系列变量的向量。

Hausman-Taylor 模型的优点非常明显，不仅可以和固定效应模型一样保证估计结果的无偏性，又能避免随机效应模型造成的不一致性（Wooldridge，2002）。因此，可以减弱或消除健康变量内生性所带来的估计偏差问题。但要得到此模型有效的估计结果，必须正确设定随时间变化和不随时间变化的内生变量和外生变量。

2. 模型设定

根据人力资本理论和 Grossman 健康需求模型，把营养和健康因素引入到标准的工资方程（Mincer，1974），便可以衡量营养、健康对劳动生产率的影响。因此，研究个体健康的收入效应时，最有效的方法是将健康人力资本因素作为另一组人力资本特征变量，引入到标准的工资方程（Barro，1996；Van Zon & Muysken，2003；张车伟，2003；Weil，2007；于大川，2013）。如式 5.2 所示：

$$Ln\ y_i = \alpha + \beta\ Edu_i + \gamma\ Heal_i + \delta\ X_i + \varepsilon_i \qquad (5.2)$$

其中，y_i 表示第 i 个个体的收入；Edu 表示个体的受教育程度；$Heal_i$ 表示个体的健康状况，X_i 表示影响个体收入的其他控制变量，如个体特征、家庭特征等；ε_i 表示随机干扰项。Y_i 按照时间标准，可以是小时收入、周收入、月收入、季收入、年收入等变量，按照收入来源，可以是务农收入、务工收入、工资收入等变量。

随着农业和农村现代化进程的加快与打工经济的兴起，农村居民的收入来源也逐步多元化，农业劳动收入不再是农村居民收入的主要来源，下文的描述性统计中已证明了这一点。根据现阶段农业、农村的特点，遵循现有研究成果的思路，把 Y_i 界定为农村居民个体的年度农业劳动收入和年度非农劳动收入两种类型[①]，研究健康在农业劳动收入和非农劳动收入中的作用，探讨健康收入效应的来源差异。

（二）数据说明和变量选取

1. 数据说明

根据研究目的，本书使用 CHARLS 2011 年和 2013 年两期调查中均接

---

① 为简化描述，如无特殊说明下文中的"农业劳动收入和非农劳动收入"均指农村居民个人的年度农业劳动收入和年度非农劳动收入。

受访谈且户口类型为"农业"的农村中老年人为样本，构建一个平衡面板数据。在上述框架下，本书将 CHARLS 2011 年和 2013 年的个人数据，以家庭编号（ID）和个人编号（ID）为依据进行匹配，形成了涵盖 26 个省份、150 个县（区）、450 个村级单位的综合数据集。通过对数据的处理，删除异常值和缺失值后，每年有 11663 个观测值进入研究范畴。

2. 变量选取

（1）被解释变量[1]

CHARLS 数据从 5 个渠道考察农村居民个体的收入，分别是个人家庭农业纯收入、个人农业打工收入、个人受雇收入、个人自雇收入和个人资产收入。其中，个人家庭农业纯收入包括农业、林业、牧业、副业和渔业劳动的纯收入。一方面，在现实生活中，农业劳动以家庭为单位进行，无法将个人的农业劳动收入从家庭农业劳动收入中剥离出来。现有研究成果大多以家庭人均农业纯收入作为个体的农业劳动收入（刘国恩，2004；陈在余、王洪亮，2010；尹庆双、王薇等，2011）。本书亦采用此种思路，把家庭人均纯收入作为代理变量，衡量个体的农业劳动收入水平。

因此，本书把个人家庭农业人均纯收入、农业打工收入、受雇收入和自雇收入作为农村居民个体的总收入。按照收入来源、收入性质，把农村居民个体的总收入划分为农业劳动收入和非农劳动收入。农业劳动收入包括家庭农业人均纯收入和个人农业打工收入；非农劳动收入包括受雇收入和自雇收入。详情见表 5-1：

表 5-1　　　　　　　　被解释变量含义及处理方法

被解释变量类型	被解释变量定义及处理方法
总劳动收入	农业劳动收入+非农劳动收入
农业劳动收入	家庭农业人均收入+个人农业打工收入
非农劳动收入	年度自雇收入+年度受雇收入
家庭农业人均纯收入	（年度家庭农业、林业、牧业、副业、渔业的纯收入）/家庭人口规模

被解释变量是农村居民 2011 年和 2013 年的各种收入，包括家庭农业

---

[1] 本章各种收入如无特殊说明，均为年度收入。

劳动收入、个人农业打工收入、受雇收入、自雇收入等数据。为便于比较，本书使用国家统计局公布的 2011 年和 2013 年农村居民消费价格指数对各种收入进行调整，然后转换为按照 2013 年不变价值指数衡量的各种收入。

（2）解释变量

由于健康的多维性特征，目前经济学领域还没有形成一套较为权威的健康测量指标体系，因此我们只能选择一种或几种指标来研究健康的收入效应。近期研究中常见的做法是将客观健康指标和主观健康指标结合使用（Zucchelli et al，2010；解垩，2011；王翌秋、刘蕾，2016）。根据 CHARLS 问卷中的健康指标体系和本书的研究主题，选择自评健康状况、日常活动能力、抑郁指数和慢性病数量这四个指标作为解释变量，来衡量个体的健康状况。各健康指标的含义和处理方法见表 5-2。

表 5-2　　　　　　　　　　解释变量含义及处理方法

解释变量类型	解释变量定义及处理方法
自评健康状况 （5 个等级）	自评健康状况有 5 个等级，将"不好"赋值为 0，"一般"赋值为 1，"好"赋值为 2，"很好"赋值为 3，"极好"赋值为 4。最高等级为 4，等级越高，健康状况越好
日常活动能力 （满分 9 分）	针对跑步、走路、爬楼梯等 9 项日常活动。每项活动将"没有困难"赋值为 1；其他三项赋值为 0。满分 9 分，分值越高，健康状况越好
抑郁指数 （满分 30 分）	针对受访者上一周的情绪、精神状态、睡觉质量等 10 个问题，每个问题将"很少或者根本没有（小于 1 天）"赋值为 0，"不太多（1—2 天）"赋值为 1，"有时或者说一半的时间（3—4天）"赋值为 2，将"大多数的时间（5—7 天）"赋值为 3。其中，有两个正向选项，将顺序颠倒过来进行赋值。共计 30 分，分值越高，抑郁症状越强
慢性病数量 （种）	医生告知过的患有慢性病的种类，包括高血压、高血脂、糖尿病、心脏病、哮喘等几十种常见的慢性病，慢性病种类越多，健康状况越差

3. 控制变量

根据 Mincer 收入方程、Grossman 健康需求模型和农村居民劳动特点，选择性别、婚姻状况、受教育程度、工作经验、土地数量为控制变量。现有研究成果表明，收入会随着工作经验的增长而增加，到达一定年限后工作经验不但不会促进收入的增加，反而会抑制收入的增长，因此把工作经验的平方为控制变量加入方程，以反映健康和收入之间的非线性关系（张车伟，2003）。各控制变量的含义和处理方法见表5-3。

表5-3　　　　　　　　　　　　控制变量含义及处理方法

变量类型	被解释变量定义及处理方法
性别	男性=1；女性=0
婚姻状况	已婚且与配偶一起居住=1；其他=0
受教育程度	CHARLS把受访者的受教育程度分为11个等级，等级越高，受教育程度越高。设定如下：文盲=1；能读写=2；私塾=3；小学=4；初中=5；高中=6；中专=7；大专=8；本科=9；硕士=10；博士=11
工作经验（年）	年龄减去16
工作经验的平方	"年龄减去16"的平方
土地数量（亩）	上一年度，集体分配的耕地、林地、牧场或水塘，或者从别人那里租用的耕地、林地、牧场或水塘
所属区域	考虑东、中、西部地区经济发展水平等存在较大差异，可能会对个体收入产生影响。把所属区域划分为东部和中西部地区，东部地区=1；中西部地区=0

二　健康影响农村居民收入的实证分析

为了减少和消除健康变量的内生性问题，选择 Hausman-Taylor 模型量化研究健康在农村居民收入中发挥的作用。在实证部分，主要对三个假设进行分析。当然，上述推断是否成立，要用实证结果去检验。

第一，健康指标的收入效应存在差异性。健康是重要的人力资本存量之一，是个体获得各项收入的前提和基础，在个体劳动参与和劳动效率等方面发挥着重要作用，这点已有坚实的理论基础。但是，健康是多维度的，没有一种指标能全面衡量个体的健康状况。不管是主观指标还是客观指标、综合指标还是单一指标，在准确衡量某一项健康特征的同时，都不可避免地存在一定的局限性。因此，有理由推断每种健康指标对收入的影响存在差异性和多样性。

第二，健康的收入效应存在渠道差异。随着我国农村现代化、城镇化进程的推进和打工经济的兴起，农村居民的收入开始多元化，对农业的依赖程度逐步降低。如统计性描述所示，农业劳动收入占个体总收入的比重大约为四分之一，非农劳动收入已成为农村居民最重要的增收渠道。由于农业劳动和非农劳动的劳动时间、劳动条件、所需要的知识、技能、体能、资金等存在较大差异，健康收入效应的渠道差异没有理论上的确定性，但现有研究基本围绕农业劳动和非农劳动两种渠道展开，并得出了差异化的结论（Audibert，2010；李树森，2010；于大川，2013；程名望、盖庆恩等，2016）。因此，也有理由推断健康对农村居民农业劳动收入和非农劳动收入的影响存在一定的差异。

第三，健康的收入效应存在性别差异。首先，男性和女性在生理结构上存在差异，男性更加强壮，在农业劳动中占有天然的优势。其次，男性和女性在家庭分工和社会角色上存在差异，男性在赚钱养家方面承担更多的责任，女性在养育后代、家务劳动、照顾老人等方面，承担更多的责任。因此，也有理由推断，健康的收入效应存在性别差异。同时，过去的研究成果表明，女性的劳动力供给弹性要高于男性，对医疗服务的价格也更为敏感（Dow et al，2001；Brandt and Fan，2013）。

（一）描述性统计分析

1. 被解释变量的统计性描述分析

表5-4汇报了2011年和2013年农村居民总劳动收入、农业劳动收入和非农劳动收入的描述性统计结果。首先，分析整体样本。2011年，农业劳动收入占总劳动收入的比重是24%，非农劳动收入占总劳动收入的比重是76%。2013年，农业劳动收入占总劳动收入的比重是25%，非农劳动收入占总劳动收入的比重是75%。

上述数据说明，随着农村现代化进程的加快，农村居民劳动总收入中的四分之三来源于个体经营、务工等非农活动收入，由于农业的劳动生产率相对较低等原因，农业活动收入已不再是农村居民的主要收入来源，农村居民对土地的依赖程度越来越低，非农劳动已成为农村居民创收致富的主要途径。同时，相对于2011年，2013年农村居民总劳动收入增长了4.76%，农村居民收入增长的速度较为缓慢。

其次，分析性别差异。2011年，男性的总劳动收入是女性的1.6倍，农业劳动收入是女性的1.8倍，非农劳动收入是女性的1.6倍。2013年，男性的总劳动收入是女性的1.4倍，农业劳动收入是女性的1.5倍，非农劳动收入是女性的1.4倍。

总的来说，男性的总劳动收入大概是女性的1.5倍。由于农业劳动较为繁重，对劳动者的体能要求较高，相对于非农劳动收入，男性和女性农业劳动收入的差距更大。上述结果也验证了在农村地区，由于劳动能力、家庭分工等原因，男性的收入要远远高于女性这一普遍存在的现象。

表 5-4　　　　　　　　　　被解释变量的描述性统计　　　　　　　　　　单位：元

年份	类型	整体样本		男性		女性	
		均值	标准差	均值	标准差	均值	标准差
2011年	总劳动收入	20580	53719	23878	56619	14557	30556
	农业劳动收入	4906	7347	6080	7947	3312	9323
	非农劳动收入	15674	43980	1779	50919	11244	23171
	样本量	11663		5389		6274	
2013年	总劳动收入	21560	40212	24239	43986	16857	49498
	农业劳动收入	5324	8589	6395	9112	4264	8031
	非农劳动收入	16236	39930	17644	44222	12593	25457
	样本量	11663		5389		6274	
2011年和2013年	总劳动收入	21034	52097	23964	55362	16706	48264
	农业劳动收入	5115	8512	6237	8558	3788	8753
	非农劳动收入	15925	42207	17727	47916	11796	24110
	样本量	23326		10778		12548	

注：上述所有收入均按照国家统计局公布的农村居民消费价格指数进行了调整，然后依据 2013 年不变价格指数进行转换。

2. 解释变量的描述性统计分析

表 5-5 汇报了 2011 年和 2013 年农村居民自评健康状况、日常活动能力、抑郁指数和慢性病数量的描述性统计结果。首先，分析整体样本。在自评健康状况方面，2011 年和 2013 年整体样本的均值分别为 1.46 和 1.47，介于一般和好之间。在日常活动能力方面，2011 年和 2013 年整体样本的均值分别为 5.62 和 5.92。说明在 9 个日常活动项目中，整体样本有接近 6 项可以没有任何困难地完成，此项指标说明中老年农村居民的健康状况不是很好。在抑郁指数方面，2011 年和 2013 年整体样本的均值分别为 8.92 和 8.32。

上述三项健康指标，没有随年龄的增长而下降，反而略有提高，可能的原因：一是时间间隔较短，年龄的负向作用没有显示出来；二是农村居民的生活水平、医疗条件在不断提高，健康有了更好的医疗保障和物质基础。在慢性病方面，2011 年和 2013 年整体样本的慢性病数量没有发生变化，人均患有 1.35 种慢性病，说明慢性病在中老年农村居民群体中已非常普遍，且发病率很高。

其次，分析性别差异。在不同的年份，所有健康指标均显示男性的健康状况要好于女性，可能的原因：一是男性在家庭中的地位一般要高于女性，男性的健康问题会得到优先的考虑；二是女性本身的特质，较之于男性，女性对疾病等事情的看法更为敏感，在回答疾病问题时，可能会倾向于"更坏"的自我报告（于大川，2013）；三是女性一般比较节俭，农活、家务活等事项都要参与，劳累程度较高，相对于男性，生病时选择"小病扛、大病拖"策略的概率更大。

表 5-5 解释变量的描述性统计

年份	类型	整体样本		男性		女性	
		均值	标准差	均值	标准差	均值	标准差
2011年	自评健康状况	1.46	1.01	1.57	1.02	1.37	1.00
	日常活动能力	5.62	1.68	5.92	1.52	5.36	1.75
	抑郁指数	8.92	6.42	7.83	5.92	9.82	6.67
	慢性病数量	1.35	1.56	1.26	1.36	1.43	1.81
	样本量	11663		5389		6274	
2013年	自评健康状况	1.47	1.04	1.58	1.05	1.38	1.02
	日常活动能力	5.92	1.55	4.87	1.47	4.36	1.58
	抑郁指数	8.32	5.92	7.33	5.36	9.16	6.23
	慢性病数量	1.35	1.56	1.26	1.36	1.43	1.81
	样本量	11663		5389		6274	

3. 控制变量的描述性统计分析

表 5-6 汇报了 2011 年和 2013 年农村居民婚姻状况、受教育程度、工作经验等控制变量的描述性统计结果，并区分性别差异。

在整体样本中，工作经验均超过 40 年，有 34% 的样本来源于东部地区，有近 90% 的样本属于已婚且与配偶共同居住的稳定婚姻状态。样本的平均受教育程度不高，未达到小学文化程度，且男性的文化程度高于女性，可能的原因是农村"重男轻女"的思想。2013 年，整体样本家庭土地数量为 17.13 亩，比 2011 年 14.82 亩多出 2.31 亩，原因是 CHARLS 数据中的家庭土地数量，不仅包括集体分配的耕地、林地、牧场或水塘，还包括从别人那里租用的耕地、林地、牧场或水塘。因此，家庭土地数量会发生变化。

表 5-6　　　　　　　　　　　　控制变量的描述性统计

年份	类型	整体样本		男性		女性	
		均值	标准差	均值	标准差	均值	标准差
2011年	婚姻状况	0.88	0.33	0.9	0.29	0.85	0.35
	受教育程度	2.93	1.75	3.58	1.65	2.37	1.63
	工作经验	42.69	9.82	43.13	9.34	42.31	10.19
	工作经验平方	1919	902.01	1947.74	862.71	1894.24	933.9
	土地数量（亩）	14.82	84.57	14.72	81.75	14.91	87
	所属区域	0.34	0.47	0.34	0.47	0.34	0.47
	样本量	11663		5389		6274	
2013年	婚姻状况	0.86	0.35	0.9	0.31	0.83	0.37
	受教育程度	2.93	1.75	3.58	1.65	2.37	1.63
	工作经验	44.66	9.8	45.11	9.33	44.28	10.16
	工作经验平方	2090.77	937.12	2121.72	896.21	2064.19	970.17
	土地数量（亩）	17.13	213.96	16.93	217.59	17.3	210.69
	所属区域	0.34	0.47	0.34	0.47	0.34	0.47
	样本量	11663		5389		6274	

（二）计量结果分析

使用 Hausman-Taylor 模型，从整体样本、男性和女性三个方面估计健康对农村居民农业劳动收入和非农劳动收入的影响，估计结果见表 5-8、表 5-9、表 5-10 和表 5-11、表 5-12、表 5-13。为了比较不同健康指标对农业劳动收入的影响，采用分变量进行逐步回归。设定模型 1 只包括非健康变量，模型 2、模型 3、模型 4、模型 5 在模型 1 的基础上分别加入自评健康状况、日常活动能力、抑郁指数和慢性病数量变量，模型 6 在模型 1 的基础上加入所有健康变量，综合考察各健康变量对农村居民农业劳动收入和非农劳动收入的影响。

Hausman-Taylor 模型利用模型内部信息产生工具变量，对模型进行二阶段最小二乘估计，可以消除健康的内生性问题，模型有效性的关键是对自变量的正确设定。根据确定的自变量，Z_1、Z_2、X_1、X_2 的设定见表 5-7，其中 Z_1、X_1 是外生变量，Z_2、X_2 是内生变量。

表 5-7 Hausman-Taylor 模型中的自变量设定

向量	自变量	
	整体	男性和女性
Z_1	东部地区	东部地区
Z_2	受教育程度；性别	受教育程度
X_1	工作经验；工作经验的平方；婚姻状况	工作经验；工作经验的平方；婚姻状况
X_2	自评健康状况；日常活动能力；抑郁指数；慢性病数量；土地数量	自评健康状况；日常活动能力；抑郁指数；慢性病数量；土地数量

注：受教育程度作为不随时间变化的外生变量。

1. 健康对农村居民农业劳动收入的影响

表 5-8、表 5-9、表 5-10 汇报了健康农业劳动收入效应的 Hausman-Taylor 模型估计结果，其中表 5-8 是整体样本的估计结果，表 5-9 是男性的估计结果，表 5-10 是女性的估计结果。本书通过对比分析表 5-8、表 5-9、表 5-10 的估计结果，来探测不同健康指标对整体样本、男性和女性农业劳动收入的影响。

模型 1 汇报了非健康变量对农业劳动收入的影响。其中，"已婚且同住"婚姻状况使整体样本和女性的农业劳动收入显著降低了 15.1% 和 18.3%，对男性的影响不显著。储雪玲（2010）使用 CHNS 数据研究发现同已婚组相比，离异或丧偶会使农业劳动收入增加 17.1%，与本书的结论较为类似。可能的原因是农村居民结婚之后，家庭责任和生活压力更大，由于农业劳动的收益率较低，男性除了承担原有的农业劳动责任外，还会去寻求更多的非农就业机会以增加家庭收入，女性则要承担更多的家庭责任如抚养后代和家务劳动，会相应地减少参加农业劳动的时间。工作经验、受教育程度、土地数量对农业劳动收入的影响比较符合预期的结果，一方面，三个变量对整体样本、男性和女性均有显著的正向影响，但存在一定的性别差异，对男性的影响程度更大，刘国恩（2004）和于大川（2013）使用 CHNS 数据的研究成果则认为工作经验对女性农业劳动收入的影响要大于男性。工作经验的平方均为显著的负值，呈倒 U 形趋势，对男性和女性农业劳动收入影响减弱的拐点大约出现在 1961 年和 1946 年，说明男性工作经验对收入正向影响的持续性比女性要长。

在模型 2 中，自评健康状况对整体样本、男性和女性均产生了显著的正向影响，自评健康每提高一个等级，整体样本的农业劳动收入增加7.2%，且对男性的影响程度大于女性。在模型 3 中，日常活动能力对整体样本、男性和女性的农业劳动收入均有显著的促进作用，日常活动能力每提高 1 分，整体样本的农业劳动收入增加 4.9%，对男性的影响程度大于女性。在模型 4 中，抑郁指数对整体样本和女性农业劳动收入产生了显著的负向影响，对男性农业劳动收入的影响方向为正且不显著。在模型 5 中，慢性病数量对整体样本、男性和女性均产生了显著的负向影响，且影响程度较大，慢性病增加一种，整体样本的农业劳动收入降低 17.4%，从侧面说明慢性病已成为阻碍我国农村居民收入增长的一个重要因素。

模型 6 汇报了所有健康变量和非健康变量对农业劳动收入的影响。加入健康变量后，除婚姻状况虚拟变量发生了变化，其他非健康变量均未发生实质性变化。婚姻状况虚拟变量对整体样本和女性农业劳动收入的负向影响不再显著。工作经验、受教育程度和土地数量对所有类型农村居民的农业劳动收入均有显著的正向促进作用，且存在性别差异，对男性的影响程度较大。工作经验每增加一年，整体样本农业劳动的收入增加 5.7%，受教育程度提高一个等级，整体样本农业劳动的收入增加 9.8%。工作经验的平方均为负值，对男性和女性农业劳动收入影响减弱的拐点大约出现在 1936 年和 1929 年。

模型 6 加入所有的健康变量后，与某个健康指标单独测量相比，自评健康状况和慢性病数量的估计结果没有发生实质性变化，日常活动能力和抑郁指数估计结果的显著性发生了变化，但估计值均有所降低。自评健康状况和慢性病数量对整体样本、男性和女性的非农劳动收入均有显著影响，对男性的影响程度均大于女性。单独测量日常活动能力对农村居民农业劳动收入的影响时，整体样本和女性的估计系数显著为正，整体考察时二者的估计系数为正但不再显著。单独测量抑郁指数指标对农村居民农业劳动收入的影响时，整体样本的估计系数显著为负，男性的估计系数为不显著的正值，全面考察时整体样本的估计系数为负但不再显著，男性估计系数的方向发生了变化。模型 6 的估计结果说明，与自评健康状况和慢性病数量相比，日常活动能力和抑郁指数这两种健康指标对农业劳动收入的影响缺乏稳健性。

表5-8　健康农业劳动收入效应的 Hausman-Taylor 模型估计结果（整体）

变量	LN 农业劳动收入					
	1	2	3	4	5	6
婚姻状况	-0.151*	-0.129**	-0.131*	-0.178	-0.164	-0.113
	(0.087)	(0.061)	(0.072)	(0.286)	(0.116)	(0.109)
工作经验	0.066***	0.068***	0.057*	0.073*	0.065*	0.057***
	(0.021)	(0.023)	(0.031)	(0.042)	(0.034)	(0.017)
工作经验平方	-0.0005***	-0.0004***	-0.0005**	-0.0002	-0.0001	-0.0001
	(0.0001)	(0.0001)	(0.0002)	(0.0002)	(0.0002)	(0.0002)
受教育程度	0.110***	0.094***	0.124**	0.163***	0.108**	0.098***
	(0.039)	(0.027)	(0.057)	(0.058)	(0.045)	(0.033)
性别	0.088***	0.084***	0.092*	0.089**	0.092*	0.053*
	(0.026)	(0.032)	(0.053)	(0.041)	(0.054)	(0.028)
土地数量	0.123***	0.120***	0.120***	0.114***	0.127***	0.103***
	(0.041)	(0.019)	(0.021)	(0.036)	(0.023)	(0.035)
所属区域	0.033***	0.019*	0.041**	0.042***	0.022**	0.017*
	(0.009)	(0.012)	(0.017)	(0.015)	(0.011)	(0.009)
自评健康状况		0.072**				0.054*
		(0.031)				(0.029)
日常活动能力			0.049**			0.043
			(0.023)			(0.127)
抑郁指数				-0.024**		-0.022
				(0.011)		(0.028)

续表

变量	LN 农业劳动收入					
	1	2	3	4	5	6
慢性病数量					−0. 174 ***	−0. 159 **
					(0. 059)	(0. 068)
常数	69. 314 ***	69. 178 ***	69. 772 ***	74. 234 ***	73. 828 ***	71. 205 ***
	(5. 233)	(5. 238)	(6. 048)	(5. 785)	(6. 005)	(6. 969)
Wald 统计量	199. 78	198. 83	200. 09	198. 51	177. 06	181. 42
样本量	17195	17183	17192	16732	16346	16336

注：1. 表中括号内报告的是样本标准差（standard error）。

2. Robust standard errors in parentheses *** $p < 0. 01$, ** $p < 0. 05$, * $p < 0. 1$。

表 5-9　健康农业劳动收入效应的 Hausman-Taylor 模型估计结果（男性）

变量	LN 农业劳动收入					
	1	2	3	4	5	6
婚姻状况	0. 043	0. 040	0. 023	0. 045	0. 043	0. 041
	(0. 730)	(0. 729)	(0. 733)	(0. 826)	(0. 840)	(0. 812)
工作经验	0. 086 ***	0. 072 **	0. 067 **	0. 068 *	0. 076 **	0. 071 **
	(0. 028)	(0. 029)	(0. 028)	(0. 035)	(0. 037)	(0. 035)
工作经验平方	−0. 0007 ***	−0. 0005 **	−0. 0009 ***	−0. 000	−0. 000	−0. 001 **
	(0. 0002)	(0. 0002)	(0. 0002)	(0. 0004)	(0. 0004)	(0. 0004)
受教育程度	0. 134 **	0. 116 **	0. 104 ***	0. 098 *	0. 125 *	0. 117 *
	(0. 068)	(0. 052)	(0. 039)	(0. 052)	(0. 068)	(0. 069)
土地数量	0. 147 *	0. 163 *	0. 158 *	0. 128 **	0. 163 **	0. 141 ***
	(0. 082)	(0. 092)	(0. 081)	(0. 057)	(0. 078)	(0. 053)
所属区域	0. 095 *	0. 066 **	0. 053 *	0. 062 ***	0. 056 ***	0. 042 *
	(0. 053)	(0. 029)	(0. 031)	(0. 019)	(0. 017)	(0. 022)
自评健康状况		0. 088 *				0. 065 **
		(0. 052)				(0. 029)

续表

变量	LN 农业劳动收入					
	1	2	3	4	5	6
日常活动能力			0.046***			0.023**
			(0.011)			(0.009)
抑郁指数				0.031		−0.035
				(0.025)		(0.045)
慢性病数量					−0.213**	−0.179**
					(0.102)	(0.086)
常数	63.479***	63.557***	63.298***	64.929***	65.577***	58.697***
	(7.119)	(7.131)	(8.536)	(8.643)	(8.956)	(10.019)
Wald 值	106.89	106.41	108.45	123.20	114.05	124.63
样本量	8468	8463	8466	8196	8035	8032

注：1. 表中括号内报告的是样本标准差（standard error）。

2. Robust standard errors in parentheses *** $p<0.01$, ** $p<0.05$, * $p<0.1$。

表 5-10　　健康农业劳动收入效应的 Hausman-Taylor 模型估计结果（女性）

变量	LN 农业劳动收入					
	1	2	3	4	5	6
婚姻状况	−0.183***	−0.185***	−0.173**	−0.143**	−0.132*	−0.129
	(0.064)	(0.065)	(0.073)	(0.071)	(0.077)	(0.178)
工作经验	0.055**	0.042*	0.069*	0.033**	0.075***	0.053*
	(0.026)	(0.023)	(0.037)	(0.016)	(0.021)	(0.030)
工作经验平方	−0.0006***	−0.0006***	−0.0005**	−0.0005**	−0.0003	−0.0009***
	(0.0002)	(0.0002)	(0.0002)	(0.0002)	(0.0003)	(0.0003)
受教育程度	0.082**	0.093**	0.081**	0.098*	0.082***	0.065*
	(0.037)	(0.041)	(0.039)	(0.059)	(0.029)	(0.037)
土地数量	0.109*	0.108**	0.124***	0.112*	0.103*	0.095*
	(0.063)	(0.053)	(0.034)	(0.063)	(0.057)	(0.057)

变量	LN 农业劳动收入					
	1	2	3	4	5	6
所属区域	-0.698	-0.716	-0.701	-0.707	-0.885	-0.877
	(0.472)	(0.473)	(0.484)	(0.506)	(0.539)	(0.544)
自评健康状况		0.073***				0.047*
		(0.027)				(0.025)
日常活动能力			0.027*			0.015
			(0.014)			(0.113)
抑郁指数				-0.041*		-0.027*
				(0.021)		(0.016)
慢性病数量					-0.133**	-0.147***
					(0.053)	(0.051)
常数	47.309***	47.032***	48.274***	47.324***	46.324***	46.272***
	(4.848)	(4.859)	(5.496)	(5.233)	(5.597)	(6.435)
Wald 值	103.53	104.06	103.01	91.32	74.72	75.54
样本量	8727	8720	8726	8536	8311	8304

注：1. 表中括号内报告的是样本标准差（standard error）。

2. Robust standard errors in parentheses *** $p<0.01$, ** $p<0.05$, * $p<0.1$。

2. 健康对农村居民非农劳动收入的影响

表 5-11、表 5-12、表 5-13 汇报了健康非农劳动收入效应的 Hausman-Taylor 模型估计结果，其中表 5-11 是整体样本的估计结果，表 5-12 是男性的估计结果，表 5-12 是女性的估计结果。本书通过对比分析表 5-11、表 5-12、表 5-13 的估计结果，来探测不同健康指标对整体样本、男性和女性非农劳动收入的影响。

模型 1 汇报了非健康变量对非农劳动收入的影响，其中婚姻状况虚拟变量对整体样本、男性和女性的非农劳动收入均有不显著的正向影响，结果同于大川（2013 年）的研究成果较为相似，但婚姻状况对整体样本和女性的农业劳动收入有显著的负向影响。男性的非农劳动收入比女性高

38.6%，且具统计显著性，由于没有控制其他变量，描述性统计结果中男性的非农劳动收入大约是女性的1.5倍。工作经验和受教育程度对整体样本、男性和女性的非农劳动收入均有显著的正向影响，也存在性别差异，同农业劳动收入一样对男性的影响程度大于女性；同时，影响方向和显著性同固定效应模型的估计结果较为类似。工作经验的平方均为负值，呈倒U形趋势，对男性和女性非农劳动收入影响减弱的拐点大约出现在1941年和1938年，与对农业劳动收入的影响相比，出现拐点的时间更快，说明非农劳动所需知识、技能更新换代的速度较快，非农劳动经验对收入正向影响的持续时间比农业劳动经验要短。区域虚拟变量对整体样本、男性和女性的非农劳动收入均产生显著的正向影响，不仅存在性别差异而且影响程度较高。土地数量仅对男性有显著的负向作用。可能的原因是土地数量越多，耗费男性农村居民的时间越长、精力越多，影响男性农村居民寻找非农劳动的机会，从而降低非农劳动收入的数量。

在模型2中，自评健康状况对整体样本、男性和女性的非农劳动收入均产生了显著的正向影响，自评健康提高一个等级，整体样本的非农劳动收入增加5.6%，且对女性的影响程度大于男性。与对农业劳动收入的影响相比，自评健康状况对非农劳动收入的影响方向、显著性较为相似，但影响程度变小。在模型3中，日常活动能力对整体样本、男性和女性的非农劳动收入的影响在统计意义上均不具显著性，而日常活动能力对整体样本、男性和女性的农业劳动收入均有显著的正向影响，在某种程度上说明了日常活动能力对农业劳动收入和非农劳动收入的影响存在较大差异。模型4中，抑郁指数对整体样本、男性和女性的非农劳动收入有负面的冲击，仅对女性的影响在统计意义上具有显著性。模型5中，慢性病数量对整体样本、男性和女性的非农劳动收入均产生了显著的负向影响，慢性病增加一种，农村居民的非农业劳动收入降低13.5%，对女性的影响程度大于男性。

模型6汇报了所有健康变量和非健康变量对非农劳动收入的影响。加入健康变量后，所有非健康变量的估值都有不同程度的降低，但没有发生实质性的改变。工作经验和受教育程度仍然继续彰显核心人力资本存量的地位，受教育程度的作用更大，每增加一个等级，农村居民的非农劳动收入增加15.8%，大大高于对农村居民农业劳动收入的影响，从侧面说明了农业劳动对教育、知识的依赖程度低于非农劳动。工作经验的平方均为负值，对男性和女性非农劳动收入影响减弱的拐点大约出现在 1957 年和 1946 年。区域虚拟变量对整体样本、男性和女性的非农劳动收入均有显著的影响，对男性的影响程度更大，东部地区男性的非农劳动收入比中西部地区高 16.5%，仅次于受教育程度的影响程度。同时，区域虚拟变量对非农劳动收入的影响远远高于农业劳动收入，间接说明了非农劳动收入是导致区域收入差异的主要原因。

模型 6 加入所有的健康变量后，与某个健康指标单独测量相比，影响方向和显著性没有发生改变，但估计系数都有所下降。自评健康状况和慢性病数量对整体样本、男性和女性的非农劳动收入均有显著影响，对女性的影响程度均大于男性；与对农业劳动收入的影响相比，影响方向、显著性都基本类似，但有两点差异：一是这两个健康指标对农业劳动收入的影响程度均高于非农劳动收入；二是在农业劳动收入中，这两个健康指标对男性的影响程度均高于女性。日常活动能力对整体样本、男性和女性的非农劳动收入有正向的影响，但在统计意义上均不具显著性，而这一健康指标对整体样本、男性和女性的农业劳动收入具有显著的促进作用。抑郁指数仅对女性的非农劳动收入有显著的阻碍作用，在农业劳动收入中，抑郁指数也是仅对女性农业劳动收入的影响具有显著性。

从模型 6 可以看出，自评健康状况和慢性病数量对农村居民的非农劳动收入均有显著的影响。由于使用的数据、估计方法等原因，一些研究成果和本书的结论是不一致的。主要有魏众（2004）使用 CHNS 数据和 Heckman 模型、构建心理因子和生理因子，王翌秋、刘蕾（2016）利用 CHNS 数据和倍差匹配法选择"是否患有慢性病"和"四周是否患病"作为长期健康指标和短期健康指标，二者的研究结果均证明健康对农村居民非农劳动收入的影响不具显著性；张艳华、李秉龙（2006）利用自行调研数据和 Heckman 模型，于大川（2013）利用 CHNS 数据和 Hausman-Taylor 模型，研究发现自评健康状况对农村居民非农劳动收入的影响不具显著性。

表 5-11　　　健康非农劳动收入效应的 Hausman-Taylor 模型估计结果（整体）

变量	LN 非农业劳动收入					
	1	2	3	4	5	6
婚姻状况	0.333	0.214	0.318	0.079	0.716	0.203
	(1.056)	(0.981)	(0.892)	(0.921)	(1.190)	(1.252)

变量	LN 非农业劳动收入					
	1	2	3	4	5	6
工作经验	0.112***	0.097***	0.083*	0.102*	0.079***	0.081***
	(0.018)	(0.021)	(0.046)	(0.055)	(0.023)	(0.015)
工作经验平方	−0.0001	−0.0002**	−0.0001	−0.0004**	−0.0002	−0.0005***
	(0.0004)	(0.0001)	(0.0005)	(0.0002)	(0.0008)	(0.0001)
受教育程度	0.182*	0.137**	0.116*	0.102***	0.136*	0.158*
	(0.099)	(0.059)	(0.063)	(0.037)	(0.075)	(0.093)
性别	0.386**	0.331**	0.375	0.258	0.429*	0.236**
	(0.152)	(0.129)	(0.974)	(0.964)	(0.245)	(0.094)
土地数量	−0.210	−0.238	−0.257*	−0.223	−0.020	−0.034
	(0.151)	(0.148)	(0.141)	(0.149)	(0.182)	(0.196)
所属区域	0.183***	0.146	0.111	0.128***	0.131	0.119**
	(0.051)	(0.412)	(0.408)	(0.035)	(0.459)	(0.058)
自评健康状况		0.056***				0.033**
		(0.021)				(0.015)
日常活动能力			0.094			0.071
			(0.150)			(0.160)
抑郁指数				−0.067		−0.046
				(0.236)		(0.121)
慢性病数量					−0.135**	−0.115*
					(0.053)	(0.063)
常数	10.548	12.609	12.049	11.273	−0.673	−7.874
	(8.261)	(8.204)	(8.853)	(8.420)	(10.416)	(12.710)
Wald 统计量	23.09	23.01	22.93	33.03	15.03	17.35
样本量	16638	16636	16636	16594	16572	16572

注：1. 表中括号内报告的是样本标准差（standard error）。

2. Robust standard errors in parentheses *** p<0.01, ** p<0.05, * p<0.1。

表 5-12　　　健康非农劳动收入效应的 Hausman-Taylor 模型估计结果（男性）

变量	LN 非农业劳动收入					
	1	2	3	4	5	6
婚姻状况	0.169	0.202	0.127	0.138	0.156	0.110
	(0.860)	(0.939)	(0.810)	(0.820)	(1.233)	(1.181)
工作经验	0.124**	0.102*	0.092***	0.118**	0.113**	0.091*
	(0.062)	(0.059)	(0.033)	(0.058)	(0.057)	(0.048)
工作经验平方	−0.0015**	−0.0007	−0.001***	−0.0005**	−0.0007	−0.0008***
	(0.0006)	(0.0006)	(0.0003)	(0.0002)	(0.0005)	(0.0001)
受教育程度	0.228*	0.195**	0.172***	0.163*	0.204***	0.183**
	(0.129)	(0.085)	(0.049)	(0.092)	(0.072)	(0.075)
土地数量	−0.061**	−0.038*	−0.049**	−0.094**	0.036	−0.032*
	(0.028)	(0.022)	(0.021)	(0.038)	(0.128)	(0.018)
所属区域	0.198***	0.175*	0.102*	0.144**	0.183**	0.165*
	(0.057)	(0.096)	(0.059)	(0.069)	(0.074)	(0.085)
自评健康状况		0.047**				0.021*
		(0.023)				(0.011)
日常活动能力			0.093			0.086
			(0.128)			(0.262)
抑郁指数				−0.078		−0.053
				(0.132)		(0.270)
慢性病数量					−0.112**	−0.096**
					(0.045)	(0.047)
常数	21.203**	21.567**	26.521**	29.692***	0.597	−12.271
	(9.712)	(10.138)	(11.143)	(10.437)	(12.935)	(18.897)
Wald 值	14.10	15.15	19.91	37.36	37.34	21.59
样本量	8274	8273	8273	8253	8244	8244

注：1. 表中括号内报告的是样本标准差（standard error）。

2. Robust standard errors in parentheses *** p<0.01, ** p<0.05, * p<0.1。

表5-13 健康非农劳动收入效应的 Hausman-Taylor 模型估计结果（女性）

变量	LN 非农业劳动收入					
	1	2	3	4	5	6
婚姻状况	0.395	0.263	0.361	0.060	0.111	0.193
	(1.086)	(1.007)	(0.910)	(0.935)	(1.138)	(1.190)
工作经验	0.098***	0.076***	0.085***	0.052*	0.087**	0.065*
	(0.035)	(0.014)	(0.026)	(0.029)	(0.038)	(0.037)
工作经验平方	-0.0013***	-0.0004***	-0.0002	-0.0005**	-0.001***	-0.0007***
	(0.0003)	(0.0001)	(0.0002)	(0.0002)	(0.0003)	(0.0001)
受教育程度	0.156**	0.122***	0.131*	0.163***	0.148*	0.124**
	(0.072)	(0.033)	(0.078)	(0.062)	(0.083)	(0.057)
土地数量	-0.222	-0.252*	-0.273*	-0.241	-0.009	0.040
	(0.155)	(0.152)	(0.144)	(0.151)	(0.178)	(0.190)
所属区域	0.116**	0.073*	0.058**	0.062*	0.083**	0.051*
	(0.055)	(0.041)	(0.025)	(0.034)	(0.033)	(0.028)
自评健康状况		0.058*				0.039*
		(0.031)				(0.022)
日常活动能力			0.068			0.049
			(0.147)			(0.240)
抑郁指数				-0.036*		-0.019*
				(0.021)		(0.011)
慢性病数量					-0.144***	-0.124**
					(0.042)	(0.056)
常数	10.201	12.090	11.448	10.494	-2.545	-10.713
	(8.672)	(8.340)	(8.724)	(8.527)	(10.285)	(12.127)
Wald 值	14.72	15.26	15.59	24.52	10.04	14.38
样本量	8364	8363	8363	8341	8328	8328

注：1. 表中括号内报告的是样本标准差（standard error）。

2. Robust standard errors in parentheses *** p<0.01, ** p<0.05, * p<0.1。

基于以上分析，本节的主要结论如下：

1. 健康对农村居民农业劳动收入的影响

自评健康状况对整体样本、男性和女性的农业劳动收入均有显著影响，每提高一个等级，整体样本的农业劳动收入显著提高 5.4%，男性的农业劳动收入显著提高 6.5%，女性的农业劳动收入显著提高 4.7%。日常活动能力仅能显著影响男性的农业劳动收入，每提高 1 分男性农业劳动收入增加 2.3%。抑郁指数仅能显著影响女性的农业劳动收入，每提高 1 分女性农业劳动收入减少 2.7%。慢性病数量对整体样本、男性和女性的农业劳动收入均有显著影响，每增加一种，整体样本的农业劳动收入显著减少 15.9%，男性的农业劳动收入显著减少 17.9%，女性的农业劳动收入显著减少 14.7%。

2. 健康对农村居民非农劳动收入的影响

自评健康状况对整体样本、男性和女性的非农劳动收入均有显著影响，每提高一个等级，整体样本的非农劳动收入显著提高 3.3%，男性的非农劳动收入显著提高 2.1%，女性的非农劳动收入显著提高 3.9%。日常活动能力对整体样本、男性和女性的非农劳动收入均无显著影响。抑郁指数仅能显著影响女性的非农劳动收入，每提高 1 分女性非农劳动收入减少 1.9%。慢性病数量对整体样本、男性和女性的农业劳动收入均有显著影响，每增加一种，整体样本的农业劳动收入显著减少 11.5%，男性的农业劳动收入显著减少 9.6%，女性的农业劳动收入显著减少 12.4%。

上述结果验证了前文实证分析时的三个假设。第一，各项健康指标对收入的影响存在差异性和多样性，自评健康状况、日常活动能力是影响农村居民收入的正向指标，而抑郁指数和慢性病数量是影响农村居民收入的负向指标。第二，各项健康指标对农村居民的农业劳动收入和非农劳动收入的影响存在一定的差异性，总的来说各项健康指标对农村居民农业劳动收入的影响要大于非农劳动收入，可能的原因是，农业劳动是一种强度较大的体力劳动，对健康的依赖程度更高。第三，各项健康指标对男性和女性收入的影响存在一定的差异性，在农业劳动收入方面，各项健康指标对男性的影响程度大于女性；在非农劳动收入方面，各项健康指标对女性的影响程度大于男性。

3. 各项健康指标的评价

（1）自评健康状况和慢性病数量对男性和女性农村居民的农业劳动收

入和非农劳动收入都有显著的影响，且影响方向比较一致，说明自评健康状况和慢性病数量是影响农村居民收入的两个较为稳定的和可靠的指标。

（2）日常活动能力仅对男性的农业劳动收入具有显著影响，从某种程度上来讲日常活动能力并不是一个准确的健康测量指标。可能的原因是，日常活动能力虽具有较强的客观性，但该指标测量的是最基本的生活能力，适用对象是老年人和患者，对中年人群和健康人群的区分度不高。同时，非农劳动市场有严格的筛选机制（魏众，2004），只有健康人群才能进入，导致这一指标对所有群体非农劳动收入的影响均不显著。

（3）抑郁指数仅对女性的农业劳动收入和非农劳动收入有显著的负向影响。结果表明在考察心理健康的收入效应时，抑郁指数对女性来讲是一个较为稳定和可靠的指标，对男性来讲稳定性和可靠性较低。可能的原因是，相对于男性，女性更加敏感、更加情绪化，受到不良因素的影响时自我调节能力较差，抑郁症状影响女性劳动参与、劳动时间和劳动效率的可能性更高。

第三节　农村医疗保险制度对农村居民健康的影响

一　模型设定和变量选取

（一）计量方法和模型设定

本章使用双重差分法评估农村医疗保险制度（主要是"新农合"制度）对农村居民自评健康状况、日常活动能力、抑郁指数和慢性病数量的影响，可以控制不随时间改变的不可观测因素对农村居民健康的影响，得到一致、有效的政策评估结果，双重差分法在导论部分已有详细说明，本章不再赘述。根据 Grossman 健康需求理论，模型设定如式 5.3 所示。

$$H_{it} = \alpha_0 + \alpha_1 Y_t + \alpha_2 C_g + \alpha_3 Y_t C_g + \alpha_4 X_{it} + \varepsilon_{it} \qquad (5.3)$$

式 5.3 中，被解释变量 H_{it} 是个体 i 在 t 时间的健康状况，本书选择自评健康状况、日常活动能力、抑郁指数和慢性病数量四个指标来衡量个体的健康状况。Y_t 代表参合年份的亚变量，取值为 0 代表 2011 年，取值为 1 代表 2013 年，α_1 是健康的时间趋势，根据健康人力资本理论，中老年群体的健康会随时间的推移产生折旧而变差。C_g 代表组别的亚变量，取值为 0 代表控制组，取值为 1 代表实验组，α_2 是实验组和控制组个体在 2011 年健康的差别，其符号很难预测。$C_g * Y_t$ 是"新农合"制度和时间的交叉项，其系数 α_3 是双重差分估计的"新农合"制度对农村居民健康影响的"净效应"，也是本书重点关注的结果，有可能为正也有可能为负，与选择的健康指标有关。X_{it} 为控制变量，主要有受访者性别、年龄、婚姻状况、受教育程度、生活习惯、家庭年纯收入、照看孙子女、所属区域等。ε_{it} 是随机干扰项。

（二）数据说明和变量选取

1. 数据说明

根据研究目的，本书使用中国健康与养老追踪调查（CHARLS）2011年和2013年两期调查中均接受访谈且户口类型为"农业"的农村中老年人为样本，构建一个平衡面板数据。为把"新农合"制度的健康效应从其他医疗保险的效应中分离出来，把实验组定义为"2011年没有参加任何医疗保险，但仅在2011年至2013年间加入了'新农合'制度"且户口为"农业"的个体；把控制组定义为"2011年至2013年间均未参加任何医疗保险"且户口为"农业"的个体。同时，样本中将不再包含2011年前参加"新农合"制度以及参加其他医疗保险的个体。在上述框架下，本书将 CHARLS 2011年和2013年的家庭数据和个人数据，以家庭编号（ID）和个人编号（ID）为依据进行匹配，形成了涵盖26个省份、150个县（区）、450个村级单位的综合数据集。为了减少变量缺失对样本量的影响，本书将2013年全国追踪调查中年龄、受教育程度、性别、子女数量等缺失的数据，用2011年全国基线调查中 ID 样本相同的对应数据进行填补。删除缺失值后，得到1542个有效样本，其中实验组样本1104人，控制组样本438人。

2. 变量选取

（1）被解释变量。

为了在统一的框架和标准下探讨"新农合"制度的健康扶贫效应，研究"新农合"制度对农村居民健康的影响，采用"健康影响收入研究"中相同的健康测量指标体系，即从农村居民个体的自评健康状况、日常活动能力、抑郁指数和慢性病数量四个方面，研究"新农合"制度对农村居民健康的影响。

（2）解释变量。

本书的解释变量为"是否参加'新农合'制度"。参加赋值为1，否则为0。

（3）控制变量。

根据 Grossman 健康需求理论模型并结合我国农村实际情况，选择性别、年龄、年龄平方、婚姻状况、受教育程度、是否抽烟、是否饮酒、家庭规模、家庭年收入、是否照看孙子女和所属区域为控制变量。各控制变量的含义及处理方法见表 5-14。

表 5-14　　　　　　　　　　控制量含义及处理方法

控制变量类型	控制变量含义及处理方法
性别	男性 = 1；女性 = 0
年龄	样本是 45 岁及以上中老年人口
婚姻状况	已婚且与配偶一起居住 = 1；其他 = 0
受教育程度	CHARLS 把受访者的教育程度分为 11 个等级，等级越高，受教育程度越高。设定如下：文盲 = 1；能读写 = 2；私塾 = 3；小学 = 4；初中 = 5；高中 = 6；中专 = 7；大专 = 8；本科 = 9；硕士 = 10；博士 = 11
吸烟	吸烟指的是一生吸烟 100 支以上，包括香烟、旱烟、用烟管吸烟或咀嚼烟草。将现在"吸烟"者定义为 1；将过去和现在"没有吸过"和"已戒烟"者定义为 0
饮酒	饮酒指过去一年喝白酒、葡萄酒、啤酒、红酒等的频率，将"每月饮酒超过一次"定义为 1，将"从不饮酒和每月少于一次"定义为 0
家庭人口规模	CHARLS 数据库将家庭成员定义为：1. 现在在家里常住，且过去一年在家居住 6 个月以上的；2. 现在没在家常住，但未来一年会回来常住的，且过去一年在家居住 6 个月以上的；3. 一般周末回家，且过去一年在家居住 6 个月以上的
家庭年收入（元）	CHARLS 数据库将家庭年度总收入定义为：家庭年度总收入 = 受访者及其配偶收入 + 其他家庭成员收入 + 家庭农业净收入 + 家庭经营净收入 + 家庭转移收入
照看孙子女	过去一年，父辈是否照看未成年的孙子女，照看孙子女 = 1；否则 = 0
所属区域	考虑东中西部经济发展水平、社会人情风俗等存在较大差异，可能对个体健康状况产生影响。把所属区域划分为东部和中西部地区，东部地区 = 1；中西部地区 = 0

二 "新农合"制度影响农村居民健康的实证分析

（一）描述性统计分析

1. 因变量描述性统计分析

表5-15汇报了实验组和控制组2011年基线调研数据和2013年追踪调研数据的因变量描述性统计结果。第2列、第3列和第4列、第5列分别给出了2011年和2013年实验组加入"新农合"制度前后与控制组相比较的因变量特征描述。总的来说，实验组和控制组各项健康指标之间的差异，大部分在统计意义上具有显著性。

实验组和控制组自评健康状况、日常活动能力和抑郁指数之间的差异在统计意义上均具有显著性。尽管实验组的健康状况比2011年略有改善，但2013年控制组的整体健康状况仍然好于实验组，在一定程度上说明了健康越差的群体，其参合的概率越高。同时，可能由于两次调研间隔较短，时间对健康的折旧效应没有体现出来，与2011年相比，实验组和控制组2013年的整体健康状况没有呈现恶化的趋势，其中负向健康指标抑郁指数反而有一定程度的下降，农村居民的心理健康状况有所改善。

表5-15　　　　　　　　　　因变量描述性统计

变量类型	2011年调研样本		2013年调研样本	
	实验组	控制组	实验组	控制组
自评健康状况	1.48* (1.02)	1.79 (1.19)	1.62* (1.35)	1.71 (0.83)
日常活动能力	5.38 (1.92)	7.33 (1.86)	6.96 (4.51)	7.31 (1.69)
抑郁指数	10.06** (6.95)	8.64 (6.67)	9.12** (6.95)	8.34 (7.45)
慢性病数量	1.24* (1.36)	1.05 (1.12)	1.24* (1.36)	1.05 (1.12)
样本量	1104	438	1104	· 438

备注：1. 表中括号内报告的是样本标准差（standard error）。

2. Robust standard errors in parentheses *** p<0.01, ** p<0.05, * p<0.1, 表示实验组和控制组样本在同一年份的变量是否存在显著差异（t检验）。

2. 自变量描述性统计分析

表5-16汇报了实验组和控制组2011年基线调研数据和2013年追踪调研数据的自变量描述性统计结果。第2列、第3列和第4列、第5列分别给出了2011年和2013年实验组加入"新农合"制度前后与控制组

相比较自变量的特征描述。总的来说，实验组和控制组除了受教育程度和吸烟之间的差异在统计意义上具有显著性，其他自变量均无显著差异。实验组的受教育程度略低于控制组的受教育程度，但两者的受教育程度都比较低，处于能读能写的水平，描述性数据说明受教育程度越高，农村居民参合的意向不一定越强。实验组抽烟的概率显著小于控制组，并在 2013 年降低了 8%，可能的原因是实验组参合后，可以享受体检服务，在体检和医疗服务消费过程中可以了解到更多健康和医疗常识，有利于促进良好生活习惯的形成。

表 5-16 自变量描述性统计

变量类型	2011 年调研样本		2013 年调研样本	
	实验组	控制组	实验组	控制组
新农合	0.00（0.00）	0.00（0.00）	1.00（0.00）	0.00（0.00）
性别	0.44（0.49）	0.45（0.49）	0.44（0.49）	0.46（0.51）
年龄	59.89（10.7）	59.27（13.01）	61.95（10.72）	61.27（13.01）
婚姻状况	0.78（0.41）	0.72（0.44）	0.77（0.41）	0.7（0.45）
受教育程度	2.69*（1.71）	2.87（1.68）	2.69*（1.71）	2.87（1.68）
吸烟	0.38**（0.48）	0.47（0.50）	0.30***（0.31）	0.49（0.29）
饮酒	0.33（0.47）	0.30（0.46）	0.30（0.46）	0.36（0.48）
家庭人口规模	3.81（2.03）	3.22（1.62）	4.64（1.75）	4.24（1.62）
家庭年收入	30620（22370）	377333（54551）	39354（19792）	38904（16635）
照看孙子女	0.37（0.48）	0.31（0.47）	0.38（0.48）	0.32（0.46）
所属区域	0.36（0.48）	0.49（0.51）	0.36（0.48）	0.49（0.51）
样本量	1104	438	1104	438

备注：1. 表中括号内报告的是样本标准差（standard error）。

2. Robust standard errors in parentheses *** $p < 0.01$, ** $p < 0.05$, * $p < 0.1$, 表示实验组和控制组样本在同一年份的变量是否存在显著差异（t 检验）。

3. 预防行为和就医行为的统计性描述分析

选择"体检、免疫接种和咨询"作为衡量农村居民患病前的疾病预防行为。在 CHARLS 问卷中，受访者最近一个月、最近一次去医疗机构就诊的原因是"体检、免疫接种和咨询"赋值为1,看病和其他原因赋值为0。选择"门诊服务利用和住院服务利用"作为衡量农村居民患病后的就医行为。在CHARLS问卷中,受访者过去一个月接受过门诊服务赋值为1,没有赋值为0;受访者过去一年接受过住院服务赋值为1,没有赋值为0。

　　表5-17汇报了实验组和控制组2011年基线调研数据和2013年追踪调研数据的预防行为和就医行为的描述性统计结果。第2列、第3列和第4列、第5列分别给出了2011年和2013年实验组加入"新农合"制度前后与控制组相比较自变量的特征描述。2011年实验组过去一个月发生"体检、免疫接种和咨询"和"门诊服务利用"的概率高于控制组,"住院服务利用"的概率比控制组低5.4%,二者在"门诊服务利用"和"住院服务利用"之间的差异具有统计意义上的显著性。2013年,实验组"体检、免疫接种和咨询"、门诊和住院服务利用的概率均高于控制组,且二者之间的差异在统计意义上具有显著性。

表5-17　　　　　　　　　预防行为和就医行为的统计性描述

变量类型	2011年调研样本		2013年调研样本	
	实验组	控制组	实验组	控制组
体检、免疫接种和咨询	0.092（0.051）	0.083（0.039）	0.123***（0.12）	0.085（0.621）
门诊服务利用	0.172**（0.387）	0.138（0.301）	0.227***（0.425）	0.126（0.336）
住院服务利用	0.053**（0.215）	0.107（0.196）	0.125***（0.329）	0.094（0.20）
样本量	1104	438	1104	438

　　备注:1. 表中括号内报告的是样本标准差（standard error）。

　　2. Robust standard errors in parentheses *** $p<0.01$, ** $p<0.05$, * $p<0.1$,表示实验组和控制组样本在同一年份的变量是否存在显著差异（t检验）。

　　（二）计量结果分析

　　在2011年和2013年两期平衡面板数据的基础上,首先,采用双重差分法分别探讨"新农合"制度对农村居民自评健康状况、日常活动能力、抑郁指数和慢性病数量的影响,考虑农村居民男性和女性在生理结构、家庭角色、受教育程度等方面存在一定的不同,进一步细化研究"新农合"制度健康绩效的性别差异,回归结果见表5-18、表5-19、表5-20、表5-

21。然后，利用固定效应模型从农村居民生病前的预防行为和生病后的就医行为两个方面，探讨"新农合"制度的健康绩效的路径和机制，回归结果见表5-22、表5-23、表5-24。

1. "新农合"制度对农村居民健康的影响

（1）"新农合"制度对自评健康状况的影响

表5-18估计结果表明，"参合组"系数在整体样本、男性和女性估计结果中均为显著的负值，说明实验组整体样本、男性和女性的自评健康状况均低于控制组。"参合年份"系数在整体样本、男性和女性估计结果中均为不显著的正值，可能由于间隔较短时间没有对个体的健康状况产生显著影响。"参合组 * 参合年份"系数在整体样本、男性和女性回归结果中均为显著的正值，男性和女性参合者的自评健康分别提高了0.414和0.109个等级，说明"新农合"制度使参合者的自评健康状况得到了改善，但对男性的作用更大。

现有研究成果大多用二值变量来研究"新农合"制度对自评健康状况的影响，结论不尽相同。例如，程令国、张晔（2012）研究发现"新农合"制度使参合者自评健康状况良好的概率提高了1.5%，但不显著。张哲元、陈华等（2015）研究发现"新农合"制度使自评健康状况良好者的自评健康得分提高了1.84分，而对自评健康状况不好者的自评健康状况无显著影响。邹薇、宣颖超（2016）研究发现"新农合"制度使参合者自评健康状况良好的概率降低了9.5%，不但没有达到预期的目标，反而有负向影响。

在其他控制变量方面，男性比女性的自评健康状况显著高出0.305个等级，年龄未表现出对个体健康的折旧效应。婚姻状况虚拟变量对自评健康状况有显著的影响，与"离婚、丧偶"参照组相比，已婚且同住使整体样本、男性、女性的自评健康等级显著提高，和章蓉、曹乾等（2014）的研究结果较为类似，在一定程度上证明了稳定的婚姻状况有助于个体的健康。抽烟和烟酒在较大程度上代表了个体的健康意识，从整体上来讲抽烟和饮酒者一般健康意识较差，对自评健康状况有显著的负向影响，回归结果也比较符合预期。照看孙子女仅使女性的自评健康下降了0.156个等级，并在1%的水平上显著，可能的解释是女性承担了照顾孙辈日常生活的主要责任，劳心劳力、责任较大，因此会对自评健康状况产生负向影响。

表 5-18   "新农合"制度对自评健康状况的影响

变量	自评健康状况					
	整体		男性		女性	
	系数	标准差	系数	标准差	系数	标准差
参合组	-0.170*	0.102	-0.220**	0.101	-0.270*	0.159
参合年份	0.110	0.319	0.657	0.782	0.022	0.369
参合组*参合年份	0.251*	0.133	0.414**	0.205	0.109*	0.065
性别	0.346**	0.176				
年龄	-0.001	0.008	-0.027*	0.016	0.011	0.010
婚姻状况	0.217*	0.122	0.244**	0.112	0.275***	0.106
受教育程度	0.018	0.041	-0.002	0.075	0.021	0.050
抽烟	-0.353*	0.182	-0.528**	0.230	-0.128*	0.069
饮酒	-0.435***	0.135	-0.313	0.202	-0.419**	0.192
家庭规模	-0.016	0.042	0.025	0.075	-0.042	0.053
家庭年收入（对数）	0.055*	0.029	-0.015	0.057	0.078**	0.034
照看孙子女	0.085	0.125	0.163	0.221	-0.156***	0.054
所属区域	0.084	0.121	0.368*	0.212	-0.043	0.150
常数	1.185*	0.701	3.907***	1.353	0.305	0.846
Observations	2578		1210		1368	
R-squared	0.222		0.332		0.282	

注：1. Robust standard errors in parentheses *** p<0.01, ** p<0.05, * p<0.1。

（2）"新农合"制度对日常活动能力的影响。

表 5-19 估计结果表明，"参合组"系数仅在整体样本估计结果中为显著的负值，实验组整体样本日常活动能力得分比控制组低 0.259 分，组别效应对男性和女性日常活动能力的影响无显著差异。"参合年份"系数在整体样本、男性和女性回归结果中均为显著的正值，年份效应对所有样本均具有积极的促进作用。"参合组*参合年份"系数在整体样本、男性和女性回归结果中均为显著正值，其中男性参合者日常活动能力提高的分数比女性高 0.452 分，说明"新农合"制度增强了参合者的日常活动能力，但对男性的作用更大。利用日常活动能力指标研究"新农合"制度健康绩

效的成果比较多，由于数据来源、日常活动能力指标内容和处理方法的不同，研究结论也有一定的差异。Cheng et al（2015）利用 PSMDD 方法研究发现"新农合"制度使参合者日常活动能力受损的概率降低了 3.6%—5.6%。张琳（2013）通过 OLS 方法认为"新农合"制度使参合者的日常活动能力受损下降 0.155 分。张哲元、陈华等（2015）通过分位数回归研究发现"新农合"制度使日常活动能力受损严重的参合者，受损得分降低了 3.29 分。

在其他控制变量方面，性别对日常活动能力无显著影响。年龄在整体样本和女性中表现出了显著折旧效应，但影响程度很小。婚姻状况虚拟变量对男性和女性日常活动能力的影响差异较大，与"离婚、丧偶"参照组相比，已婚且同住使男性日常活动能力显著提高了 0.983 分，对女性则是不显著的负向影响，可能的原因是在家庭生活中，女性往往承担洗衣、做饭等家务劳动的责任，女性照顾男性会更有效率。从整体上来讲，抽烟和饮酒这两种不健康的生活方式均使个体日常活动能力得分显著下降，但饮酒对女性日常活动能力的影响为负但不显著，可能的原因是在农村男性饮酒比较普遍，女性饮酒的概率则较少，饮酒的负向影响没能在女性群体中体现出来。家庭年收入对整体样本、男性和女性的日常活动能力均有显著的促进作用。照看孙子女对整体样本、男性和女性的日常活动能力均有显著的负向影响，其中对女性的负向影响程度更大，在一定程度上说明照看孙子女恶化了农村中老年群体的客观健康指标。

表 5-19　　　　　　　　"新农合"制度对日常活动能力的影响

变量	自评健康状况					
	整体		男性		女性	
	系数	标准差	系数	标准差	系数	标准差
参合组	-0.259**	0.113	-0.090	0.424	0.480	-0.431
参合年份	1.204**	0.479	2.548**	1.102	0.965*	0.570
参合组 * 参合年份	1.158**	0.511	1.304**	0.601	0.852*	0.505
性别	0.230	0.264				
年龄	-0.028**	0.012	-0.019	0.022	-0.032**	0.015
婚姻状况	0.048	0.243	0.983**	0.439	-0.271	0.297

续表

变量	自评健康状况					
	整体		男性		女性	
	系数	标准差	系数	标准差	系数	标准差
受教育程度	0.091	0.062	0.092	0.105	0.097*	0.058
抽烟	−0.448*	0.243	−0.151	0.324	−1.018**	0.515
饮酒	−1.298**	0.643	−1.605***	0.484	−1.108	0.897
家庭规模	−0.012	0.064	−0.048	0.105	−0.008	0.081
家庭年收入（对数）	1.071*	0.643	1.050***	0.381	1.079*	0.552
照看孙子女	−0.502***	0.187	−0.271*	0.142	−0.926***	0.238
所属区域	0.059	0.181	0.099	0.298	0.603***	0.231
常数	6.410***	1.050	5.794***	1.906	6.589***	1.308
Observations	2578		1210		1368	
R−squared	0.258		0.293		0.283	

注：1. Robust standard errors in parentheses *** p<0.01, ** p<0.05, * p<0.1。

（3）"新农合"制度对抑郁指数的影响。

表5-20估计结果表明，"参合组"系数仅在女性回归结果中为显著的正值，整体样本和男性均为不显著的正值。"参合年份"系数在整体样本、男性和女性回归结果中均为不显著的正值。"参合组*参合年份"系数在整体样本、男性和女性回归结果中均为显著的负值，"新农合"制度能够有效降低农村居民的抑郁指数，对女性的作用更为显著。

可能的原因是农村居民的收入不高，"因病致贫"是农村一种常见的现象，特别是大病对农村居民家庭收入的冲击更为持久，其负向影响可以持续15年（高梦滔、姚洋，2005），"新农合"制度降低了未来医疗支出的不确定性，特别是大病报销比例很高，可以在一定程度上缓解农村居民心理压力。同时，较之于男性，女性更为敏感和脆弱，抗压能力相对较弱，情绪更容易受到外界的影响，因此"新农合"制度这一利好因素在降低女性抑郁指数、提高女性心理健康方面的作用更加有效。由于数据获取的难度等原因，现在研究成果还没有利用"抑郁指数"这一指标，来研究"新农合"制度对农村居民心理健康的影响。本书的研究是一次探索性尝试。

在其他控制变量方面，就性别虚拟变量而言，男性的抑郁指数比女性低 2.733 分，心理健康状况好于女性。婚姻状况虚拟变量对男性和女性抑郁指数的影响差异较大，与"离婚、丧偶"参照组相比，已婚且同住使女性的抑郁指数显著降低了 1.287 分，对男性则是不显著的负向影响，从侧面说明稳定的婚姻状况对改善女性的心理健康更为重要。受教育程度对整体样本、男性和女性均有显著的负向影响，受教育程度越高，个体的心理健康状况越好。同时，本书的研究发现了一个有趣的现象，抽烟使整体样本和男性的抑郁指数显著降低，表明抽烟可以提高男性的心理健康状况，可能的原因是抽烟虽然有害生理健康，但可以缓解个体的精神压力，使抑郁指数降低。饮酒仅对男性的抑郁指数有显著的正向影响，可能的解释是男性习惯通过喝酒的方式释放压力，且容易导致酗酒事件的发生，酒精的麻醉作用会恶化个体的心理健康，往往是"借酒浇愁愁更愁"。照看孙子女仅对女性的抑郁指数有显著的负向影响，可能的解释是中老年女性承担了照顾孙辈的主要工作、劳累程度较大，但是孙子女能给她们带来很多的快乐、希望，有助于改善女性的心理健康。

表 5-20　　　　　　　　　"新农合"制度对抑郁指数的影响

变量	自评健康状况					
	整体		男性		女性	
	系数	标准差	系数	标准差	系数	标准差
参合组	0.735*	0.404	0.723	1.985	1.067**	0.524
参合年份	1.176	2.131	2.974	3.789	0.359	2.593
参合组 * 参合年份	-1.733*	1.034	0.802*	0.436	-1.211** -	0.705
性别	-2.849**	1.177				
年龄	-0.007	0.056	0.090	0.102	-0.059	0.070
婚姻状况	-1.295**	0.568	-1.487	0.798*	-1.287***	0.441
受教育程度	-0.413*	0.242	-0.334	0.464	-0.424*	0.249
抽烟	-0.821**	0.419	-0.962**	0.424	-0.714	0.652
饮酒	1.674*	0.907	2.019*	1.156	1.145	1.366
家庭规模	-0.311*	0.183	-0.023	0.461	-0.541**	0.271
家庭年收入（对数）	-0.358*	0.192	-0.009	0.360	-0.564**	0.233

续表

变量	自评健康状况					
	整体		男性		女性	
	系数	标准差	系数	标准差	系数	标准差
照看孙子女	-1.248	1.724	0.467	1.373	-2.279**	1.070
所属区域	-0.471	0.807	0.401	1.326	-0.676	1.055
常数	15.271***	4.681	4.621	8.618	21.701***	5.906
Observations	2562		1204		1358	
R-squared	0.313		0.280		0.330	

注: 1. Robust standard errors in parentheses *** p<0.01, ** p<0.05, * p<0.1。

（4）"新农合"制度对慢性病的影响。

2013 年我国农村居民慢性病患病率为 22.7%，45 岁以上中老年人慢性病患病率大大高于平均水平，其中 65 岁及以上人群的慢性病患病率高达 48.2%[①]。慢性病大多不可治愈，需要终生治疗且伴有并发症，不仅给农村居民带来沉重的经济负担，也是导致农村居民死亡率的首要诱因（中国疾病预防控制中心，2006；Zhang et al，2007）。"新农合"制度自 2008 年起开始推行慢性病补偿制度，现阶段实行按病种对患者门诊费用进行报销，可以通过医疗服务利用率，增强对慢性病的控制能力（刘国恩，2011）。鉴于此，选择慢性病这一指标，来衡量"新农合"制度对农村居民个体长期健康状况的影响。

表 5-21 估计结果表明，"参合组"系数在整体样本和女性估计结果中为显著的正值，实验组整体样本慢性病的数量显著高于控制组。"参合年份"在整体样本、男性和女性估计结果中均为不显著的正值，年份对个体的慢性病数量没有体现出增加的效应。"参合组 * 参合年份"系数在整体样本、男性和女性回归结果中均为不显著的负值，"新农合"制度未能有效降低农村居民的慢性病数量。可能的原因有三：一是慢性病的病因较为隐匿，更多地受遗传、饮食习惯、生活方式等个体自身因素的影响；二是慢性病大多数为终身性疾病，具有不可逆性，在短时间内较难见到疗效，"新农合"制度对慢性病有效的干预方式可以提高个体生病前的疾病预防

---

① 国家卫生和计划生育委员会：《2016 中国卫生和计划生育统计年鉴》。

意识；三是现阶段我国实施的慢性病政策缺乏连贯性和系统性，受益面较小，因此治疗效果甚微（代宝珍，2014）。王翌秋、刘蕾（2016）的研究结果证明，"新农合"制度对可以显著改善农村居民参合者的短期健康状况，但对有慢性病为代表的长期健康状况无显著影响，与本书的结论较为一致。

表 5-21　　　　　　　　　　"新农合"制度对慢性病的影响

变量	自评健康状况					
	整体		男性		女性	
	系数	标准差	系数	标准差	系数	标准差
参合组	0.196**	0.093	0.208	0.362	0.305*	0.174
参合年份	0.306	0.402	0.122	0.942	0.029	0.480
参合组 * 参合年份	-0.212	0.420	-0.685	0.990	-0.004	0.509
性别	-0.327**	0.162				
年龄	-0.007	0.010	0.010	0.019	-0.015	0.013
婚姻状况	-0.299	0.203	0.119	0.375	-0.526**	0.247
受教育程度	-0.032*	0.018	-0.039*	0.021	-0.019	0.050
抽烟	0.521**	0.228	0.284	0.276	0.998**	0.461
饮酒	0.108	0.171	0.185	0.242	0.044	0.250
家庭规模	0.000	0.054	0.030	0.090	-0.028	0.068
家庭年收入（对数）	-0.059**	0.028	-0.084	0.069	-0.079**	0.034
照看孙子女	0.201*	0.116	0.139	0.196	0.258**	0.112
所属区域	-0.425***	0.150	-0.231	0.254	-0.459**	0.192
常数	2.206**	0.874	0.970	1.627	-2.549**	1.083
Observations	2512		1182		1330	
R-squared	0.177		0.195		0.232	

注：1. Robust standard errors in parentheses *** p<0.01, ** p<0.05, * p<0.1。

2. "新农合"制度影响农村居民健康的作用机制

"新农合"制度通过降低医疗服务相对价格这一机制影响农村居民的就医决策、就医行为、健康行为、消费行为（白重恩，2012；潘杰、秦雪征，2014；于大川，2015），进而影响农村居民的健康状况，但医疗服务利用是医疗保险发挥健康功能的主要渠道（Levy & Meltze，2004）。"新农合"制度自实施以来，显著提高了农村居民的医疗服务利用率（封进，2009；Wagstaff et al，2009；Yu et al，2010；封进、刘芳，2012；易红梅、姚晔舟等，2013；周贤君，2014；郑娟，2015），这点已得到证实。那么，如何才能验证"新农合"制度确实是通过医疗服务利用了这一路径影响农村居民健康状况的？本书遵循 Flegg（1982）研究医疗保险对死亡率影响的方法来探讨"新农合"制度影响农村居民健康的路径和机制，基本思路：如果"新农合"制度是通过提高医疗服务利用率这一机制来提高农村居民健康状况的，那么在"新农合"制度健康绩效的估计方程中，控制住医疗服务利用率变量后，"新农合"制度的健康绩效应该变小或者不显著。

现有成果主要从就医行为来寻找医疗服务利用指标，研究"新农合"制度健康绩效的渠道（程令国、张晔，2012；王丹华，2015）。"新农合"制度不仅仅使农村居民在预算约束线下有更多的机会和能力利用医疗卫生服务，还会通过免费体检、保健知识宣传等方式提高农村居民的疾病预防意识，可以从源头上减少或避免一些疾病的发生。因此，本书从个体的预防行为和就医行为两个方面来寻找医疗服务利用指标，探讨预防行为是否也和就医行为一样，成为"新农合"制度提高农村居民健康状况的有效路径。选择"体检、免疫接种和咨询"代表个体的预防行为，选择"门诊服务利用和住院服务利用"作为个体的就医行为。利用固定效应模型分析"新农合"制度影响农村居民自评健康状况、日常活动能力和抑郁指数的路径和机制，回归结果见表5-22、表5-23 和表5-24。由于使用固定效应模型方法进行估计，性别、年龄等个体固定不变的特征将不在回归结果中出现。同时，"新农合"制度对慢性病数量的影响在统计意义上不具显著性，因此不再分析"新农合"制度影响农村居民慢性病数量的机制和路径。

表5-22、表5-23 和表5-24 的第2、3、4、5 列给出了医疗服务利用率在自评健康状况、日常活动能力和抑郁指数中作用的估计结果，模型（1）中没有任何医疗服务利用率指标，模型（2）在模型（1）的基础上添加"体检、免疫接种和咨询"这一预防行为指标，模型（3）在模型（1）的基础上添加"门诊服务利用"这一就医行为指标，模型（4）在模

型（3）的基础上继续添加就医行为指标"住院服务利用"。从整体上来看，表5-22、表5-23和表5-24的模型（1）在相继添加预防行为和就医行为指标后，估计系数要么变小要么不显著，因此确实有证据表明"新农合"制度是通过预防行为和就医行为来提高农村居民的健康状况。医疗服务利用率影响各健康指标的具体情况如下：

首先，分析"新农合"制度对自评健康状况的影响路径。模型（2）中添加"体检、免疫接种和咨询"预防行为指标后，"参合组"的估计系数从0.412降低到0.395，下降了4.12%，降幅不大。模型（3）中添加"门诊服务利用"就医行为指标后，"参合组"的估计系数从0.412降低到0.212，下降了48.54%，降幅很大。模型（4）中添加"门诊和住院服务利用"就医行为指标后，"参合组"的估计系数不再显著。上述结果表明，"新农合"制度主要通过"门诊服务利用"和"住院服务利用"就医行为影响农村居民的自评健康状况，"体检、免疫接种和咨询"预防行为发挥的作用较小。

其次，分析"新农合"制度对日常活动能力的影响路径。模型（2）中添加"体检、免疫接种和咨询"预防行为指标后，参合组的估计系数从1.967降低到1.672，下降了15.00%。模型（3）中添加"门诊服务利用"就医行为指标后，参合组的估计系数从1.967降低到1.135，下降了42.30%，降幅较大。模型（4）中添加"门诊服务利用"和"住院服务利用"就医行为指标后，参合组的估计系数从1.967降低到0.814，下降了58.62%，降幅也较大。上述结果表明，"新农合"制度主要通过"门诊服务利用"和"住院服务利用"就医行为影响农村居民的日常活动能力，"体检、免疫接种和咨询"预防行为也发挥了一定的作用。

最后，分析"新农合"制度对抑郁指数的影响路径。模型（2）中添加"体检、免疫接种和咨询"预防行为指标后，"参合组"估计系数的绝对值从3.195降低到2.927，下降了8.39%。模型（3）中添加"门诊服务利用"就医行为指标后，"参合组"估计系数的绝对值从3.195降低到1.675，下降了47.57%，降幅较大。模型（4）中添加"门诊服务利用"和"住院服务利用"就医行为指标后，"参合组"估计系数的绝对值从3.195降低到1.032，下降了67.70%，降幅也较大。上述结果表明，"新农合"制度主要通过"门诊服务利用"和"住院服务利用"就医行为影响农村居民的抑郁指数，"体检、免疫接种和咨询"预防行为也发挥了一定的作用。

表 5-22　　　　　　"新农合"制度对自评健康状况的影响路径分析

变量	自评健康状况			
	1	2	3	4
参合组	0.412 ***	0.395 **	0.212 *	0.617
	(0.138)	(0.168)	(0.127)	(0.864)
婚姻状况	1.497 *	1.437 **	1.503 *	1.499 *
	(0.769)	(0.619)	(0.826)	(0.783)
抽烟	−0.374 *	−0.304 **	−0.275	−0.312
	(0.218)	(0.138)	(0.854)	(0.850)
饮酒	−0.225 *	−0.325	−0.275	−0.369 *
	(0.124)	(0.304)	(0.348)	(0.204)
家庭规模	−0.235	−0.233 *	−0.136	−0.315 *
	(0.179)	(0.129)	(0.185)	(0.181)
家庭年收入对数	0.040 **	0.030	0.042	0.054 *
	(0.018)	(0.068)	(0.071)	(0.031)
照看孙子女	0.353	0.393 *	0.303	0.454 **
	(0.325)	(0.215)	(0.332)	(0.228)
参合年份	0.180	0.185	0.181	0.179
	(0.237)	(0.203)	(0.251)	(0.242)
体检、免疫接种和咨询		0.026		
		(0.315)		
门诊服务利用			−0.679 *	−0.721 *
			(0.351)	(0.418)
住院服务利用				0.178 ***
				(0.064)
常数	0.648	0.648	0.635	0.648
	(1.075)	(1.075)	(1.112)	(1.085)
个体固定效应	Yes	Yes	Yes	Yes

续表

变量	自评健康状况			
	1	2	3	4
Observations	2604	2604	2602	2604
R-squared	0. 136	0. 136	0. 136	0. 136

注: 1. 表中括号内报告的是样本标准差（standard error）。

2. Robust standard errors in parentheses *** p<0. 01, ** p<0. 05, * p<0. 1。

表 5-23　　　　　　"新农合" 制度对日常活动能力的影响路径分析

变量	日常活动能力			
	1	2	3	4
参合组	1. 967 ***	1. 672 *	1. 135 *	0. 814 *
	（0. 631）	（0. 939）	（0. 621）	（0. 474）
婚姻状况	2. 312 **	2. 312 **	2. 116 **	2. 345 **
	（1. 045）	（1. 045）	（1. 064）	（1. 063）
抽烟	−0. 985	−0. 985	−1. 067	−1. 016
	（1. 138）	（1. 138）	（1. 100）	（1. 155）
饮酒	0. 103	0. 103	0. 125	0. 101
	（0. 463）	（0. 463）	（0. 448）	（0. 467）
家庭规模	−0. 227	−0. 227	−0. 160	−0. 229
	（0. 244）	（0. 244）	（0. 239）	（0. 246）
家庭年收入对数	−0. 044	−0. 044	−0. 004	−0. 046
	（0. 092）	（0. 092）	（0. 091）	（0. 093）
照看孙子女	0. 567	0. 567	0. 562	0. 572
	（0. 442）	（0. 442）	（0. 428）	（0. 446）
参合年份	−0. 975 ***	−0. 857 **	−1. 039 ***	−0. 986 ***
	（0. 322）	（0. 432）	（0. 324）	（0. 329）
体检、免疫接种和咨询		0. 871 *		
		（0. 481）		
门诊服务利用			1. 146 **	1. 039 *
			（0. 452）	（0. 583）

续表

变量	日常活动能力			
	1	2	3	4
住院服务利用				1.162*
				(0.670)
常数	5.385***	5.385***	4.867***	5.384***
	(1.461)	(1.461)	(1.433)	(1.473)
个体固定效应	Yes	Yes	Yes	Yes
Observations	2604	2604	2602	2604
R-squared	0.439	0.439	0.478	0.439

注：1. 表中括号内报告的是样本标准差（standard error）。

2. Robust standard errors in parentheses *** $p<0.01$，** $p<0.05$，* $p<0.1$。

表 5-24　　　"新农合"制度对抑郁指数的影响路径分析

变量	抑郁指数			
	1	2	3	4
参合组	−3.195***	−2.927**	−1.675*	−1.032*
	(1.066)	(1.267)	(1.003)	(0.589)
婚姻状况	−5.518**	−4.518*	−5.017**	−3.311
	(2.640)	(2.361)	(2.481)	(2.995)
抽烟	−3.844*	−3.467**	−3.929	−2.467*
	(2.138)	(1.761)	(2.796)	(1.373)
饮酒	1.981*	2.286*	1.839	1.958*
	(1.149)	(1.243)	(1.933)	(1.041)
家庭规模	−1.092**	−1.012*	−1.371**	−1.090**
	(0.441)	(0.549)	(0.652)	(0.537)
家庭年收入对数	−0.065**	−0.051*	−0.057	−0.046*
	(0.031)	(0.027)	(0.039)	(0.024)
照看孙子女	0.001	0.001	0.003	0.191
	(0.978)	(0.978)	(0.964)	(0.781)

续表

变量	抑郁指数			
	1	2	3	4
参合年份	0.247	0.247	0.584	−0.484
	(1.362)	(1.362)	(1.411)	(1.243)
体检、免疫接种和咨询		−1.173*		
		(0.702)		
门诊服务利用			−4.053**	−4.751**
			(1.697)	(1.932)
住院服务利用				−5.143**
				(2.522)
常数	19.717***	19.717***	21.690***	18.190***
	(7.140)	(7.140)	(7.165)	(6.442)
个体固定效应	Yes	Yes	Yes	Yes
Observations	2588	2588	2586	2588
R-squared	0.144	0.144	0.158	0.319

注：1. 表中括号内报告的是样本标准差（standard error）。

2. Robust standard errors in parentheses *** $p<0.01$, ** $p<0.05$, * $p<0.1$。

基于以上分析，本节的主要结论如下：

首先，"新农合"制度对每个健康指标的影响程度和影响方向存在差异，显著提高了参合者的自评健康等级和日常活动能力得分，显著降低了参合者的抑郁指数得分，但对慢性病为代表的个体长期健康指标的影响在统计意义上不具显著性，可能的原因是与慢性病自身的特点和本书数据库的时间跨度较短有关。从整体上来讲，"新农合"制度提高了农村居民的健康状况。

其次，"新农合"制度对同一个健康指标的影响存在性别差异。"新农合"制度使男性的自评健康状况提高了0.414个等级、日常活动能力提高了1.304分、抑郁指数减低了0.802分；使女性的自评健康状况提高了0.109个等级、日常活动能力提高了0.852分、抑郁指数减低了1.211分。除抑郁指数外，"新农合"制度对男性健康的影响程度均高于女性。总的来说，男性在"新农合"制度的健康绩效中受益更多。

再次，"新农合"制度通过"体检、免疫接种和咨询"，"门诊服务利用"和"住院服务利用"影响农村居民的健康状况。其中，"体检、免疫接种和咨询"代表个体的预防行为，"门诊服务利用"和"住院服务利用"代表个体的就医行为。总的来说，就医行为是"新农合"制度影响农村居民健康状况的主要渠道，预防行为在"新农合"制度影响农村居民健康状况的路径中也发挥了一定的作用，但是作用不大。在一定程度上说明，现阶段农村居民的疾病预防还比较薄弱。为更好地提高"新农合"制度的健康绩效，要从预防和治疗两个方面同时着手，其中预防带来的健康效应和经济效应更高。

第四节　农村医疗保险制度的健康扶贫效应评估

一　"新农合"制度健康扶贫效应的测算思路

从整体上来讲，前面章节的实证结果已证明农村医疗保险制度（主要是"新农合"制度）可以提高农村居民的健康人力资本，健康人力资本可以提高农村居民的收入水平。因此，可以推断由"新农合"制度改善的健康人力资本势必会提高农村居民收入获取的能力，进而体现在提高农村居民的收入水平上，这就是"新农合"制度的健康扶贫效应。由于"新农合"制度的健康扶贫效应无法直接估算，本书尝试通过三个步骤进行测算：首先，测算健康的收入效应，得到每个健康指标在农村居民收入中的作用；其次，测算"新农合"制度的健康效应，得到"新农合"制度对每个健康指标的影响；最后，利用上述两个步骤的结果，推算"新农合"制度在每个健康指标上的健康收入效应。

本书利用 CHARLS 2011 年和 2013 年两期平衡面板数据，选择统一的健康指标，使用 Hausman-Taylor 模型估计健康的收入效应，可以减少或消除健康变量的内生性问题，估计结果的有效性和一致性更加可靠；使用双重差分法估计"新农合"制度的健康效应，可以消除不随时间变化的不可观测因素带来的估计偏差，可以得到"新农合"制度的净健康效应。由于计量方法不同，估计健康收入效应和"新农合"制度健康效应的样本量不一样，但"新农合"制度健康效应的样本量是健康收入效应样本量的一个子集，可以利用健康收入效应的估计结果来推算"新农合"制度的间接收入效应。因此，在本书健康收入效应和"新农合"制度健康效应估计结果的基础上，推算的"新农合"制度的健康收入效应，从逻辑结构和研究方法上来讲，是较为合理的，推算的结果也是较为可靠的。

为便于推算"新农合"制度的健康收入效应，把健康的收入效应、"新农合"制度的健康效应的估计结果以及农村居民劳动收入情况进行汇总，见表5-25、表5-26和表5-27。

表5-25　　　　健康收入效应的 Hausman-Taylor 模型估计结果

变量	农业劳动收入			非农劳动收入		
	整体	男性	女性	整体	男性	女性
自评健康状况	0.054*	0.065**	0.047*	0.033**	0.021*	0.039*
	(0.039)	(0.029)	(0.025)	(0.015)	(0.011)	(0.022)
日常活动能力	0.043	0.023*	0.015	0.071	0.086	0.049
	(0.127)	(0.012)	(0.113)	(0.160)	(0.262)	(0.240)
抑郁指数	−0.022	−0.035	−0.027*	−0.046	−0.053	−0.019*
	(0.028)	(0.045)	(0.016)	(0.121)	(0.270)	(0.011)
慢性病数量	−0.159**	−0.179**	−0.147***	−0.115*	−0.096**	−0.124**
	(0.068)	(0.086)	(0.051)	(0.063)	(0.047)	(0.056)

注：1. 表中括号内报告的是样本标准差（standard error）。

　　2. Robust standard errors in parentheses *** p<0.01, ** p<0.05, * p<0.1。

表5-26　　　　"新农合"制度健康效应的 DID 估计结果

变量	整体样本		男性		女性	
	标准差	系数	标准差	系数	标准差	系数
自评健康状况	0.251*	0.133	0.414**	0.205	0.109*	0.065
日常活动能力	1.158**	0.500	1.304**	0.901	0.852*	0.505
抑郁指数	−1.733*	1.034	−0.802*	0.436	−1.211*	0.705
慢性病数量	−0.212	0.420	−0.685	0.990	−0.004	0.509

注：1. Robust standard errors in parentheses *** p<0.01, ** p<0.05, * p<0.1。

　　2. 表中汇总的是"参合组 * 参合年份"估计结果，即"新农合"制度的净效应。

表 5-27	农村居民收入情况汇总表			单位：元
年份	类型	整体样本	男性	女性
2011 年和 2013 年	农业劳动收入	5115.2	6237.4	3788.1
	非农劳动收入	15924.6	17727.0	11796.2

　　注：上述所有收入均按照国家统计局公布的农村居民消费价格指数进行了调整，然后依据 2013 年不变价格指数进行转换，用 2011 年和 2013 年农村居民收入的均值来测算"新农合"的间接收入效应。

二　各项健康指标的健康扶贫效应

　　由于健康是多维度的，无法用单一的指标来全面衡量个体的健康状况，每个健康指标只能从某个侧面反映个体的健康状况，因此每个健康指标的收入效应和"新农合"制度对每个健康指标的影响必定存在着作用方向和显著性方面的差异，表 5-25 和表 5-26 的估计结果也证明了这一点。为提高"新农合"制度的健康扶贫效应估算结果的可靠性，选择在两表估计结果中均显著的健康指标，推算"新农合"制度在农业劳动收入和非农劳动收入中的作用，并细化研究性别差异。虽然慢性病数量这一健康指标的估计结果在表 5-25 中均显著，但在表 5-26 中的估计结果均不显著。因此，不再分析这一指标框架下，"新农合"制度的健康扶贫效应。

　　（一）自评健康状况的健康收入效应

　　自评健康状况在表 5-25 和表 5-26 的估计结果中均显著，是一个较为稳定和可靠的健康测量指标。在农业劳动收入方面，"自评健康状况"提高一个等级，整体样本、男性和女性的农业劳动收入分别提高 5.4%、6.5%和 4.7%，整体样本、男性和女性的农业劳动收入分别为 5115.2 元、6237.4 元和 3788.1 元，因此，自评健康状况每提高一个等级，也可使整体样本、男性和女性的农业劳动收入分别增加 276.2 元、405.4 元和 178.0 元。"新农合"制度使整体样本、男性和女性的自评健康状况分别提高 0.251、0.414 和 0.109 个等级。根据上述结果，可以推算由于"新农合"制度提高的自评健康状况使整体样本、男性和女性的农业劳动收入分别增加 69.3 元（276.2 * 0.251）、167.8 元（405.4 * 0.414）和 19.4 元（178.0 * 0.109）。

　　在非农劳动收入方面，"自评健康状况"提高一个等级，整体样本、男性和女性的非农劳动收入分别提高 3.3%、2.1%和 3.9%，整体样本、男性和女性的非农劳动收入分别为 15924.6 元、17727.0 元和 11796.2 元，因此，自评健康状况每提高一个等级，也可使整体样本、男性和女性的农业劳动收入分别增加 525.5 元、372.3 元和 460.0 元。"新农合"制度使整体样本、男性和女性的自评健康状况分别提高 0.251、0.414 和 0.109 个等级。根据上述结果，可以推算由"新农合"制度提高的自评健康状况使整体样本、男性和女性的非农劳动收入分别增加 131.9 元（525.5 * 0.251）、154.1 元（372.3 * 0.414）和 50.1 元（460.0 * 0.109）。

就自评健康状况指标而言，"新农合"制度使整体样本的劳动收入增加 201.2 元，年收入提高 0.96%；使男性的劳动收入增加 321.9 元，年收入提高 1.34%；使女性的劳动收入增加 69.5 元，年收入提高 0.45%。对男性收入的影响程度大于女性。

（二）日常活动能力的健康收入效应

日常活动能力在表 5-25 中仅对男性的农业劳动收入有显著影响，在表 5-25 中所有系数均显著。因此，只能推算由"新农合"制度提高的日常活动能力对男性农业劳动收入的影响。日常活动能力每提高一分，男性的农业劳动收入可以显著提高 2.3%，男性的农业劳动收入是 6237.4 元。因此，日常活动能力提高一分，可以使男性的农业劳动收入增加 143.5 元。"新农合"制度使男性的日常活动能力显著增加 1.304 分。根据上述结果，可以推算由于"新农合"制度提高的日常活动能力使男性的农业劳动收入增加 187.1 元（143.5 * 1.304）。

（三）抑郁指数的健康收入效应

抑郁指数在表 5-25 中仅对女性的农业劳动收入和非农劳动收入有显著影响，在表 5-26 中所有系数均显著。因此，只能推算由"新农合"制度改善的抑郁指数对女性农业劳动收入和非农劳动收入的影响。抑郁指数提高一分，可以使女性的农业劳动收入和非农劳动收入降低 2.7% 和 1.9%，女性的农业劳动收入和非农劳动收入分别是 3788.1 元和 11796.2 元。因此，抑郁指数增加一分，可以使女性的农业劳动收入和非农劳动收入分别降低 102.3 元和 224.1 元。"新农合"制度使女性的抑郁指数下降了 1.211 分。根据上述结果，可以推算由"新农合"制度降低的抑郁指数使女性农业劳动收入和非农劳动收入分别增加 123.8 元（102.3 * 1.211）和 271.4（224.1 * 224.1）元。

综上所述，本章利用 CHARLS 2011 年和 2013 年两期平衡面板数据，选择自评健康状况、日常活动能力、抑郁指数和慢性病数量这四项统一的健康指标，使用 Hausman–Taylor 模型估计健康对农村居民收入的影响，使用双重差分法估计"新农合"制度对农村居民健康的影响，然后根据健康收入效应的估计结果和"新农合"制度健康效应的估计结果，测算"新农合"制度的健康扶贫效应。主要有以下结论：

第一，各项健康指标对收入的影响存在差异性和多样性，自评健康状况、日常活动能力是影响农村居民收入的正向指标，而抑郁指数和慢性病数量是影响农村居民收入的负向指标，自评健康状况和慢性病数量是影响农村居民收入的两个较为稳定和可靠的指标。同时，各项健康指标对农村居民的农业劳动收入和非农劳动收入的影响存在一定的差异性，总的来说各项健康指标对农村居民农业劳动收入的影响要大于非农劳动收入。另外，各项健康指标对男性和女性收入的影响存在一定的差异性，在农业劳动收入方面，各项健康指标对男性的影响程度更大；在非农劳动收入方面，各项健康指标对女性的影响程度更大。

第二，"新农合"制度提高了农村居民的健康状况。"新农合"制度对每个健康指标的影响程度和影响方向存在差异，显著提高了参合者的自评健康等级和日常活动能力得分，显著降低了参合者的抑郁指数得分，但对慢性病为代表的个体长期健康指标的影响在统计意义上不具显著性，可能的原因是与慢性病自身的特点和本书数据库的时间跨度较短有关。同时，"新农合"制度对同一个健康指标的影响存在性别差异，男性在"新农合"制度的健康绩效中受益更多。另外，"新农合"制度通过预防行为和就医行为影响农村居民的健康状况，其中就医行为是主渠道。

第三，由于各项健康指标对农村居民收入的影响存在差异，"新农合"制度对各项健康指标的影响存在差异。因此，健康指标不同，"新农合"制度的间接收入效应不同。就自评健康状况而言，"新农合"制度使整体样本的劳动收入增加 201.2 元，年收入提高 0.96%；使男性的劳动收入增加 321.9 元，年收入提高 1.34%；使女性的劳动收入增加 69.5 元，年收入提高 0.45%。就日常活动能力而言，"新农合"制度仅能使男性的农业劳动收入增加 187.1 元。就抑郁指数而言，"新农合"制度能使女性的劳动收入增加 395.3 元，年收入提高 2.54%。

第四，以自评健康状况为基础，"新农合"制度使农村居民（整体样

本）的收入增加 201.2 元。2013 年"新农合"制度的人均筹资标准是
370.1 元①，按照个人和各级财政补贴 1∶4 的筹资比例估算，个人人均缴
费标准是 74 元，各级财政人均补贴标准是 296 元。那么，从整体人均筹资
标准来看，"新农合"制度的投资收益率是 54.4%；从个人缴费角度来看，
"新农合"制度的投资收益率为 271.8%；从各级财政补贴角度来看，"新
农合"制度的投资收益率为 68.0%。因此，对个人而言，参加"新农合"
制度是非常划算的。对政府而言，在"新农合"制度这项战略性人力资本
工程上的投资，其成效也是不错的，比把钱直接补贴给农村居民能够发挥
更大的作用。

---

① 中华人民共和国国家统计局年度数据（http：//data. stats. gov. cn/easyquery. htm？cn＝C01）。

第六章　农村医疗保险制度的代际减贫效应研究

我国拥有世界上规模最大的老年群体，据统计，2015年全国60岁及以上人口占全国总人口的比重为16.1%、全国老年抚养比为14.3%[1]，预计2050年人口老龄化水平达到30%以上[2]。老年群体由于自身的特点，患病率相对较高，且以慢性病和大病为主（谷琳等，2006；刘国恩等，2011），需要长期治疗，医疗费用是老年群体消费中比重最大的一项（薛伟玲，2012；杜鹏，2013）。因此，严重的人口老龄化[3]给社会带来的负担，突出体现在老年人医疗服务需求的满足和医疗费用的降低（黄枫等，2012）。而我国农村地区面临的人口老龄化问题则更为严峻，据统计，2015年农村60岁及以上人口占农村总人口的比重为18.19%，预计2050年为40.24%；2015年农村老年抚养比为28.32%，预计2050年为84.40%[4]。

在人口老龄化逐步严重的背景下如何有效维护农村老年人的健康和医疗权益，已成为新常态下政府工作的重点之一。同时，在社会经济转型、家庭结构变迁的大背景下，45岁以上的农村中老年人，其子女大都已经成年，刚参加工作不久，正处于盖房、买房、结婚、生子阶段，赚钱能力不足，消费需求旺盛，经济压力巨大，父辈基本都会在自己力所能及的范围内给予子女一定的经济支持和帮助，因此农村的"啃老"现象较为普遍（田青、郭汝元、高铁梅，2016）。

---

① 国家统计局：《2015年国民经济和社会发展统计公报》（http://www.stats.gov.cn/tjsj/zxfb/201602/t20160229_1323991.html）。

② 全国老龄工作委员会办公室：《中国人口老龄化发展趋势预测研究报告》（http://www.sohu.com/a/116052438_465895）。

③ 根据联合国统计标准，一个国家60岁及以上老人达到总人口的10%时，即该国家视为进入老龄化社会。

④ 穆怀忠、陈曦：《人口老龄化背景下农村家庭子女养老向社会养老转变路径及过程研究》，《人口与发展》2015年第1期。

第一节　农村医疗保险制度代际减贫效应的作用路径

为应对人口老龄化带来的压力和挑战，我国政府一直致力于不断完善社会保障事业。社会保障通过代际资源的再次配置，对家庭代际转移产生影响（Becker & Barro，1974），国外已进行了较为深入的研究。近年来，我国学术界沿着国外的思路，研究养老保险和医疗保险对家庭代际转移的影响。养老保险通过定期发放养老金，直接提高老年人的收入和福利水平，影响家庭代际转移的机制较为简单，研究成果较多。医疗保险通过降低医疗服务的相对价格，间接影响老年人的收入水平和健康状况，影响家庭代际转移的机制较为复杂。现有成果把"新农合"制度和其他基本医疗保险作为一个整体，从子辈向父辈转移的视角研究基本医疗保险体系对代际转移的影响，单独研究"新农合"制度的代际收入效应的成果较为匮乏。

在上述研究成果的基础上，本章首先构建理论研究框架，分析"新农合"制度的代际减贫效应的作用机制。其次，将采用 CHARLS 2011 年全国基线调研数据和 2013 年全国追踪调研数据，利用两部模型和 Heckman 样本选择模型，采用差分内差分的面板结构，以受访者为参照系，从受访者获得子女家庭经济支持（子辈向父辈的转移）和受访者向子女家庭提供经济支持（父辈向子辈的转移）两种视角，研究"新农合"制度对农村居民家庭代际经济转移的影响，并细化研究这种影响在老年人和中年人之间的差异。实证分析主要有两个方面的内容：一是探讨"新农合"制度增加还是减少了子辈向父辈经济转移的概率？"挤入"还是"挤出"了子辈向父辈经济转移的规模？增强还是削弱了老年人的医疗和健康权益？二是"新农合"制度增加还是减少了父辈向子辈经济转移的概率？"挤入"还是"挤出"了父辈向子辈经济转移的规模？促进还是阻碍了"啃老"现象的发生？

建立在大量财政补贴基础之上的"新农合"制度，在交换动机和利他动机的共同作用下，影响我国农村居民家庭的代际贫困。代际转移主要有两个方面：一是金钱和物质方面的经济转移；二是感情支持和生活照料方面的时间转移。鉴于研究主题，本书主要从经济转移方面，分析"新农合"制度的代际效应。因此，"新农合"制度的代际减贫效应是指"新农合"制度对子辈和父辈之间双向代际经济转移的影响，主要包括两个方面的内容：一是对父辈获得子辈经济转移的影响方向和影响程度；二是对父辈向子辈提供经济转移的影响方向和影响程度。

"新农合"制度影响代际经济转移的方式主要有两种：一是通过补偿机制影响农村居民的医疗支出；二是通过降低对未来医疗支出不确定性的预期，影响农村居民的非医疗消费。医疗支出和非医疗消费会直接影响农村居民的收入水平，进而影响到家庭之间的代际转移，但"新农合"制度影响农村居民收入水平的主渠道是医疗支出。因此，本书从医疗支出这一主渠道，从子辈向父辈转移这一流动方向，通过构建效用函数，从直接和间接两种方式分析"新农合"制度代际减贫效应的作用机制。

一　直接影响路径

"新农合"制度影响农户医疗费用支出的第一种方式是降低医疗服务的相对价格。现阶段"新农合"制度重点针对不同病种，都出台了相应的补偿办法。对于一般疾病，可以通过门诊和住院两种方式直接报销就医费用，门诊和住院政策范围内的报销比分别是 50% 和 75%[①]。对于慢性病，可以通过办理慢性病卡的方式直接报销门诊费用。如患重大疾病，对于超出一般门诊和住院补偿标准的部分，可再通过重大疾病保险进行二次报销。在这种补偿体系下，"新农合"制度能够减少农村居民的医疗费用，相当于提高了财务可及性、增加了可支配收入，进而影响家庭代际转移。

如果子辈从利己动机出发，会减少对父辈的经济转移。另外，根据桂世勋、倪波（1995）的"填补理论"，"新农合"制度降低了父辈维持正常生活所需的标准，子辈会减少对父辈的经济转移。

二　间接影响路径

"新农合"制度影响农户医疗费用支出的第二种方式是提高医疗服务的利用率[②]。在这种情况下，"新农合"制度对医疗费用的影响具有不确定性，影响方向取决于报销能力的大小和医疗服务利用率的高低，有可能增加医疗费用，也有可能减少医疗费用。相应的，"新农合"制度影响家庭

---

①　国家卫生计生委和财政部：《关于做好 2016 年新型农村合作医疗工作的通知》（http：//www. nhfpc. gov. cn/jws/s3581sg/201605/75708452f90a43d38990bfd992a19d6b. shtml）。

②　国内和国外已有充分的证据表明，医疗保险能够提高医疗服务的利用率，此处不再赘述。

代际转移的机制则较为复杂，很难直接判断。本章在 Becker（1974）利他动机理论的基础上[①]，依据 Cox（1987）家庭效用函数的分析框架，并参照张川川（2014）的研究思路，通过构建家庭效用函数来分析"新农合"制度影响代际转移的作用机制。根据"新农合"制度的特点，首先假设"新农合"制度能够提高农村居民的医疗服务利用率、增加医疗消费，变相降低收入水平。家庭效果函数的构建步骤如下：

设家庭由子辈 y 和父辈 o 构成，家庭中的每个成员都是以利他动机进行决策，家庭效用由子辈的效用和父辈的效用共同决定。U_f 表示家庭总体效用，V_y 和 V_o 分别表示子辈的效用函数和父辈的效用函数，二者均为单调递增的凹函数。C_y 和 C_o 分别表示子辈的消费和父辈的消费。父辈的效用函数 U_o 通过子辈效用 V_y 和自身效用 V_o 加权而成。设 γ_o 是表示父辈赋予子辈的效用权重，$\gamma_o \in [0, 1]$；$1-\gamma_y$ 表示子辈赋予父辈的效用权重，$\gamma_y \in [0, 1]$。

那么，家庭效用函数如式 6.1 所示。

$$U_f(C_O, C_y) = U_f[V_o(C_o), V_y(C_y)] \tag{6.1}$$

式 6.1 与 Stark（1993）类似，将父辈的效用函数转化为具体的表达式，如式 6.2 所示。

$$U_o(C_o, C_y) = (1 - \gamma_o) V_o(C_o) + \gamma_o V_y(C_y) \tag{6.2}$$

设定，子辈的消费能力 C_y 由自身收入 Y_y 减去向父辈提供的经济转移 S 决定，父辈的消费能力 C_0 由子辈的经济转移 S 加上自身的收入 Y_o 决定。父辈效用函数（式 6.2）的约束条件如式 6.3 所示。

$$C_o = Y_0 + S, \quad C_y = Y_y - S, \quad S \gg 0 \tag{6.3}$$

由于父辈的效用函数 V_o 为单调递增的凹函数，式 6.3 效用最大化的一阶条件如式 6.4 所示。

$$V_o'(C_o) = \left(\frac{\gamma_o}{1 - \gamma_o}\right) V_y'(C_y) = \left(\frac{\gamma_o}{1 - \gamma_o}\right) V_y'(Y_0 + Y_y - C_o) \tag{6.4}$$

同理，子辈的效用函数如式 6.5 所示。

$$U_y(C_o, C_y) = (1 - \gamma_y) V_o(C_o) + \gamma_y V_y(C_y) \tag{6.5}$$

由于子辈的效用函数 V_y 为单调递增的凹函数，式 6.5 效用最大化的一阶条件如式 6.6 所示。

[①]　利他动机能更好地解释中国农村居民家庭代际转移行为（Lee & Xiao，1998）。

$$V_o^{'}(C_o) = \left(\frac{\gamma_y}{1 - \gamma_y}\right) V_y^{'}(C_y) = \left(\frac{\gamma_y}{1 - \gamma_y}\right) V_y^{'}(Y_0 + Y_y - C_o) \qquad (6.6)$$

式 6.4 和式 6.6 是在父辈和子辈总效用函数的基础上，求出的关于父辈消费水平 C_0 的一阶最优条件。对比式 6.4 和式 6.6 发现，当 γ_o 等于 γ_y 时，他们的最优化行为相同。当 γ_o 不等于 γ_y 时，父辈和子辈的消费水平由他们之间的谈判能力决定，由于不属于本书研究的内容，就不再讨论。接下来，对 Y_0 进一步求导，研究"新农合"制度对代际经济转移的影响。在上文中，已假定"新农合"制度会增加农村居民的消费，变相降低收入水平。那么，"新农合"制度使父辈的收入变相降低后，对子辈经济转移影响的表达式如式 6.7 所示。

$$\frac{\partial F}{\partial Y_o} = \frac{\partial \ (Y_o - C_0)}{\partial Y_o} = 1 - \frac{\partial C_0}{\partial Y_o} \qquad (6.7)$$

为得到二阶最优条件，在式 6.5 和式 6.6 两边对 Y_0 求导，得到式 6.8 和式 6.9。

$$\frac{\partial C_O}{\partial Y_o} = \frac{\left(\dfrac{\gamma_o}{1 - \gamma_o}\right) V_y^{''}(C_y)}{V_o^{''}(C_o) + \left(\dfrac{\gamma_o}{1 - \gamma_o}\right) V_y^{''}(C_y)} \qquad (6.8)$$

$$\frac{\partial C_O}{\partial Y_o} = \frac{\left(\dfrac{\gamma_y}{1 - \gamma_y}\right) V_y^{''}(C_y)}{V_o^{''}(C_o) + \left(\dfrac{\gamma_y}{1 - \gamma_y}\right) V_y^{''}(C_y)} \qquad (6.9)$$

在式 6.8 和式 6.9 父辈和子辈二阶最优条件的基础上，可以得到转移支付 S 对父辈和子辈收入的偏导，如式 6.10 和式 6.11 所示。由于 V_y 和 V_o 均为单调递增的凹函数，所以式 6.10 和式 6.11 均大于 0。

$$\frac{\partial F}{\partial Y_o} = \frac{V_o^{''}(C_o)}{V_o^{''}(C_o) + \left(\dfrac{\gamma_o}{1 - \gamma_0}\right) V_y^{''}(C_y)} > 0 \qquad (6.10)$$

$$\frac{\partial F}{\partial Y_o} = \frac{V_o^{''}(C_o)}{V_o^{''}(C_o) + \left(\dfrac{\gamma_y}{1 - \gamma_y}\right) V_y^{''}(C_y)} > 0 \qquad (6.11)$$

式 6.10 和式 6.11 说明，在均衡条件下，无论是基于子辈的最优行为，还是基于父辈的最优行为，当父辈的消费水平提高时，父辈希望能够得到子辈更多的经济转移，子辈也希望能向父辈提供更多的经济转移。

通过上述分析可知，当子辈和父辈均在利他动机下做出经济转移决策时，"新农合"制度在降低医疗服务的相对价格、提高医疗服务利用率、提高消费水平的同时，会增加子辈对父辈经济转移的数量，产生"挤入"效应。如果子辈在交换动机下进行转移支付，那么"新农合"制度对家庭代际转移的影响是不确定的。

上述家庭效用函数是在一定的假设条件下，研究"新农合"制度代际效应的作用机制，结论是"新农合"制度会增加子辈向父辈经济转移的数量。但是，"新农合"制度对农村居民家庭代际转移的影响方向、影响程度，则需要通过实证分析来证明。

第二节　模型设定和变量选取

一　计量方法和模型设定

（一）计量方法

代际经济转移包括是否发生了经济转移以及转移了多少两个方面的含义，相应的代际经济转移数据有两个特点：一是代际经济转移的分布可能是非正态的；二是存在大量 0 代际经济转移样本，可能存在样本选择问题。对于 0 数据结构且可能存在的样本选择性偏误，可选择两部模型和Heckman 样本选择模型进行估计。选择的依据是数据生成的过程，即代际经济转移为 0 是否代表样本真实的意愿。如果代际经济决策和代际经济转移金额是两个独立的过程，此时代际经济转移金额为 0 代表样本真实的支持意愿，应选择两部模型。如果样本由于自身经济条件有限、距离太远等原因没有发生代际经济转移，但并不代表样本的真实意愿，这种条件下适合 Heckman 样本选择模型。两部模型和 Heckman 样本选择模型的特点、适用范围等内容，在第一章中已有详细介绍，本章不再赘述。

在计量方法上，为了控制参合组与控制组在代际经济转移上的共同时间趋势，减少不可观测因素对计量结果的影响，利用平衡面板数据的优势，在两部模型的基础上采用双重差分法进行实证分析，保证回归结果的一致性。同时，为解决可能存在的样本选择问题，进一步使用 Heckman 样本选择模型对两部模型进行稳健性检验，仍采用差分内差分（DID）的面板结构。

（二）模型设定

1. 两部模型

双重差分基础上的两部模型设定如下：

第一部分的决策模型如式 6.12 所示，计量分析时使用 Probit 模型进行估计。

$$Prob(T_i = 1) = Prob(y_{igt} > 0)$$
$$= Prob(\alpha_1 + \beta_1 C_g + \gamma_1 Y_t + \rho_1 C_g * Y_t + \eta_1 x_{it} + \varepsilon_{igt} > 0) \quad (6.12)$$

第二部分的转移模型如式 6.13 所示，计量分析时使用广义最小二乘法进行估计。

$$Ln(y_{igt} \mid T_i = 1) = \alpha_2 + \beta_2 C_g + \gamma_2 Y_t + \rho_2 C_g * Y_t + \eta_2 x_{it} + \xi_{igt}$$
$$(6.13)$$

模型假定：$\varepsilon_{igt} \sim N(0, 1)$，$\xi_{igt} \sim N(0, \sigma_\xi^2)$，$Cov(\varepsilon_{igt}, \xi_{igt}) = 0$

T_i 表示代际经济转移的概率；取值为 1 表示发生代际经济转移，取值为 0 表示没有发生；Y_{igt} 为被解释变量，表示代际经济转移的金额；C_g 代表组别的亚变量，取值为 0 代表控制组，取值为 1 代表实验组；Y_t 代表参合年份的亚变量，取值为 0 代表 2011 年，取值为 1 代表 2013 年；x_{it} 为影响代际转移的控制变量，主要有性别、年龄、婚姻状况、受教育程度、子女数量、子女平均受教育程度、子女平均收入水平、家户资产价值等。C_g 和 Y_t 的乘积项系数 ρ_1、ρ_2 是 "新农合" 的代际经济转移效果，也是本书重点关注的结果。

2. Heckman 样本选择模型

双重差分基础上的 Heckman 样本选择模型设定如下：

选择方程如式 6.14 所示，计量分析时使用 Probit 模型进行估计。

$$T_i = 1(\alpha_1 + \beta_1 C_g + \gamma_1 Y_t + \rho_1 C_g * Y_t + z_1 x_{it} + \varepsilon_{igt} > 0) \quad (6.14)$$

转移方程如式 6.15 所示，计量分析时采用极大似然法进行估计。

$$Ln(y_{igt} \mid T_i = 1) = \alpha_2 + \beta_2 C_g + \gamma_2 Y_t + \rho_2 C_g * Y_t + z_2 x_{it} + \theta \gamma_{it} + \xi_{igt}$$
$$(6.15)$$

模型假定 $(\varepsilon_{igt}, \xi_{igt})$ 服从二维正态分布，其他变量的含义与基于 DID 面板结构的两部模型相同。和两部模型不同的是，一是允许 $Cov(\varepsilon_{igt}, \xi_{igt}) \neq 0$，即两个随机干扰项可以相关；二是多了一项逆米尔斯比率 γ_{it}，用来检测是否存在样本选择问题。

同时，为了解决 Heckman 样本选择模型的识别问题，第一阶段使用的变量中，要至少有一个只出现在第一阶段作为工具变量，对逆米尔斯比率进行修正，用来区分样本选择偏误和模型设定偏误之间的差异。根据解垩（2013）和范辰辰（2015）的研究成果，本书选择"家庭人口规模"作为识别变量，这一人口学变量会影响代际经济转移的可能性，而并不必然影响代际经济转移的数量。

二　数据说明和变量选取

（一）数据说明

根据研究目的，本书使用 CHARLS 2011 年和 2013 年两期调查中均接受访谈且户口类型为"农业"的农村中老年人为样本，构建一个平衡面板数据。为把"新农合"制度的代际减贫效应从其他医疗保险的效应中分离出来，把实验组定义为"2011 年没有参加任何医疗保险，但仅在 2011 年至 2013 年间加入了'新农合'制度"且户口为"农业"的个体；把控制组定义为"2011 年至 2013 年间均未参加任何医疗保险"且户口为"农业"的个体。同时，样本中将不再包含 2011 年前参加"新农合"制度以及参加其他医疗保险的个体。

在上述框架下，本书将 CHARLS 2011 年和 2013 年的家庭数据和个人数据，以家庭编号（ID）和个人编号（ID）为依据进行匹配，形成了涵盖 26 个省份、231 个村级单位的综合数据集。为了减少变量缺失对样本量的影响，本书将 2013 年全国追踪调查中年龄、教育水平、性别、子女数量等缺失的数据，用 2011 年全国基线调查中 ID 样本相同的对应数据进行填补。删除缺失值后，得到 1542 个有效样本，其中实验组样本 1104 人，控制组样本 438 人。

（二）变量选取

现有成果一般研究父母和子女两代人之间的代际关系，较少涉及父母、子女和孙子女三代之间的经济往来。本书选择非共同居住的父母和子女、孙子女三代人作为样本，把父母作为一个整体（父辈），把子女和孙子女作为一个整体（子辈），来研究父辈和子辈之间的代际经济转移，更具现实意义。

原因是在实际生活中，一方面是父辈向子女提供经济支持时，一般以子女家庭为单位进行决策和支付，不仅涵盖子女，而且惠及孙子女；另一方面，成年的孙子女会代替父母向祖辈提供经济转移，如不考虑在内会低估家庭代际经济转移的规模。另外，根据 CHARLS 数据库的特点，本书始终以"受访者"为参照系，把"受访者"定义为父辈，把"受访者"的子女及孙子女定义为子辈。在实证分析过程中，均不涉及"受访者"和"受访者"父母或岳父母之间的代际关系。

1. 被解释变量

代际经济转移包括两个方向：一是财富由子辈向父辈转移；二是财富由父辈向子辈转移。因此，本书以"受访者"为参照系，从获得子辈经济转移和向子辈提供经济转移两个方面，来设定被解释变量。

（1）获得代际经济转移

指受访者及配偶获得子辈的代际经济转移，包括是否获得代际经济转移和获得代际经济转移的金额。获得代际经济转移，赋值为 1；否则为 0。获得代际经济转移的金额指 CHARLS 问卷中受访者或配偶获得不共同居住的子女或孙子女给予的定期或不定期的金钱或物质方面的帮助，将上述价值进行加总得到代际经济转移规模，计量分析时取对数。

（2）提供代际经济转移

指受访者及配偶向子女家庭提供的代际经济转移，包括是否提供代际经济转移和提供代际经济转移的金额。提供代际经济支持，赋值为 1；否则为 0。提供代际经济支持的金额指 CHARLS 问卷中受访者或配偶向不共同居住的子女或孙子女提供的定期或不定期的金钱或物质方面的帮助，将上述价值进行加总得到代际经济转移规模，计量分析时取对数。

2. 解释变量

本书的解释变量为"是否参加'新农合'制度"。参加赋值为 1，否则为 0。

3. 控制变量

根据现有研究成果和尽可能的外生原则，在 CHARLS 数据库范围内，从受访者（父辈）的个体特征和家庭特征两个方面设定控制变量。受访者个人特征变量包括年龄、性别、婚姻状况、健康状况、受教育程度等；受访者家庭特征变量包括子女数量、子女平均受教育程度、子女平均收入水平、是否照顾孙子女、家庭年度收入、所属区域等。各控制变量的定义及处理方法见表 6-1。

表 6-1　　　　　　　　　各控制变量的定义及处理方法

控制变量名称	控制变量定义及处理方法
1. 个人特征	
性别	男性 = 1；女性 = 0
年龄	样本是 45 岁及以上人口，并以 60 岁为界限，划分为中年人和老年人
婚姻状况	已婚且与配偶一起居住 = 1；其他 = 0
自评健康状况	在第二章和第三章实证部分表明，自评健康状况是一个测量个体健康水平比较稳定、可靠的指标，因此本章选取自评健康状况来衡量样本的健康水平。自评健康状况在"好及以上" = 1；其他 = 0
受教育程度	CHARLS 把受访者的教育程度分为 11 个等级，等级越高，受教育程度越高。设定如下：文盲 = 1；能读写 = 2；私塾 = 3；小学 = 4；初中 = 5；高中 = 6；中专 = 7；大专 = 8；本科 = 9；硕士 = 10；博士 = 11
2. 家庭特征	
子女数量	不同住的成年子女个数
子女平均受教育程度	CHARLS 把受访者子女的教育程度分为 11 个等级，等级越高，受教育程度越高。设定如下：文盲 = 1；能读写 = 2；私塾 = 3；小学 = 4；初中 = 5；高中 = 6；中专 = 7；大专 = 8；本科 = 9；硕士 = 10；博士 = 11
子女平均收入水平	CHARLS 数据库只有子女收入所属区间，没有具体金额，子女平均收入分为 11 个等级。等级越高，收入水平越高，设定如下：没有收入 = 1；1 到 2000 元 = 2；2001 元到 5000 元 = 3；5001 元到 10000 元 = 4；10001 元到 20000 元 = 5；20001 元到 50000 元 = 6；50001 元到 100000 元 = 7；100001 元到 150000 元 = 8；150001 元到 200000 元 = 9；200001 元到 300000 元 = 10；300001 元以上 = 11
照看孙子女	过去一年，父辈是否照看未成年的孙子女，照看孙子女 = 1；否则 = 0
家庭人口规模	CHARLS 数据库将家庭成员定义为：1. 现在在家里常住，且过去一年在家居住 6 个月以上的；2. 现在没在家常住，但未来一年会回来常住的，且过去一年在家居住 6 个月以上的；3. 一般周末回家，且过去一年在家居住 6 个月以上的
家庭年度收入	CHARLS 数据库将家庭年度总收入定义为：家庭年度总收入 = 受访者及其配偶收入 + 其他家庭成员收入 + 家庭农业净收入 + 家庭经营净收入 + 家庭转移收入 + 家庭资产收入

控制变量名称	控制变量定义及处理方法
所属区域	考虑东中西部地区经济发展水平、社会人情风俗等存在较大差异，可能会对代际经济支持产生影响。把受访者所属区域划分为东部和中西部地区，来研究区域因素对代际经济支持的影响。东部地区＝1；中西部地区＝0

　　个体特征变量和家庭特征变量在影响代际转移时存在一定的差异性，父亲向子女提供经济支持的比例高于女性，母亲向子女提供生活照料的比例高于男性（宋璐、李树茁，2006）。父辈年龄越大，对子辈经济和感情依赖的程度越高（杜鹏、武超，1998；刘爱玉、杨善华，2000）。父母的受教育程度对代际转移有正相关的影响作用（Lee & Robert，1997；Lillard & Willis，1997），子女的受教育程度与给父母提供的经济转移数量正相关（张烨霞、靳小怡等，2007）。子女收入水平越高，向父母提供代际经济转移的数量越多（Frank，2002；Claire，2008；朱冬梅，2008）。父辈经济状况越好，子辈向其提供代际经济转移的概率越低、数量越少（陈皆明，1998；张文娟、李树茁，2004）。父辈的健康状况与获得的经济转移呈负相关关系，健康越差、获得的代际经济转移越多（王萍、李树茁，2011；贺志峰，2011）。子女数量与父辈获得的经济转移不一定呈正比，因为在赡养老人问题上子女会存在"搭便车"行为，"多子未必多福"（耿德伟，2013）。

　　上述内容展示了性别、年龄、受教育程度、经济状况等因素影响代际转移的一种可能性，有利于本书把握各影响因素与家庭代际转移之间的关系，各控制变量在代际经济转移中的作用如何，详见下文的实证分析。

第三节　农村医疗保险制度代际减贫效应的实证分析

一　描述性统计分析

（一）因变量描述性统计分析

　　表6-2汇报了实验组和控制组2011年和2013年因变量描述性统计结果。第2、3列和第4、5列分别给出了2011年和2013年实验组加入"新农合"制度前后与控制组相比较的因变量特征描述。从代际经济转移概率和转移方向上来看，受访样本获得子辈代际经济转移的概率和金额均高于

向子辈提供代际经济转移的概率和金额。受访样本获得子辈代际经济转移的概率大大高于其向子辈提供的概率（约高出15%），受访样本获得子辈代际经济转移的金额略高于其向子辈提供的金额。总的来说，代际经济转移的净流向是"自下而上"的。

在"获得代际经济转移"这一变量上，2011年实验组和控制组获得子辈经济转移的概率和金额在统计意义上均无明显差别。2013年实验组获得子辈经济转移的概率为38%，比控制组高2%，并在10%的水平上显著；获得子辈经济转移的金额（包括0样本）为1309元，比控制组多215元，高19.7%，并在1%的水平上显著。在发展趋势方面，相对于2011年基线调研数据，2013年追踪调研样本中，实验组获得子辈经济转移的概率降低了1%，经济转移的金额增加了84元；控制组获得子辈经济转移的概率减少了2%，经济转移金额减少了43元。

在"提供代际经济转移"这一变量上，2011年实验组和控制组获得子辈经济转移的概率和金额在统计意义上均显著差异。2013年实验组向子辈提供经济转移的概率为22%，比控制组低4%，但在统计意义上无显著差异；实验组向子辈提供经济转移的金额（包括0样本）为1415元，比控制组高237元，在1%的水平上显著。在发展趋势方面，相对于2011年基线调研数据，2013年追踪调研样本中实验组向子辈提供经济转移的概率降低了1%，经济转移金额（包括0样本）提高了475元；控制组向子辈提供经济转移的概率提高了6%，经济转移金额（包括0样本）提高了398元。

表6-2　　　　　　　　　　　　　因变量描述性统计

变量类型	2011年调研样本		2013年调研样本	
	实验组	控制组	实验组	控制组
1. 获得经济转移				
获得的概率	0.39（0.22）	0.36（0.29）	0.38*（0.48）	0.34（0.46）
获得的金额（包括0样本）	1225（1238）	1137（1524）	1309***（1106）	1094（1893）
获得的金额（大于0的样本）	2499（1275）	2125（1599）	2872**（2366）	1948（2955）
2. 提供经济转移				
提供的概率	0.23（0.42）	0.20（0.46）	0.22（0.47）	0.26（0.38）

变量类型	2011 年调研样本		2013 年调研样本	
	实验组	控制组	实验组	控制组
提供的金额（包括 0 样本）	940（1411）	780（1669）	1415***（1335）	1178（1181）
提供的金额（大于 0 的样本）	2301（2454）	2101（2674）	2538**（1465）	2214（1874）
样本量	1104	438	1104	438

备注：1. 表中括号内报告的是样本标准差（standard error）。

2. Robust standard errors in parentheses *** p<0.01,** p<0.05, * p<0.1, 表示实验组和控制组样本在同一年份的变量是否存在显著差异（t 检验）。

（二）代际经济转移金额变量的正态性检验

代际经济转移存在大量的非 0 样本，代际转移金额可能存在偏正态分布。鉴于此，对受访者获得和提供的非 0 经济转移金额进行正态性检验，检验结果如表 6-3 所示。

表 6-3 表明，受访者获得经济转移金额的峰度检验（p=4.1529）、偏度检验（p=0.0328）以及 Jarque-Bera 统计量（8.61）均拒绝了正态分布的原假设。提供经济转移金额的峰度检验（p=0.0614）、偏度检验（p=0.0263）以及 Jarque-Bera 统计量（12.59）均拒绝了正态分布的原假设。因此，针对代际经济转移金额的非正态分布，在实证分析时采用取对数的方式进行处理。

表 6-3　　　　　　　　　　代际经济转移金额的正态性检验

	峰度	峰度检验的 p 值	偏度	偏度检验的 p 值	Jarque-Bera 统计量
获得经济转移金额	4.1529	0.0379	−0.5159	0.0328	8.61
提供经济转移金额	2.4157	0.0614	−0.3845	0.0263	12.59

备注：Jarque-Bera 统计量大于 5.99，就可以拒绝"正态分布"的原假设。

（三）自变量描述性统计分析

表 6-4 汇报了实验组和控制组 2011 年和 2013 年自变量描述性统计结果。第 2、3 列和第 4、5 列分别给出了 2011 年和 2013 年实验组加入"新农合"前后与控制组相比较的因变量特征描述。总的来说，实验组和控制

组除了受教育程度、自评健康状况、子女平均受教育程度和子女平均收入水平的差异在统计意义上具有显著性，其他自变量均无显著差异。实验组的受教育程度略低于控制组的受教育程度，但两者的受教育程度都比较低，处于能读能写的水平。实验组的自评健康状况低于实验组。实验组的子女平均受教育程度和子女平均收入水平略高于控制组。

表 6-4　　　　　　　　　　　　　自变量描述性统计

变量类型	2011 年调研样本		2013 年调研样本	
	实验组	控制组	实验组	控制组
新农合	0（0）	0（0）	1（0）	0（0）
性别	0.44（0.49）	0.45（0.49）	0.44（0.49）	0.46（0.51）
年龄	59.89（10.7）	59.27（13.01）	61.95（10.72）	61.27（13.01）
婚姻状况	0.78（0.41）	0.72（0.44）	0.77（0.41）	0.7（0.45）
受教育程度	2.69*（1.71）	2.87（1.68）	2.69*（1.71）	2.87（1.68）
自评健康状况	0.47*（0.51）	0.51（0.51）	0.43***（0.49）	0.47（0.51）
子女数量	2.16（2.06）	2.05（1.61）	2.31（1.78）	2.11（1.53）
子女平均受教育程度	4.48（1.58）	4.18（1.55）	4.43**（1.52）	4.19（1.40）
子女平均收入水平	4.24*（1.60）	4.08（1.56）	4.86（1.41）	4.46（1.73）
照看孙子女	0.37（0.48）	0.31（0.47）	0.38（0.48）	0.32（0.46）
家庭年收入（元）	30620（22370）	377333（54551）	39354（19792）	38904（16635）
家庭人口规模	3.81（2.03）	3.22（1.62）	4.64（1.75）	4.24（1.62）
所属区域	0.36（0.48）	0.49（0.51）	0.36（0.48）	0.49（0.51）
样本量	1104	438	1104	438

备注：1. 表中括号内报告的是样本标准差（standard error）。

2. Robust standard errors in parentheses *** $p<0.01$, ** $p<0.05$, * $p<0.1$，表示实验组和控制组样本在同一年份的变量是否存在显著差异（t 检验）。

二　计量结果分析

一方面，代际经济转移有"自下而上"和"自上而下"两种方向。另一方面，CHARLS 的调查对象是 45 岁以上的中老年群体，农村中年人和老年人在健康水平、收入来源、经济状况、劳动能力、消费需求、子女婚姻状况、子女工作状况、子女收入获取能力、子女消费需求等方面存在较大差异。因此，本书以 60 岁[①]为分界线，把样本分为老年群体和中年群体。根据代际经济转移和样本的特点，在实证分析时以受访者为参照系，采用差分内差分（DID）面板结构的两部模型，从获得经济转移和提供经济转移两种视角研究"新农合"制度对代际收入转移概率和代际收入转移金额的影响，并探讨这种影响在不同年龄群体和不同收入群体之间的差异。最后，采用差分内差分（DID）面板结构的 Heckman 样本选择模型对两部模型进行稳健性检验。

需要指出的是，在计量分析时两部模型中的第一部分和 Heckman 样本选择模型中选择方程均采用 Probit 模型进行估计，回归系数只是解释变量参数的大小，并不代表解释变量真正作用的大小，估值并不直接可比，边际系数代表了得到解释变量对被解释变量真正作用的大小。因此，在两部模型中第一部分和 Heckman 样本选择模型中选择方程的计量结果，汇报的是边际系数而不是回归系数。

（一）"新农合"制度的代际减贫效应——获得经济转移

1. "新农合"制度对老年父辈获得代际收入转移的影响

表 6-5 汇报了"新农合"制度对老年父辈获得代际经济转移概率和代际经济转移金额的影响。Heckman 样本选择模型中的逆米尔斯比率不显著，说明代际经济转移不存在样本选择性偏误问题，因此按照两部模型的计量结果进行分析。

首先，分析本书重点关注的调查年份、参合组、"调查年份 * 参合组"的估计结果。第（2）列为父辈获得子辈经济转移的概率，"调查年份"边际系数表明父辈接受代际经济转移的概率随时间而增长；"参合组"边际系数表明参合组获得代际经济转移的概率显著高于控制组；"调查年份 * 参合组"边际系数表明，"新农合"制度使父辈获得子辈经济转移的概率显著提高。第（3）列为父辈获得子辈经济转移的金额，"调查年份"系数表明 2013 年子辈向父辈提供经济转移的金额比 2011 年增加了 42.9%，但不具统计意义上的显著性；"参合组"系数表明参合组比控制组获得子辈代际经济转移的金额显著高出 21.4%；"调查年份 * 参合组"系数表明，

①　关于老年人的年龄界限，我国学术界没有统一规定。联合国标准是 65 岁，亚洲国家标准是 60 岁。现行的《中华人民共和国老年人权益保障法》中规定"老人"是指 60 周岁以上的公民。因此，本书选择 60 岁为界限，来划分中年人和老年人。

"新农合"制度使父辈获得子辈经济转移的金额显著提高了5.1%。总的来说，"新农合"制度对父辈获得经济转移的概率和金额具有一定的"挤入"效应。

其次，在其他控制变量方面，就性别虚拟变量而言，男性父辈获得子辈经济转移的概率显著低于女性。年龄越大，获得子辈经济转移的概率越高。婚姻状况虚拟变量对代际经济转移金额有显著影响，"已婚且同住"群体比"离婚、丧偶"群体获得的代际经济转移金额显著减少10.7%。父辈的受教育程度越高，获得子辈代际经济转移的金额越多。健康状况是影响父辈获得代际经济转移的一个重要因素，自评健康状况欠佳者获得子辈经济转移的概率和规模比自评健康状况良好者分别显著高出4.7%和14.8%，父辈的健康状况与获得的代际经济转移呈负相关关系。子女数量每增加一个，父辈获得代际经济转移的概率和金额都显著提高，从另一个侧面验证了"多子多福"的传统观念。子女平均受教育程度越高，可以显著提高父辈获得经济转移的金额。子女平均收入水平每提高一个等级，父辈获得代际经济转移的概率和金额分别显著提高5.3%和12.4%，子辈的经济状况和父辈获得的代际经济转移呈正相关关系。家庭年度收入每增加1%，父辈获得代际经济转移的概率和金额分别显著下降0.047%和0.034%，父辈的经济状况与获得的经济转移呈负相关关系。在打工经济盛行的农村地区，照看孙子女是维系父辈和子辈关系的很重要纽带，可以显著提高父辈获得经济转移的概率和金额。东部地区的老年群体比中西部地区的老年群体获得的代际转移金额显著高出12.9%，说明在经济较为发达的东部地区子辈更有能力向父辈提供经济支持，代际转移存在一定的区域差异。

表 6-5　　　　　　　　获得经济转移的估计结果（老年群体）

变量类型	两部模型		Heckman 样本选择模型	
	第一部分（边际系数）	第二部分	选择方程（边际系数）	转移方程
调查年份	0.074**	0.429	0.022*	0.314
	(0.036)	(1.153)	(0.013)	(1.133)
参合组	0.153**	0.214*	0.139	0.327*
	(0.071)	(0.119)	(0.137)	(0.181)

续表

变量类型	两部模型		Heckman 样本选择模型	
	第一部分（边际系数）	第二部分	选择方程（边际系数）	转移方程
调查年份 * 参合组	0.165*	0.051**	0.217**	0.078*
	(0.093)	(0.023)	(0.105)	(0.041)
性别	-0.136*	-0.092	-0.109**	-0.099
	(0.071)	(0.259)	(0.047)	(0.243)
年龄	0.063*	0.023	0.079*	0.038
	(0.034)	(0.021)	(0.046)	(0.061)
婚姻状况	-0.046	-0.107*	-0.033	-0.129**
	(0.081)	(0.062)	(0.081)	(0.059)
受教育程度	0.020	0.048*	0.021	0.178
	(0.025)	(0.027)	(0.025)	(0.120)
自评健康状况	0.047***	0.148*	0.072**	0.106**
	(0.018)	(0.083)	(0.035)	(0.047)
子女数量	0.076*	0.093**	0.094*	0.127*
	(0.042)	(0.038)	(0.051)	(0.06)
子女平均受教育程度	0.024	0.172*	0.049	0.326***
	(0.027)	(0.095)	(0.068)	(0.109)
子女平均收入水平	0.053**	0.124*	0.055**	0.182*
	(0.023)	(0.075)	(0.024)	(0.106)
家庭年收入（对数）	-0.047**	-0.034*	-0.076*	-0.038**
	(0.023)	(0.019)	(0.043)	(0.018)
家庭人口规模	-0.042*		-0.061***	
	(0.025)		(0.023)	
照看孙子女	0.096*	0.146***	0.105**	0.198*
	(0.051)	(0.057)	(0.043)	(0.106)
所属区域	-0.065	0.129**	-0.072	0.099**
	(0.066)	(0.063)	(0.065)	(0.045)

续表

变量类型	两部模型		Heckman 样本选择模型	
	第一部分 （边际系数）	第二部分	选择方程 （边际系数）	转移方程
逆米尔斯比率			0.322	
			（1.085）	
Observations	1657	1657	1657	1657

注：1. 表中括号内报告的是样本标准差（standard error）。

2. Robust standard errors in parentheses *** p<0.01，** p<0.05，* p<0.1。

2. "新农合"制度对中年父辈获得代际收入转移的影响

表6-6汇报了"新农合"制度对中年父辈获得代际经济转移概率和代际经济转移金额的影响。Heckman 样本选择模型中的逆米尔斯比率不显著，说明代际经济转移不存在样本选择性偏误问题，因此按照两部模型的计量结果进行分析。

首先，分析本书重点关注的调查年份、参合组、"调查年份∗参合组"的估计结果。第（2）列为父辈获得子辈经济转移的概率，调查年份、参合组和"调查年份∗参合组"的边际系数均不显著。第（3）列为父辈获得子辈经济转移的金额，只有"参合组"的估计结果具有显著性，"调查年份"和"调查年份∗参合组"的系数均不显著。从估计结果来看，"新农合"制度虽然提高了中年父辈获得经济转移的概率和金额，但都不具统计意义上的显著性。因此，没能找到"新农合"制度影响中年父辈获得代际经济转移的证据。鉴于此，控制变量的估计结果本书就不做分析。

表6-6   **获得经济转移的估计结果（中年群体）**

变量类型	两部模型		Heckman 样本选择模型	
	第一部分 （边际系数）	第二部分	选择方程 （边际系数）	转移方程
调查年份	0.076	0.826	0.071	1.074
	（0.165）	（0.748）	（0.170）	（1.179）
参合组	0.084	0.159**	0.105	0.206***
	（0.130）	（0.067）	（0.128）	（0.054）

续表

变量类型	两部模型		Heckman 样本选择模型	
	第一部分（边际系数）	第二部分	选择方程（边际系数）	转移方程
调查年份＊参合组	0.194	0.107	0.198	0.119
	(0.168)	(0.779)	(0.171)	(0.485)
性别	−0.093*	−0.113	−0.065**	−0.073
	(0.053)	(0.293)	(0.032)	(0.571)
年龄	−0.004	−0.018	−0.005	−0.011
	(0.009)	(0.036)	(0.009)	(0.059)
婚姻状况	0.032	0.123**	0.036	0.174*
	(0.128)	(0.057)	(0.132)	(0.092)
受教育程度	−0.034**	0.121	−0.051*	0.124
	(0.014)	(0.367)	(0.027)	(0.619)
自评健康状况	0.104*	0.036*	0.105**	0.065*
	(0.072)	(0.021)	(0.043)	(0.035)
子女数量	0.056**	−0.048	0.098***	−0.095
	(0.027)	(0.137)	(0.035)	(0.321)
子女平均受教育程度	−0.015	0.134*	−0.013	0.118**
	(0.029)	(0.072)	(0.029)	(0.054)
子女平均收入水平	0.036	0.199**	0.035	0.172*
	(0.025)	(0.092)	(0.025)	(0.103)
家庭年收入（对数）	−0.032*	0.008	−0.043**	0.032
	(0.019)	(0.075)	(0.019)	(0.124)
家庭人口规模	−0.064*		−0.157	
	(0.035)		(0.816)	
照看孙子女	0.006	0.183*	0.015	0.202*
	(0.072)	(0.107)	(0.071)	(0.108)
所属区域	0.013	−0.092***	0.007	−0.186*
	(0.076)	(0.031)	(0.075)	(0.103)

变量类型	两部模型		Heckman 样本选择模型	
	第一部分（边际系数）	第二部分	选择方程（边际系数）	转移方程
逆米尔斯比率			−2.035	
			(5.749)	
Observations	1427	1427	1427	1427

注：1. 表中括号内报告的是样本标准差（standard error）。

2. Robust standard errors in parentheses *** p<0.01，** p<0.05，* p<0.1。

3. "新农合"制度对不同收入老年父辈获得代际收入转移的影响

为考察"新农合"制度对不同收入老年父辈获得代际经济转移是否存在差异性，按照"家庭人均年度收入"为标准，把老年群体划分为低收入群体和高收入群体，然后分样本进行回归。使用 Heckman 样本选择模型进行估计时，低收入群体和高收入群体的逆米尔斯比率均不显著，说明不存在样本选择问题。为简化起见，表 5-7 仅汇报了两部模型的估计结果。

首先，分析本书重点关注的调查年份、参合组、"调查年份 * 参合组"的估计结果。第（2）和第（4）列分别为低收入和高收入老年父辈获得子辈经济转移的概率，"调查年份"边际系数为负且都不显著，说明两类群体的父辈接受代际经济转移的概率没有随时间发生显著的变化；"参合组"边际系数说明，仅在高收入老年父辈中参合组获得的代际经济转移概率显著高于控制组；"调查年份 * 参合组"边际系数说明，"新农合"制度仅使高收入老年父辈获得代际经济转移的概率显著提高，而对低收入老年父辈没有显著影响。第（3）和第（5）列分别为低收入和高收入老年父辈获得子辈经济转移的金额，"调查年份"系数为正，说明 2013 年低收入和高收入老年父辈获得代际经济转移的金额均显著高于 2011 年；"参合组"系数表明，仅在低收入老年父辈中参合组获得代际经济转移的金额显著高于控制组；"调查年份 * 参合组"系数表明，"新农合"制度显著提高了低收入和高收入父辈获得代际经济转移的金额，但对高收入父辈的"挤入"作用更大。

其次，在其他控制变量方面，自评健康状况、子女数量、子女平均教育程度、子女平均收入水平、家庭年收入、照看孙子女和所属区域等变量是影响父辈接受代际经济转移概率和转移金额的主要因素，同时这些变量对低收入父辈和高收入父辈获得代际转移的影响存在一定的差异性。总的来说，父辈健康状况越好、家庭年度收入越高，获得子辈代际经济转移的概率和金额越低。子女数量越多、子女平均受教育程度和子女平均收入水平越高，父辈获得代际经济转移的概率和金额越高。照看孙子女现象较为普遍，可以大大提高父辈获得代际经济转移的概率和金额。此外，东部地区的子辈更有能力向父辈提供更多的经济支持。

表 6-7　　　　　　获得经济转移的估计结果（不同收入老年群体）

变量类型	低收入老年群体		高收入老年群体	
	第一部分（边际系数）	第二部分	第一部分（边际系数）	第二部分
调查年份	-0.058	0.169*	-0.009	0.206*
	(0.128)	(0.101)	(0.129)	(0.118)
参合组	0.104	0.165***	0.068*	0.343
	(0.163)	(0.057)	(0.038)	(0.516)
调查年份*参合组	0.069	0.025**	0.127**	0.078*
	(0.163)	(0.012)	(0.059)	(0.042)
性别	-0.129**	-0.048	-0.103*	-0.057
	(0.053)	(0.190)	(0.054)	(0.201)
年龄	0.045*	0.014	0.079**	0.008
	(0.026)	(0.012)	(0.033)	(0.014)
婚姻状况	0.031*	-0.028	0.048*	-0.035
	(0.018)	(0.244)	(0.027)	(0.244)
受教育程度	0.041	0.064	0.079*	0.105
	(0.107)	(0.103)	(0.045)	(0.321)
自评健康状况	-0.029*	-0.116**	-0.032*	-0.171*
	(0.017)	(0.054)	(0.017)	(0.103)
子女数量	0.088*	0.101***	0.057***	0.129
	(0.049)	(0.032)	(0.018)	(0.121)
子女平均受教育程度	0.018	0.187***	0.017	0.207***
	(0.020)	(0.072)	(0.020)	(0.078)

变量类型	低收入老年群体		高收入老年群体	
	第一部分 （边际系数）	第二部分	第一部分 （边际系数）	第二部分
子女平均收入水平	0.036**	0.228*	0.075*	0.151**
	(0.017)	(0.123)	(0.041)	(0.069)
家庭年收入（对数）	−0.063**	−0.104**	−0.113	−0.082*
	(0.027)	(0.045)	(0.152)	(0.045)
家庭人口规模	−0.043*	0.068	−0.057**	0.091
	(0.025)	(0.412)	(0.023)	(0.183)
所属区域	0.087	0.147**	0.093*	0.101**
	(0.103)	(0.061)	(0.052)	(0.045)
照看孙子女	0.143**	0.219*	0.071***	0.176*
	(0.061)	(0.114)	(0.021)	(0.102)
Observations	795	795	862	862

注：1. 表中括号内报告的是样本标准差（standard error）。

2. Robust standard errors in parentheses *** $p<0.01$, ** $p<0.05$, * $p<0.1$。

从获得代际经济转移视角来看，表6-5、表6-6、表6-7的估计结果表明，"新农合"制度显著提高了老年父辈获得代际经济转移的概率和金额，同时这种"挤入"效应对高收入老年父辈的影响更为明显，但对中年父辈获得代际经济转移的概率和金额均无显著影响。对高收入老年父辈产生的"挤入"效应更大，可能的解释是鉴于健康的重要性和特殊性，"新农合"制度使高收入老年群体更有意愿和能力购买更多数量和更高质量的医疗服务，特别是购买更高质量的医疗服务，而高质量医疗服务费用能够报销的范围和比例相对较低，因此医疗费用增加幅度相对较大。相对而言，低收入老年群体在医疗服务利用数量和质量上会受到一定的限制，医疗费用增加的幅度相对较小。在利他动机条件下，子辈会向医疗费用更多的高收入父辈提供更多的经济转移，以平滑他们的消费。

另外，从最后的结果来看，"新农合"制度对老年父辈接受代际经济转移具有"挤入"效应，但这个效应是"挤入"效应和"挤出"效应相互作用的结果，而不是仅仅只有"挤入"效应，只是"挤入"效应大于

"挤出"效应而表现为"挤入"效应，原因有以下几点：

第一，"新农合"制度降低了医疗服务的相对价格，减少了老年父辈的医疗支出，在一定程度上增强了老年人看病的支付能力，子辈出于利他动机考虑，会减少对老年父辈的经济支持，从而产生"挤出"效应。

第二，随着医疗技术的不断进步，各种新型医疗设备和药物的推广使用，再加上医生的诱导消费等原因，老年人看病的费用节节攀升（封进等，2010；宁满秀、刘进，2014），在一定程度上减弱了"新农合"制度对父辈获得子辈经济转移的"挤出"效应。

第三，较之于其他群体，老年人的健康状况普遍不好，有强烈的医疗服务需求。"新农合"制度降低了医疗服务的相对价格，较好地释放了参合老年群体的医疗服务需求，提高了参合老年人的医疗服务利用率。参合老年人医疗服务利用率的提高，首先会带来医疗支出的增加，在利他动机前提下子辈会提高对父辈经济转移的数量，直接产生"挤入"效应；其次会增加子辈看望父辈的次数，进而提高对父辈的经济转移，间接产生"挤入"效应。

第四，社会保障具有认识效应（Cagan，1956），"新农合"制度会让子辈认识到赡养父辈的重要性，从而自觉提供更多的经济转移。在各种因素的共同作用下，"挤入"效应大于"挤出"效应，由此得到最终的"挤入"效应。

（二）"新农合"制度的代际减贫效应——提供经济转移

1. "新农合"制度对老年父辈提供代际收入转移的影响

表6-8汇报了"新农合"制度对老年父辈提供代际经济转移概率和代际经济转移金额的影响。Heckman样本选择模型中的逆米尔斯比率不显著，说明代际经济转移不存在样本选择性偏误问题，因此按照两部模型的计量结果进行分析。

本书重点关注的是调查年份、参合组、"调查年份＊参合组"的估计结果。第（2）列为父辈提供经济转移的概率，调查年份和"调查年份＊参合组"的边际系数均不显著，参合组的边际系数显著为负。第（3）列为父辈提供经济转移的金额，"调查年份＊参合组"、调查年份、参合组的系数均不显著。

从估计结果来看，"新农合"制度虽然降低了老年父辈提供代际经济转移的概率，提高了老年父辈提供代际经济转移的金额，但都不具统计意义上的显著性。因此，没能找到"新农合"制度影响老年父辈提供代际经济转移的证据。鉴于此，控制变量的估计结果本书就不做分析。

表 6-8 提供经济转移的估计结果（老年群体）

变量类型	两部模型		Heckman 样本选择模型	
	第一部分（边际系数）	第二部分	第一部分（边际系数）	第二部分
调查年份	0.287	0.154	0.269	-0.177
	(1.643)	(1.188)	(1.062)	(0.613)
参合组	-0.116*	0.204	-0.087	0.266
	(0.063)	(1.948)	(1.162)	(1.704)
调查年份 * 参合组	-0.117	0.045	-0.093	0.076
	(0.643)	(0.623)	(1.062)	(0.612)
性别	0.074	0.052*	0.062	-0.795**
	(0.061)	(0.031)	(0.082)	(0.398)
年龄	0.005	-0.041	0.017	-0.093*
	(0.004)	(0.057)	(0.015)	(0.052)
婚姻状况	-0.029	-0.178*	-0.032	-0.074**
	(0.073)	(0.105)	(0.073)	(0.033)
受教育程度	0.058***	0.057**	0.036**	0.082**
	(0.021)	(0.024)	(0.016)	(0.039)
自评健康状况	0.089***	0.108*	0.065**	0.732**
	(0.031)	(0.059)	(0.026)	(0.338)
子女数量	0.101	0.086*	0.093	0.069*
	(0.108)	(0.047)	(0.078)	(0.041)
子女平均受教育程度	-0.077***	0.488	-0.071***	0.219
	(0.027)	(1.295)	(0.027)	(0.477)
子女平均收入水平	-0.059*	-0.037**	-0.092*	-0.069**
	(0.032)	(0.018)	(0.053)	(0.035)
家庭年收入（对数）	0.031**	0.048*	0.028**	0.079*
	(0.014)	(0.025)	(0.014)	(0.046)

变量类型	两部模型		Heckman 样本选择模型	
	第一部分 （边际系数）	第二部分	第一部分 （边际系数）	第二部分
家庭人口规模	−0.024**		−0.057	
	(0.011)		(0.316)	
照看孙子女	−0.106*	0.077	−0.152**	0.093
	(0.057)	(0.824)	(0.068)	(0.139)
所属区域	−0.052**	−0.083	−0.095*	−0.073
	(0.023)	(0.163)	(0.054)	(0.259)
逆米尔斯比率			−1.854	
			(1.373)	
Observations	1657	1657	1657	1657

注：1. 表中括号内报告的是样本标准差（standard error）。

2. Robust standard errors in parentheses *** p<0.01，** p<0.05，* p<0.1。

2. "新农合"制度对中年父辈提供代际收入转移的影响

表6-9汇报了"新农合"制度对中年父辈提供代际经济转移概率和代际经济转移金额的影响。Heckman样本选择模型中的逆米尔斯比率不显著，说明代际经济转移不存在样本选择性偏误问题，因此按照两部模型的计量结果进行分析。

第一，本书重点关注的是调查年份、参合组、"调查年份＊参合组"的估计结果。第（2）列为父辈提供经济转移的概率，"调查年份"边际系数表明2013年父辈提供代际经济转移的概率和2011年没有显著差别；"参合组"边际系数表明参合组提供代际经济转移的概率显著高于控制组；"调查年份＊参合组"的边际系数表明"新农合"制度未能显著提高父辈提供经济转移的概率。第（3）列为父辈提供经济转移的金额，"调查年份"边际系数表明2013年父辈提供代际经济转移的金额和2011年没有显著差别；"参合组"边际系数表明参合组提供代际经济转移的金额显著高于控制组；"调查年份＊参合组"的边际系数表明"新农合"制度使父辈提供经济转移的金额显著提高了3.3%。总的来说，"新农合"制度对父辈提供代际经济转移金额具有一定的"挤入"效应。

第二，在其他控制变量方面，就性别虚拟变量而言，男性父辈提供代际经济转移的概率和金额均显著高于女性父辈，从一定程度上说明在农村地区男性具有更强的收入获取能力。可能由于CHARLS 2011 年全国基线调研数据和2013 年全国追踪调研数据间隔时间较短，年龄对父辈提供代际经济支持的概率和金额均无显著影响。婚姻状况虚拟变量对代际经济转移概率有显著影响，"离婚、丧偶"群体比"已婚且同住"群体提供代际经济转移的概率显著减少4.3%，稳定的婚姻状况对父辈提供代际经济转移具有一定的"挤入"效应。父辈的受教育程度越高、自评健康状况越好、子女数量越多，子辈提供代际经济转移的概率和金额越高。子女受教育程度越高、经济状况越好，可以显著减少父辈提供经济转移的概率，但对经济转移金额无显著影响。家庭年度收入每提高1%，向父辈提供代际经济转移的金额显著提高0.023%，但对代际经济转移概率无显著影响。照看孙子女使父辈提供代际经济支持的概率显著降低14.1%，但对提供代际经济转移金额无显著影响，从一定程度上说明即使父辈为子辈承担养育子女的责任，但不会因此减少对子辈的经济支持金额，父辈对子辈的经济转移动机更多的是利他动机。

表 6-9　　　　　　　　　提供经济转移的估计结果（中年群体）

变量类型	两部模型		Heckman 样本选择模型	
	第一部分（边际系数）	第二部分	第一部分（边际系数）	第二部分
调查年份	0.272	0.498	0.253	0.383
	(0.165)	(1.569)	(0.166)	(1.845)
参合组	0.041*	0.063*	0.022**	0.045*
	(0.023)	(0.035)	(0.008)	(0.027)
调查年份*参合组	0.106	0.033**	0.127	0.065*
	(0.171)	(0.016)	(0.172)	(0.035)
性别	0.078*	0.116*	0.037*	0.156**
	(0.045)	(0.063)	(0.021)	(0.069)
年龄	-0.002	-0.063	-0.006	-0.077
	(0.008)	(0.095)	(0.008)	(0.086)
婚姻状况	-0.043**	0.378	-0.051**	0.468
	(0.021)	(0.639)	(0.018)	(1.196)

变量类型	两部模型		Heckman 样本选择模型	
	第一部分（边际系数）	第二部分	第一部分（边际系数）	第二部分
受教育程度	0.047**	0.103**	0.021*	0.082**
	(0.021)	(0.048)	(0.011)	(0.039)
自评健康状况	0.086***	0.0728*	0.077**	0.142**
	(0.031)	(0.041)	(0.038)	(0.062)
子女数量	0.058**	0.062*	0.035*	0.091*
	(0.027)	(0.032)	(0.021)	(0.053)
子女平均受教育程度	−0.059*	0.113	−0.046*	0.142
	(0.033)	(0.220)	(0.027)	(0.251)
子女平均收入水平	−0.047*	−0.332	−0.046*	−0.285
	(0.026)	(0.241)	(0.024)	(0.267)
家庭年收入（对数）	0.029	0.023**	0.010	0.036**
	(0.019)	(0.011)	(0.023)	(0.017)
家庭人口规模	−0.053**		−0.082*	
	(0.026)		(0.049)	
照看孙子女	−0.141**	0.004	−0.102*	0.005
	(0.067)	(0.066)	(0.061)	(0.078)
所属区域	0.022	0.102**	0.021	0.135***
	(0.074)	(0.048)	(0.074)	(0.034)
逆米尔斯比率			−1.039	
			(3.048)	
Observations	1427	1427	1427	1427

注：1. 表中括号内报告的是样本标准差（standard error）。

2. Robust standard errors in parentheses *** $p<0.01$, ** $p<0.05$, * $p<0.1$。

3. "新农合"制度对不同收入中年父辈提供代际收入转移的影响

为考察"新农合"制度对不同收入中年父辈提供代际经济转移是否存在差异性，按照"家庭人均年度收入"为标准，把中年群体划分为低收入群体和高收入群体，然后分样本进行回归。使用 Heckman 样本选择模型进行估计时，低收入群体和高收入群体的逆米尔斯比率均不显著，说明不存在样本选择问题。为简化起见，表6-10仅汇报了两部模型的估计结果。

首先，本书重点关注的是调查年份、参合组、"调查年份＊参合组"的估计结果。第（2）和第（4）列分别为低收入和高收入中年父辈提供代际经济转移的概率，"调查年份"边际系数为正且都不显著，说明两类群体的父辈提供代际经济转移的概率没有随时间发生显著的变化；"参合组"边际系数说明，仅在高收入中年父辈中参合组提供代际经济转移的概率显著高于控制组；"调查年份＊参合组"边际系数说明，"新农合"制度仅使高收入中年父辈提供代际经济转移的概率显著提高。第（3）和第（5）列分别为低收入和高收入中年父辈提供代际经济转移的金额，"调查年份"系数低收入群体为正、高收入群体为负，但都不显著，说明两类群体父辈提供代际经济转移的概率没有随时间发生显著的变化；"参合组"系数表明，仅在高收入中年父辈中参合组提供代际经济转移的金额显著高于控制组；"调查年份＊参合组"边际系数说明，"新农合"制度仅使高收入中年父辈提供代际经济转移的金额显著提高。总的来说，"新农合"制度对高收入群体中年父辈提供代际经济转移的概率和金额有显著的"挤入"效应，但对低收入群体中年父辈提供代际经济转移的概率和金额无显著的影响。

其次，在其他控制变量方面，性别、自评健康状况、子女数量、子女平均收入水平、家庭年收入等变量是影响父辈提供代际经济转移概率和转移金额的主要因素，同时这些变量对低收入父辈和高收入父辈提供代际经济转移的影响存在一定的差异性。总的来说，男性父辈提供经济转移的概率和金额比女性父辈更高、更多。自评健康状况越好、子女数量越多、家庭年度收入越高，父辈提供经济转移的概率和金额越高。子女的经济状况越好，父辈提供经济转移的概率和金额越低。

表6-10　　　　　　　提供经济转移的估计结果（不同收入中年群体）

变量类型	低收入中年群体		高收入中年群体	
	第一部分（边际系数）	第二部分	第一部分（边际系数）	第二部分
调查年份	0.106	0.706	0.295	−0.102
	(0.134)	(1.367)	(0.312)	(1.559)

续表

变量类型	低收入中年群体		高收入中年群体	
	第一部分（边际系数）	第二部分	第一部分（边际系数）	第二部分
参合组	0.062	0.268	0.102*	0.137*
	(0.112)	(1.255)	(0.057)	(0.076)
调查年份＊参合组	-0.084	0.046	0.039*	0.051**
	(0.142)	(0.057)	(0.021)	(0.023)
性别	0.037*	0.083**	0.065	0.167*
	(0.021)	(0.038)	(0.052)	(0.091)
年龄	-0.004	-0.044	-0.002	-0.030
	(0.003)	(0.034)	(0.013)	(0.035)
婚姻状况	-0.053	-0.133**	-0.047	-0.159*
	(0.106)	(0.058)	(0.059)	(0.093)
受教育程度	0.053*	0.153	0.075*	0.216
	(0.032)	(0.421)	(0.041)	(0.739)
自评健康状况	0.045*	0.125*	0.039**	0.014**
	(0.027)	(0.069)	(0.017)	(0.006)
子女数量	0.032	0.124**	0.048	0.151**
	(0.101)	(0.075)	(0.309)	(0.064)
子女平均受教育程度	0.091	0.125	-0.038*	0.203
	(0.323)	(0.198)	(0.022)	(0.221)
子女平均收入水平	-0.045**	-0.076**	-0.029*	-0.152*
	(0.019)	(0.035)	(0.017)	(0.081)
家庭年收入（对数）	0.064*	0.046	0.091	0.052*
	(0.037)	(0.138)	(0.112)	(0.028)
家庭人口规模	-0.036*	0.129	-0.075*	0.217
	(0.021)	(0.542)	(0.042)	(0.651)
照看孙子女	-0.089*	-0.169*	-0.105	-0.063*
	(0.047)	(0.093)	(0.219)	(0.036)

续表

变量类型	低收入中年群体		高收入中年群体	
	第一部分（边际系数）	第二部分	第一部分（边际系数）	第二部分
所属区域	-0.049*	-0.340	-0.052	-0.145**
	(0.029)	(0.510)	(0.049)	(0.063)
Observations	685	685	742	742

注：1. 表中括号内报告的是样本标准差（standard error）。

2. Robust standard errors in parentheses *** $p<0.01$，** $p<0.05$，* $p<0.1$。

从提供代际经济转移视角来看，表6-8、表6-9、表6-10的估计结果表明，"新农合"制度显著提高了中年父辈提供代际经济转移的金额，同时这种"挤入"效应对高收入中年父辈的影响更为明显，但对老年父辈提供代际经济转移的概率和金额均无显著影响。

从最后的结果来看，"新农合"制度对中年父辈提供代际经济转移具有"挤入"效应，但这个效应是"挤入"效应和"挤出"效应相互作用的结果，而不是仅仅只有"挤入"效应，只是"挤入"效应大于"挤出"效应而表现为"挤入"效应，原因有以下几点：

第一，"新农合"制度降低了医疗服务的相对价格，降低了中年父辈的医疗支出，相当于提高了中年父辈的收入水平，在一定程度上增强了其向子辈提供经济转移的能力和可能性，会产生"挤入"效应。

第二，"新农合"制度提高了中年父辈的医疗服务利用率，增加了中年父辈的医疗费用，相当于降低了中年父辈的收入水平，在一定程度上减少了其向子辈提供经济转移的能力和可能性，会产生"挤出"效应。

第三，"新农合"制度作为一项医疗保险，具有最基本的保障功能，可以在一定程度上降低中年父辈的疾病经济风险，减少对未来不确定性的预期，能在一定程度上增加其向子辈提供经济转移的意愿和可能性，会产生"挤入"效应。在各种因素的共同作用下，"挤入"效应大于"挤出"效应，由此得到最终的"挤入"效应。

三　研究结论

首先，构建家庭效用函数模型，建立"新农合"制度代际减贫效应的分析框架，从直接和间接两种方式阐述"新农合"制度代际收入转移效应的作用机制。其次，利用 CHARLS 2011 年全国基线调研数据和 2013 年全国追踪调研数据，采用差分内差分（DID）面板结构的两部模型和 Heckman 样本选择模型，以受访者为参照系，从接受经济支持和提供经济支持两种视角，研究"新农合"制度对老年群体和中年群体代际收入分配转移的影响，并区分这种影响在不同收入群体之间的差异，主要结论如下：

（一）"新农合"制度对获得代际收入分配转移的影响

对老年父辈而言，"新农合"制度使其获得代际经济转移的概率和规模显著提高了 16.5% 和 5.1%。在不同收入群体老年父辈的影响方面，"新农合"制度对低收入老年父辈获得代际经济转移的概率无显著影响，但使其获得代际经济转移的规模显著提高了 2.5%；"新农合"制度使高收入群体父辈获得代际经济转移的概率和规模显著提高了 12.7% 和 7.8%。对中年父辈而言，"新农合"制度对其获得代际经济转移的概率和规模的影响在统计意义上均不具显著性。

从获得代际经济转移视角来看，整体而言"新农合"制度显著提高了老年父辈获得代际经济转移的概率和金额，具有一定的"挤入"效应，同时这种"挤入"效应对高收入老年父辈的影响更为明显。因此，"新农合"制度能够在一定程度上增加子辈向老年父辈提供代际经济转移的概率和金额，有利于维护老年群体的医疗和养老权益，提高老年群体的福利水平，制度实施效果较好。与低收入老年群体相比，高收入老年群体从中得到的实惠更多，这种现象的实质是医疗卫生资源和服务配置的阶层性差异（胡宏伟、栾文敬、杨睿等，2012）。

另外，本章构建了家庭效用函数模型，假定"新农合"制度能够提高农村居民的医疗服务利用率、增加医疗消费，每个成员都是以利他动机进行决策，在上述假定下"新农合"制度会增加子辈对父辈经济转移的数量，产生"挤入"效应。计量结果证明了家庭效用模型中的结论。

（二）"新农合"制度对提供代际收入分配转移的影响

对中年父辈而言，"新农合"制度使其提供代际收入分配转移的金额显著提高了 3.3%，但对提供代际经济转移概率无显著影响。在不同收入群体中年父辈的影响方面，"新农合"制度使高收入中年父辈提供代际经济转移的概率和金额显著提高了 3.9% 和 5.1%，但对低收入中年父辈提供代际经济转移的概率和金额无显著影响。对老年父辈而言，"新农合"制度对其提供代际经济转移的概率和金额的影响在统计意义上均不具显著性。

从提供代际收入分配转移视角来看，整体而言"新农合"制度显著提高了中年父辈提供代际经济转移的金额，同时这种"挤入"效应对高收入中年父辈的影响更为明显。因此，"新农合"制度能够在一定程度上增加中年父辈特别是高收入中年父辈向青年子辈提供代际经济转移的概率和金额，对面临各种压力的青年子辈而言有一定的帮助。在中国传统文化背景下，父辈一般都会竭尽所能、心甘情愿地帮助子辈，本书认为中年父辈对青年子辈的经济转移不能视为代际剥削，而是家庭福利最大化的理性选择。

总的来说，"新农合"制度通过医疗服务价格和医疗服务利用机制，对老年父辈获得家庭代际经济转移和中年父辈提供经济转移均具有一定的"挤入"效应，且"挤入"效应在高收入老年父辈和高收入中年父辈中的作用更大。因此，"新农合"制度在促进家庭之间的代际经济转移的同时，一方面有效维护了老年父辈的健康、医疗权益，使老年父辈获益；另一方面有利于中年父辈向子辈提供更多的代际经济转移，使中年父辈的子辈获益。

第七章　农村医疗保险制度整体减贫效应研究

改革开放以来，我国经济持续快速增长，已成为世界第二大经济体，社会文化、民主法治等取得重大突破，人民生活水平大幅提高，不断向世界贡献中国智慧和中国经验，这些都是令人骄傲、来之不易的改革成果。但是，经济体制改革、发展转型升级过程中仍有很多问题非常突出、亟须解决，收入分配便是其中的问题之一。收入分配问题主要表现为收入分配不公和收入差距过大，同时各种收入差距衡量指标持续走高，城乡之间、地区之间、行业之间的收入差距持续扩大，给我国经济可持续健康发展和社会和谐稳定带来了巨大挑战（李实，2012）。2015 年全国居民收入基尼系数为 0.462，2016 年全国居民收入基尼系数为 0.465[①]，大大高于国际警戒线 0.4 的标准。2015 年是继 2008 年达到 0.491 之后的第 7 年下降，也是 2001 年以来的最低点。尽管不少学者认为近几年已经出现了缩小趋势，但收入分配不公和收入差距程度的严重，仍被认为是引发社会不稳定的重要因素。在进入人均 GDP 达 5000 美元的中等收入国家水平之后，收入分配问题能否妥善处理，被认为是影响可否成功跨越"中等收入陷阱"的关键所在（李清彬，2014）。

调节收入分配是政府的重要职能之一，西方发达国家的社会保障在政府调节收入分配的过程中发挥了重要作用。为解决"看病难、看病贵"问题，让广大农村居民享有最基本的医疗卫生服务权益的"新农合"制度自 2003 年实施以来，就肩负着调节收入分配的责任和使命，是我国政府调节农村居民收入分配差距和医疗服务利用不公平的主要手段之一（王震，2010）。特别是 2010 年以后，筹资标准不断提高、保障能力不断增强，由注重覆盖范围到注重保障能力。那么，在全面提升阶段，"新农合"制度调节收入分配的效果如何？缩小还是扩大了收入差距？促进还是阻碍了医

---

① http://news.sohu.com/20170120/n479204095.shtml.

疗服务利用的公平性？

现有研究主要利用基尼系数、洛伦兹曲线、集中指数、集中度曲线、泰尔指数、阿特金森指数等指标来研究"新农合"制度的再分配效应，评估"新农合"制度调节收入差距的效果、促进医疗服务利用公平的作用，由于数据来源、数据采集时间、计量方法等原因，尚未达成较为一致的结论。

部分研究成果认为，"新农合"制度补偿后使农村居民的基尼系数显著下降，从整体上改善了农村地区的收入不平等程度、能显著降低村庄内部的收入分配不均等程度和缩小收入差距（谭晓婷，2010；齐良书，2011；陈文艺，2014），补偿机制有利于穷人（胡金伟等，2007），健康状态较差的穷人是最大的受益者（封进、宋铮，2007）。

部分研究成果认为，"新农合"制度没有能够起到缩小收入差距的作用，低收入人群在参合后收入水平受损，高收入人群受益更多，医疗费用增长加大了农民间的收入差距（汪宏、Winnie Yip等，2005；曹阳，宋文，李玥等，2014；马千慧、高广颖、马骋宇等，2015），有必要对其缴费和报销政策等各项制度设计进行完善（白重恩、董丽霞、赵文哲，2013）。

部分研究成果认为，"新农合"制度能够在一定程度上缩小农村地区的收入差距、提高健康公平，但作用比较有限（王翌秋，2011；徐强、叶浣儿，2016）。

本章将采用中国健康与养老全国追踪调查（CHARLS）2013年全国追踪调研数据，研究"新农合"制度在农村的整体再分配调节效应。首先，分析"新农合"制度在农村的整体再分配调节效应的作用机制。然后，利用基尼系数研究"新农合"制度调节农村收入差距的能力，利用集中指数分析医疗服务利用公平的现状。最后，利用两部模型和Heckman样本选择模型研究各收入阶层从"新农合"制度住院补偿中的受益情况，综合评价"新农合"制度在农村的整体减贫效应。

第一节　农村医疗保险制度整体减贫效应的作用路径

一　农村医疗保险制度整体减贫效应的含义

经济学意义上的收入分配指在一定时期内经济活动成果和社会物质财富在各经济主体之间的分配，通俗来讲就是研究创造的劳动成果和物质财富由谁来分、如何分、分给谁、分多少的问题。现有成果主要围绕公平和效率两条主线，从宏观和微观、组织和个人两个维度来研究收入分配问题。

根据研究的内容，收入分配有不同的类型。目前，较为主流的分类标准有两种：一是按照分配次序划分的初次分配、再分配和三次分配；二是按照分配主体划分的规模性收入分配和功能性收入分配。当前，我国收入分配领域最严重也是最迫切需要解决的问题是收入分配不公和收入差距过大。收入分配不公和收入差距体现为区域之间、行业之间、城乡之间、城镇内部、农村内部等。

本书主要从微观层面，研究"新农合"制度在同一时期、不同农村居民群体之间的再分配效应，客观评价"新农合"制度调节农村内部收入分配的能力和效果，属于对二次分配和规模性收入分配的研究。再分配的实质是社会财富或收入在不同群体间和不同时期内的转移，"劫富济贫"是人们对收入再分配一个最通俗的界定，至少是人们对再分配所赋予的期待（图洛克，2008）。其实，再分配是一种"很中性的转移"，不仅包括财富或收入从富人"转移"至穷人，也包括相反方向的转移。

"新农合"制度在农村的整体减贫效应主要从公平视角出发，研究在筹资和补偿前后，对农村居民收入基尼系数、医疗费用集中指数的影响，分析"新农合"制度调节收入差距的能力和医疗服务利用不平等的现状，同时研究对住院补偿费用的影响，分析"新农合"制度对住院补偿的公平性。

二 农村医疗保险制度整体减贫效应的作用路径

总的来说，"新农合"制度可以通过权利和义务关系的非完全对等进行资金筹集和待遇支付，调节农村居民的再分配。由于参合者和各级财政都在缴费，而享受"新农合"制度补偿的只是一部分人群，因而"新农合"制度有很强的再分配功能。有研究表明，10%的人口消耗60%的医疗卫生总费用，而有近30%的人口几乎没有消耗医疗卫生资源（萧庆伦，2004）。具体来讲，"新农合"制度主要从医疗保险性质、筹资机制和补偿机制三个方面发挥调节农村居民再分配的功能。

首先，作为一种医疗保险，"新农合"制度的再分配功能的根源在于风险的不确定性和保险制度的设计原理。医疗保险是基于医疗风险事故发生的必然性和某一个体遭遇医疗风险事故的不确定性而形成的一种互助共济机制，具有"千家万户帮一家"的功能。即个体都有患病的可能，但何时患病、患何种病、医疗费用多少等都是不确定的。农村居民参合后，其个人的缴费就会进入"新农合"制度的基金。参合个体一旦患病，就会享受报销医疗费用的权利。"新农合"制度不仅能够报销农村居民的医疗费用，还会提高农村居民医疗服务利用的概率，由此形成了社会财富和医疗资源再分配的内在驱动力。

其次，从筹资机制来看，"新农合"制度的基金来源于各级财政补贴和农村居民的缴费。2010年以前，各级财政补贴标准与个人缴费标准的比值在4∶1左右，至2016年下降至3∶1，各级财政补贴是"新农合"制度运行的经济基础。同时，农村居民是以人头为标准进行缴费，除贫困家庭和五保户免缴外，所有个体缴费标准相同。因此，在筹资过程中，社会财富在农村居民之间进行了再分配。

再次，从补偿机制来看，"新农合"制度出台了针对不同人群和病种的补偿办法。对于一般疾病，可以通过门诊和住院两种方式进行报销，门诊和住院政策范围内的报销比分别是50%和75%[1]；对于慢性病，可以通过办理慢性病卡的方式直接报销门诊费用；如患重大疾病，对于超出一般门诊和住院补偿标准的部分，可再通过重大疾病保险进行二次报销。农村居民患病后，"新农合"制度基金就会按照规定报销部分或全部政策范围内的医疗费用。此时，社会财富和医疗资源在农村居民健康者和患病者、患小病者和患大病者之间进行了再分配。

第二节 模型设定和变量选取

一 研究方法和模型设定

（一）研究方法

测度再分配效应的指标较多，常见的有基尼系数、泰尔指数、差异指数、Atkinson指数、库兹涅茨指数、收入不良指数、变异系数、达尔顿指数等，这些指数从不同的角度测度再分配效应的效果，各有所长。本书沿用已有且常用的研究，选取医疗卫生服务领域常用的基尼系数和洛伦兹曲

---

[1] 国家卫生和计划生育委员会、财政部：《关于做好2016年新型农村合作医疗工作的通知》（http：//www.nhfpc.gov.cn/jws/s3581sg/201605/75708452f90a43d38990bfd992a19d6b.shtml）。

线从总体上度量新型农村合作医疗对农民的收入再分配效应，选取集中指数和集中度曲线来分析"新农合"制度住院补偿的受益情况。

1. 基尼系数

基尼系数利用洛伦兹曲线和绝对公平线计算相关面积来反映收入分配的公平程度，是一种综合性较强的再分配测度指标，也是经济学中衡量收入公平性的一种重要方法。基尼系数的计算方法很多，如斜方差法、几何方法、相对平均差方法、矩阵法等，虽然方法不同，但每种方法的理论基础都是积分思想。本书选择 Yao（1999）介绍的 Excel 电子表格方法计算基尼系数。

把样本人口分为 n 组，设 wi、mi、pi 分别表示第 i 组的人均纯收入份额、第 i 组的平均人均纯收入、第 i 组人口占样本总人口比重（人口频数），其中 i = 1，2，…n。对全部样本按照人均纯收入从小到大的顺序排序后，基尼系数计算公式如式 7.1 所示。

$$G = 1 - \sum_{i=1}^{n} 2 B_i = 1 - \sum_{i=1}^{n} p_i (2 Q_i - W_i) \qquad (7.1)$$

其中，$Q_i = \sum_i$，表示从 1 到 i 的累计收入比重，$p_1 + p_2 + \cdots + p_n = 1$，$w_1 + w_2 + \cdots + w_n = 1$。B 为洛伦兹曲线右下方的面积。

基尼系数的取值范围是 [0，1]，绝对值越大，收入分配的公平性越差。

2. 集中指数（CI）

Wagstaff（1998）在改进基尼系数法的基础上，把集中指数引入了研究医疗卫生服务利用公平性领域。目前，集中指数已成为研究与社会经济状况相关的健康、医疗服务利用变量公平性的一种最常用的方法。集中指数的计算方法跟基尼系数的计算方法较为类似。首先，绘制集中度曲线。集中度曲线的横轴表示按照某个社会经济指标由差到好排序的各组人群的累计百分比，纵轴表示医疗服务利用变量、健康变量等的累计百分比，例如医疗支出、自评健康状况。其次，利用集中度曲线计算集中指数。集中曲线与对角线面积的两倍称为集中指数。计算公式如式 7.2 所示。

$$CI = \frac{2}{y} cov(y_i, R_i) = \frac{2}{n y} \sum_{i=1}^{n} y_i R_i - 1 \qquad (7.2)$$

其中，yi 表示个体医疗服务利用变量或健康状况变量，y 表示样本医疗服务利用或健康状况的均值，Ri 表示个人按收入由低到高排序的分数秩次，n 表示样本量。

集中指数的取值范围是 [-1，+1]。当集中曲线在对角线之上时，集中指数小于 0，表示观测变量更多的集中于低收入人群，呈现出亲穷人的不平等。当集中曲线在对角线之下时，集中指数大于 0，表示观测变量更多的集中于高收入人群，呈现出亲富人的不平等。集中指数等于 0 时，表示医疗服务利用、健康状况等观测变量的绝对公平。集中指数的绝对值越大，不平等性程度越高。

（二）计量方法和模型设定

1. 计量方法

CHARLS 数据中存在很多住院补偿 0 费用样本，很容易导致样本选择偏误问题。住院补偿费用包括是否发生了住院支出以及住院补偿金额两个方面的含义。相应的，住院补偿费用有两个特点：一是住院补偿金额的分布可能是非正态的，对于非正态分布问题采取住院补偿费用取对数的方式进行处理。二是存在大量 0 住院补偿金额样本，对于 0 数据结构可采用两部模型和 Heckman 样本选择模型解决住院补偿费用可能存在的样本选择性偏误问题，将"分阶段"的住院补偿费用在计量模型中体现，获得无偏估计。选择的依据是数据生成的过程，即住院补偿费用 0 是否代表样本真实的意愿。如果住院决策和住院补偿金额是两个独立的过程，此时住院补偿金额为 0 代表样本真实的意愿，应选择两部模型。如果样本由于自身经济条件有限、对"新农合"制度的政策不了解、不知道如何报销、医院距离太远等原因没有得到住院补偿费用，但并不代表样本的真实意愿，这种条件下适合 Heckman 样本选择模型。

两部模型和 Heckman 样本选择模型是研究存在大量 0 样本时常用的有效模型，由于模型设定存在差异，适用范围有所不同，各有所长和局限性。首先，在两部模型中，第一部分和第二部分是相互独立的，个体是否发生住院支出和住院补偿的多少没有关系，二者的随机误差项等于 0；在 Heckman 样本选择模型中，住院支出方程是个体在选择方程的基础上进行的决策，随机误差项不等于 0。其次，Heckman 样本选择模型比两部模型多了一项逆米尔斯比率（IMR），用来纠正选择性偏误。

2. 模型设定

（1）两部模型

研究个体住院报销费用的影响因素时，两部模型的决策分为两个步骤。第一部分是住院医疗支出发生的概率，是分类事件，本书采用 Probit 模型进行估计。第一部分的决策模型如式 7.3 所示。

$$I_i^* = \beta_{1i} X_i + \varepsilon_i \quad \varepsilon_i \sim N(0, 1) \tag{7.3}$$

式 7.3 中，I_i^* 是被解释变量，表示发生正的住院医疗支出的概率，等于 1 表示产生了住院医疗支出，等于 0 表示没有产生住院医疗支出；X_i 是解释变量，包括个体特征变量、健康状况变量、健康行为变量和家庭特征变量，如性别、年龄、慢性病数量、吸烟、饮酒、家庭年度收入等；β_{1i} 为待估参数；ε_i 为随机干扰项。

第二部分是住院报销金额，采用广义最小二乘法进行估计。第二部分的住院补偿模型如式 7.4 所示。

$$Y_i \mid I_i = 1 = \beta_{2i} X_i + \mu_i \quad \mu_i \sim N(0, \sigma^2) \tag{7.4}$$

由于，$\varepsilon_i \sim N(0, 1)$，$\mu_i \sim N(0, \sigma^2)$。可得式 7.5：

$$E(Y_i \mid I_i = 1, X_i) = ? \ (\beta_1 X_i) \, exp\left(\beta_2 X_i + \frac{\sigma^2}{2}\right) \tag{7.5}$$

式 7.4 中，模型假定，第一部分和第二部分的随机干扰项不相关，即 $Cov(\varepsilon_i, \mu_i) = 0$。$Y_i$ 是被解释变量，指个体一年的住院补偿费用。X_i 是解释变量，内容和式 7.3 一样，β_{2i} 为待估参数。根据两部模型假定，式 7.3 中的是否发生住院医疗支出和式 7.4 中的住院补偿费用是相互独立的两个决策。

（2）Heckman 样本选择模型

Heckman 样本选择模型有两个阶段，第一阶段是选择方程，模型设定如式 7.6 所示。

$$I_i^* = \beta_{1i} X_i + \varepsilon_i \quad \varepsilon_i \sim N(0, 1) \tag{7.6}$$

式 7.6 中，I_i^* 是被解释变量，表示发生正的住院医疗支出的概率，等于 1 表示产生了住院医疗支出，等于 0 表示没有产生住院医疗支出；X_i 是解释变量，包括个体特征变量、健康状况变量、健康行为变量和家庭特征变量，变量设定和两部模型一样；ε_i 为随机干扰项；β_{1i} 为待估参数。γ_i 表示第 i 个样本的逆米尔斯比率（Inverse Mills Ratio，以下简称 IMR），计算公式如式 7.7 所示。

$$\gamma_i = \frac{\varphi\left(-\dfrac{\beta_i \gamma_i}{\sigma_i}\right)}{1 - \Phi\left(-\dfrac{\beta_i \gamma_i}{\sigma_i}\right)} = \frac{\varphi\left(-\dfrac{\beta_i \gamma_i}{\sigma_i}\right)}{\Phi\left(\dfrac{\beta_i \gamma_i}{\sigma_i}\right)} \tag{7.7}$$

其中，φ 和 Φ 分别表示标准正态分布的密度函数和分布函数。通过 Probit 方法估计 γ_i、σ_i，然后构造出逆米尔斯比率（IMR）γ_i 的估值 λ_i。然后，把逆米尔斯比率（IMR）γ_i 估值 λ_i 作为解释变量之一，加入支出方程，形成扩大的结果等式。

第二阶段是住院补偿方程，利用经过选择的可观测到的样本，把这些预测的概率作为新的自变量加入原来的模型中，住院补偿费用采用极大似然估计。模型设定如式 7.8 所示。

$$Y_i \mid I_i = 1 = \beta_{2i} X_i + \mu_i \quad \mu_i \sim N(0, \sigma^2) \tag{7.8}$$

模型假定，选择方程和支付方程的随机干扰项相关，即 $Cov(\varepsilon_i, \mu_i) \neq 0$

式 7.8 中，Y_i 是被解释变量，变量设定和两部模型一致。X_i 是解释变量，和选择方程相比，多了一项逆米尔斯比率（IMR），少了一项受教育程度。如果逆米尔斯比率（IMR）γ_i 的估计结果显著且不为零，表明住院补偿存在样本选择问题，使用最小普通二乘法（OLS）估计将是有偏的，Heckman 样本选择模型的估计结果更为有效。如果逆米尔斯比率（IMR）γ_i 的估计结果不显著，说明住院补偿不存在样本选择问题。同时，为了解决模型的识别问题，第一阶段使用的变量中，要至少有一个只出现在第一阶段作为工具变量，对逆米尔斯比率（IMR）进行修正。本书选择受访者受教育程度作为识别变量，这一变量会影响住院医疗支出的可能性，但并不必然影响住院补偿费用。

二 数据说明和变量选取

（一）数据说明

根据研究目的，本书使用中国健康与养老追踪调查（CHARLS）2013 年追踪调查数据，选择户口类型为"农业"的农村中老年人为样本。同时，为把"新农合"制度的效应从其他医疗报销中分离出来，在户口类型为"农业"的群体中，仅选择参加"新农合"制度和没有任何医疗保险的样本为研究对象。

在上述思路下，本书将 CHARLS 2013 年的家庭数据和个人数据，以家庭编号（ID）和个人编号（ID）为依据进行匹配，形成了涵盖 26 个省份、150 个县（区）、450 个村级单位的综合数据集。为了减少变量缺失对样本量的影响，本书将 2013 年全国追踪调查中年龄、受教育程度、性别、婚姻状况等缺失的数据，用2011年全国基线调查中ID样本相同的对应数据进行填补。删除异常值和缺失值后，共11759个观测值进入研究范畴，其中男性5527个，占总体观测值的47%；女性6232个，占总体观测值的53%。

（二）变量选取

本章主要研究"新农合"制度通过筹资机制和补偿机制调节农村不同农户贫富收入差距的能力、分析补偿受益的公平性。根据研究目的，从医疗服务利用、医疗费用报销两个方面选取本书的被解释变量，从个体特征和家庭特征两个方面选取本书的解释变量。被解释变量和解释变量的含义及处理方法见表7-1和表7-2。

1. 被解释变量定义及处理方法

一方面，"新农合"制度主要通过门诊和住院两种途径报销农村居民的医疗费用；另一方面，农村居民只有利用了医疗服务、产生了医疗费用，才能获得"新农合"制度报销医疗费用的机会。根据医疗服务利用的类型以及医疗费用报销的特点，本书选取门诊和住院两种医疗服务利用类型以及医疗费用报销金额作为本书的被解释变量。医疗服务利用及医疗费用报销变量定义及处理方法见表7-1。

表7-1　　　　　　医疗服务利用及医疗费用报销变量定义及处理方法

变量类型	医疗支出定义及处理方法
1. 门诊支出	
是否发生门诊费用	过去一个月，产生了门诊费用=1；否则=0
门诊自付费用（元）	过去一个月，看门诊的自付费用
门诊报销费用（元）	过去一个月，看门诊报销的费用
2. 住院支出	
是否发生住院费用	过去一年，产生了住院费用=1；否则=0
住院自付费用（元）	过去一年，住院的自付费用
住院报销费用（元）	过去一年，住院的报销费用，计量分析时取对数

2. 解释变量定义及处理方法

本书主要从个体特征和家庭特征两个方面来选取解释变量。解释变量的定义及处理方法见表7-2。

表 7-2　　　　　　　　　　　　解释变量定义及处理方法

变量类型	解释变量定义及处理方法
"新农合"	参加"新农合"=1；否则=0
性别	男性=1；女性=0
年龄	60 岁以上=1；60 岁及以下=0
婚姻状况	已婚且与配偶一起居住=1；其他=0
受教育程度	CHARLS 把受访者的受教育程度分为 11 个等级，等级越高，受教育程度越高。设定如下：文盲=1；能读写=2；私塾=3；小学=4；初中=5；高中=6；中专=7；大专=8；本科=9；硕士=10；博士=11
自评健康状况	自评健康状况为"好、很好和极好"=1；"一般和不好"=0
慢性病数量（种）	医生告知受访者患有高血压、血脂异常、糖尿病等常见慢性病的数量
抽烟	吸烟指的是一生吸烟 100 支以上，包括香烟、旱烟、用烟管吸烟或咀嚼烟草。将现在"吸烟"者赋值为 1；将过去和现在"没有吸过"和"已戒烟"者赋值为 0
饮酒	饮酒指过去一年喝白酒、葡萄酒、啤酒、红酒等的频率，将"每月饮酒超过一次"赋值为 1，将"从不饮酒和每月少于一次"赋值为 0
家庭年度人均纯收入（元）	CHARLS 数据库将家庭年度人均收入定义为：家庭年度人均纯收入=（受访者及其配偶收入+其他家庭成员收入+家庭农业净收入+家庭经营净收入+家庭转移收入）/家庭人口规模
家庭口人规模	CHARLS 数据库将家庭成员定义为：1. 现在在家里常住，且过去一年在家居住 6 个月以上的；2. 现在没在家常住，但未来一年会回来常住的，且过去一年在家居住 6 个月以上的；3. 一般周末回家，且过去一年在家居住 6 个月以上的
所属区域	考虑东中西部地区经济发展水平存在较大差异，可能会对个体医疗服务需求和医疗费用报销产生影响。把所属区域划分为东部和中西部地区，东部地区=1；中西部地区=0

第三节　农村医疗保险制度整体减贫效应的实证分析

一　描述性统计分析

（一）被解释变量和解释变量的描述性统计分析

为了更加详细、准确地观测不同收入群体医疗服务利用和医疗费用报销的情况，本书以家庭年度人均纯收入为标准，把样本划分为低、中、高三类收入群体，分别代表不同的收入阶层。需要说明的是，描述性统计结果没有控制其他变量的影响，因此和计量结果会出现不一致甚至是相反的情况。被解释变量和解释变量的描述性统计分析见表7-3和表7-4。

1. 医疗服务利用和医疗费用报销的描述性统计分析

表7-3从门诊和住院两个方面，汇报了低、中、高收入群体医疗服务利用和医疗费用报销的情况。从发生就诊和住院费用的概率来看，低、中、高收入群体是否发生医疗费用的概率依次递减，收入越低、发生医疗费用的概率越高。从门诊和住院费用来看，低、中、高收入群体门诊、住院总费用和门诊、住院自付费用的差异较大，收入越高、医疗总费用和自付费用越高，呈现出明显的与收入相关的医疗服务利用不平性特征。

表7-3　　　医疗服务利用和医疗费用报销变量的描述性统计分析

变量类型	低收入群体		中等收入群体		高收入群体	
	均值	标准差	均值	标准差	均值	标准差
是否发生门诊支出	0.23	0.42	0.22	0.42	0.20	0.40
门诊总费用	727.23	1782.92	1033.02	3082.37	1143.37	3076.54
门诊自付费用	661.78	1052.63	950.38	2095.82	971.04	1974.77
门诊报销费用	65.45	562.39	82.64	731.59	61.98	695.48
是否发生住院支出	0.14	0.35	0.13	0.34	0.11	0.31
住院总费用	10673.76	15635.50	13005.63	14749.76	13551.90	17039.79
住院自付费用	5448.82	7443.84	7056.42	8141.21	7123.06	10386.14
住院报销费用	5222.62	10912.32	6083.84	9146.60	6439.94	9511.34
样本量	3608		4483		3668	

从门诊费用报销来看，低、中、高收入群体获得的门诊报销费用差异不大，中等收入群体从门诊报销中获益最多。CHARLS提供的月度门诊报销费用较低，可能的原因有二：一是门诊报销的能力非常有限，报销比例和报销额度较低。二是门诊能够报销的药品目录非常有限，用农村居民的话来讲"医院好药、贵药不能报，便宜药没有疗效，只能自己去药店买药"。

从住院费用报销来看，低、中、高收入群体从住院补偿中的受益情况有一定差异，收入越高获得的住院补偿越多，高收入群体从住院报销中获益最多。

2. 解释变量的描述性统计分析

表 7-4 从个体特征和家庭特征两个方面，汇报了低、中、高收入群体解释变量的描述性统计结果。低、中、高收入群体的参合率基本一致，均在 90% 以上；性别比例一致，男性群体均为 47%，略低于女性群体。收入和受教育程度呈正相关关系，收入越高平均受教育程度越高。

表 7-4 　　　　　　　　　　　解释变量的描述性统计分析

变量类型	低收入群体		中等收入群体		高收入群体	
	均值	标准差	均值	标准差	均值	标准差
是否"新农合"	0.92	0.27	0.92	0.27	0.91	0.29
性别	0.47	0.50	0.47	0.50	0.47	0.50
年龄	0.66	0.47	0.46	0.50	0.41	0.49
受教育程度	2.61	1.65	2.97	1.75	3.20	1.79
婚姻状况	0.82	0.38	0.88	0.32	0.87	0.33
自评健康状况	0.12	0.32	0.14	0.35	0.19	0.39
慢性病数量	1.42	1.37	1.34	1.38	1.18	1.28
是否吸烟	0.41	0.49	0.40	0.49	0.38	0.41
是否饮酒	0.29	0.45	0.33	0.47	0.35	0.48
家庭年度人均纯收入（元）	5746.36	3281.87	13776.93	20315.79	46519.48	36693.03
家庭人口规模	4.92	1.66	4.71	1.41	4.53	1.37
所属区域	0.35	0.48	0.31	0.46	0.36	0.48
样本量	3608		4483		3668	

从自评健康状况和慢性病数量来看，收入越高，自评健康状况良好的概率越高、慢性病数量越少，呈现出明显的与收入相关的健康不平等特征。高收入群体的家庭年度人均纯收入是低收入群体的 8 倍，是中等收入群体的 3 倍。

（二）医疗支出和收入相关的公平性

1. 性别和收入分组下的医疗支出

图 7-1 和图 7-2 分别汇报了性别和收入分组下门诊支出和住院支出的

分布情况。图中门诊和住院支出的数据指自付门诊和支付住院费用。

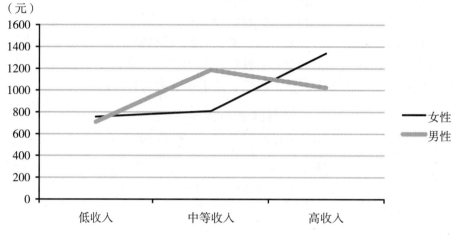

图 7-1　性别和收入分组下的门诊支出分布

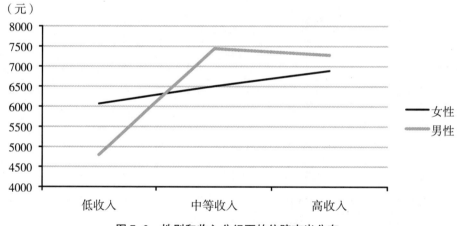

图 7-2　性别和收入分组下的住院支出分布

图 7-1 结果表明，各收入群体人均门诊支出均在 1400 元以下。低收入和高收入群体女性的门诊支出均高于男性群体，中等收入女性的门诊支出低于男性群体。

图 7-2 结果显示，各收入群体人均门诊支出均在 7500 元以下。低收入女性的住院支出高于男性群体，中等收入和高收入女性的住院支出低于男性群体，特别是中等收入群体女性和男性住院医疗支出的差异较大。在收入和医疗支出的关系中，女性门诊和住院支出随着收入的增加

不断提高，高收入群体女性的门诊支出最多，而男性门诊和住院支出与收入呈现出先升后降的关系，中等收入群体男性的门诊和住院医疗支出最高。

2. 收入分组下的医疗支出

图 7-3 和图 7-4 汇报了收入 20 等分下门诊和住院支出的分布情况。

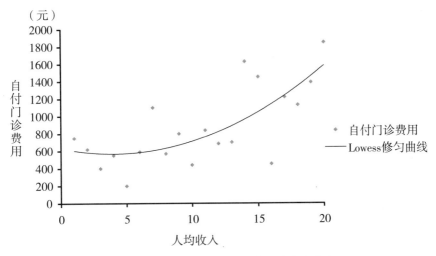

图 7-3 收入 20 等分下的门诊医疗支出分布

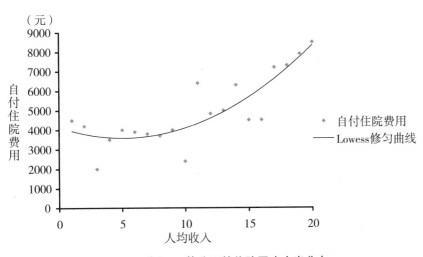

图 7-4 收入 20 等分下的住院医疗支出分布

在图 7-3 中，大概在收入 5 等分之前，住院支出随着收入的增加而减少；大概在收入 5 等分之后，门诊支出呈现出随着收入提高而逐步增加的趋势。

在图 7-4 中，大概在收入 8 等分之前，住院支出随着收入的增加而减少；大概在收入 8 等分之后，住院支出呈现出随着收入提高而逐步增加的趋势。

总的来说，图 7-3 和图 7-4 向我们清晰地展示了农村居民的收入与医疗支出之间的正相关关系。高收入群体更有能力支付更多的医疗费用、享受更优质的医疗服务。

3. 医疗支出的洛伦兹曲线

为了更进一步描述门诊支出和住院支出随收入变化的趋势，图 7-5 汇报了医疗支出的洛伦兹曲线。

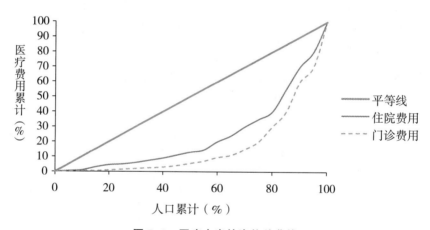

图 7-5　医疗支出的洛伦兹曲线

在图 7-5 中，门诊费用和住院费用的洛伦兹曲线均在绝对平等线下方，说明医疗支出存在有利于高收入群体的不平等现象，且门诊支出的不公平性程度高于住院支出。大概 80% 的住院费用是由位于费用排序前 40% 的患者支付的，大概 60% 的住院费用是由位于费用排序前 20% 的患者支付的；大概 80% 的门诊费用是由位于费用排序前 20% 的患者支付的，大概 60% 的门诊费用是由位于费用排序前 10% 的患者支付的。

（三）"新农合"制度补偿的受益公平性

为客观、综合反映不同收入群体农村居民补偿受益的公平性，本书选择集中指数和集中度曲线进行描述。通过计算、比较农村居民住院总费用和住院自付费用①的集中指数，可以较为清晰准确地观测、判断"新农合"制度报销前后农村居民负担医疗费用的公平性程度以及补偿受益的分布情况。

表 7-5 汇报了低、中、高收入群体住院总费用、住院自付费用和住院报销费用的集中指数，图 7-6 汇报了住院总费用、自付费用的集中度曲线。

表 7-5 　　　　　　　　　　　　住院费用集中指数

	住院总费用（元）	住院自付费用（元）	住院报销费用（元）
低收入群体	10673.76	5448.82	5222.62
中等收入群体	13005.63	7056.42	6083.84
高收入群体	13551.90	7123.06	6439.94
集中指数（CI）	0.1749	0.2345	−0.0456

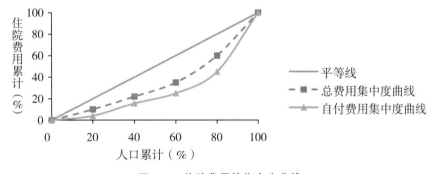

图 7-6　住院费用的集中度曲线

在表 7-5 中，住院总费用和住院自付费用的集中指数为正，说明住院总费用和自付费用更多地集中于高收入群体，呈现出亲富人的不平等，高收入群体利用了更多数量和更高质量的医疗服务。另外，住院总费用集中指数小于住院自付费用集中指数，说明经过"新农合"制度补偿后，住院费用集中指数增加，提高了住院服务利用的不公平性。

这种住院费用的不平等性现象，通过两种方式反映在图 7-6 中：一是住院总费用集中度曲线和自付费用集中度曲线位于绝对平等线下方；二是

---

① CHARLS 数据中，由于门诊总费用和门诊自付费用是月度数据，住院总费用和住院自付费用是年度数据。本书使用住院费用数据来计算反映受益公平性的集中指数。

获得"新农合"补偿后，住院自付费用集中度曲线向绝对平等线外移，直至移动到住院总费用集中度曲线下方。住院报销费用的集中指数为负，说明住院报销费用更多地集中于低收入群体，呈现出亲穷人的不平等，低收入群体从中获得了更多的补偿。

（四）"新农合"制度的整体减贫效应

本书从筹资机制和补偿机制两个方面，利用基尼系数从整体上测量"新农合"制度的整体减贫效应。首先，计算农村居民人均年度纯收入的基尼系数，记为初始基尼系数。其次，分别计算"新农合"制度筹资后、住院支付后和住院补偿后[①]农村居民人均年度纯收入的基尼系数。最后，用初始基尼系数和筹资、补偿后的基尼系数进行比较，评估"新农合"制度调节农村居民收入差距的能力。

表7-6汇报了初始基尼系数、"新农合"制度筹资后的基尼系数、住院支付和补偿后的基尼系数。根据表7-6的结果，图7-8汇报了"新农合"制度筹资机制和报销机制对农村居民收入洛伦兹曲线的影响。

表 7-6　　　"新农合"制度的筹资和补偿机制下农村居民的基尼系数

初始基尼系数	筹资后基尼系数	住院支付后基尼系数	住院补偿后基尼系数
0.4752	0.4759	0.4859	0.4791

表7-6表明，与初始基尼系数相比，筹资后农村居民的基尼系数增加了0.0007（0.15%），拉大了农村居民之间的收入分配差距，但调节作用非常有限。与初始基尼系数相比，住院支付后农村居民的基尼系数增加了0.0107（2.25%），拉大了农村居民之间的收入分配差距，在一定程度上验证了住院支出是农村居民"因病致贫、因病返贫"的原因之一。与住院支付后基尼系数相比，住院补偿后基尼系数降低了0.0068（降低了1.40%），住院补偿缩小了农村居民之间的收入分配差距，但改善程度较为有限。与初始基尼系数相比，住院补偿后农村居民的基尼系数增加0.0039（0.82%），从某种意义上来讲，即使获得了住院补偿，但住院支出仍然是扩大农村居民收入差距的因素之一。

---

① CHARLS数据中，由于门诊自付费用和门诊报销费用是月度数据，住院自付费用和住院报销费用是年度数据。本书使用住院费用数据来计算医疗支出和补偿的基尼系数。

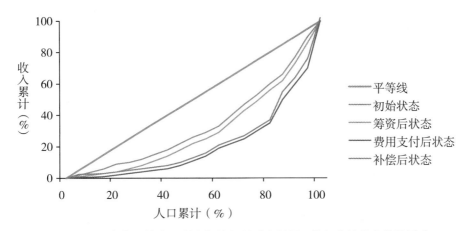

图 7-7 "新农合"筹资机制和报销机制对农村居民收入洛伦兹曲线的影响

二　计量结果分析

（一）数据处理

描述性统计结果没有控制其他变量的影响，统计结果的准确性有待进一步探究。因此，在计量部分，控制解释收入差距的相关因素，根据住院补偿大量 0 样本的特点，采用两部模型和 Heckman 样本选择模型反映获得医疗补偿费用的两个阶段，具体考察哪个群体从"新农合"制度补偿中获益更多。由于 CHARLS 提供的门诊补偿费用是月度数据，住院补偿费用是年度数据，本书选择住院补偿费用的年度补偿数据作为研究对象。

为了解决住院补偿费用的偏正态分布问题，采用对住院补偿费用取对数的方式进行处理。同时，为了避免取对数时 0 补偿住院费用问题，采用对所有发生住院费用群体的住院补偿费用加 1 的方式进行处理。另外，发生住院费用是二值变量，住院补偿费用是数值变量。在两部模型中，第一部分采用 Probit 模型进行估计，为更加准确地反映住院费用发生概率的影响因素，估计结果汇报的是边际系数；第二部分的住院补偿采用广义最小二乘法进行估计，估计结果汇报的是回归系数。在 Heckman 样本选择模型中，选择方程采用 Probit 模型进行估计，为更加准确地反映住院费用发生概率的影响因素，估计结果汇报的是边际系数；补偿方程的住院补偿采用极大似然法进行估计，估计结果汇报的是回归系数。

两部模型和 Heckman 样本选择模型的估计结果见表 7-7 和表 7-8。在表 7-8 中，逆米尔斯比率（IMR）不显著，说明住院补偿费用不存在样本选择问题。根据估计结果，在研究住院补偿费用的影响因素时，采用两部模型的估计结果进行分析。同时，对比表7-7和表7-8的估计结果，二者差异不大，说明估计较为稳健、可靠。

（二）估计结果分析

1. 住院费用发生概率分析

性别、受教育程度、婚姻状况和吸烟不是影响住院费用发生概率的显著性因素。

与45岁至60岁的中年群体相比，60岁以上的老年群体发生住院费用的概率显著高出7.1%。健康状况是影响个体发生住院费用的重要因素，与自评健康不好者相比，自评健康良好的个体发生住院费用的概率显著低出10.6%；慢性病每增加一种，发生住院费用的概率显著增加8.3%。收入状况不是影响个体发生住院费用的重要因素，与低收入群体相比，高收入组发生住院费用的概率低出0.9%，中等收入群体发生住院费用的概率则不显著。可能的原因是"新农合"制度降低了部分低收入人群对住院费用的敏感性，有效释放了低收入人群的医疗服务需求。在地域差异方面，与中西部地区相比，东部地区个体发生住院费用的概率显著高出9.3%，东部地区个体的住院服务利用率更高。

2. 住院补偿费用受益分析

性别、年龄、受教育程度、抽烟、饮酒和家庭规模不是影响获得住院补偿的显著性因素。

健康状况是影响个体获得住院补偿的重要因素，与自评健康不好者相比，自评健康良好的个体获得住院补偿的费用显著低出23.6%；慢性病每增加一种，获得住院补偿的费用显著增加9.5%。表7-7、表7-8中，健康状况不好的个体从"新农合"制度中获得了更多的住院补偿。收入状况也是影响个体获得住院补偿费用的重要因素，与低收入群体相比，高收入群体获得住院补偿的费用低出10.3%，中等收入群体获得住院补偿的费用低出5.7%。估计结果可以看出，低收入群体从"新农合"制度中获得了更多的住院补偿。从估计结果可以看出，健康状况不好和低收入个体从"新农合"制度住院补偿中受益最多，因此住院补偿具有一定的公平性。计量结果与描述性统计中住院补偿费用集中指数是负值的结果较为一致。

表 7-7　　　　　　　　　　　住院补偿两部模型的估计结果

变量类型	第一部分边际系数	第二部分住院补偿费用
性别	−0.004	−0.156
	(0.004)	(0.213)
年龄	0.071 **	0.075
	(0.034)	(0.159)
受教育程度	0.001	−0.028
	(0.001)	(0.045)
婚姻状况	−0.003	0.106
	(0.004)	(0.195)
自评健康状况	−0.106 **	−0.236 **
	(0.047)	(0.108)
慢性病数量	0.083 **	0.095 **
	(0.041)	(0.048)
吸烟	0.001	−0.009
	(0.004)	(0.202)
饮酒	−0.012 ***	−0.184
	(0.004)	(0.179)
高收入	−0.009 **	−0.103 **
	(0.004)	(0.051)
中等收入	−0.003	−0.057 **
	(0.004)	(0.024)
家庭规模	−0.028 ***	0.249
	(0.005)	(0.222)
所属区域	0.093 ***	0.107 *
	(0.035)	(0.063)
Constant		8.336 ***
		(0.503)
Observations	10680	10680

注：1. 表中括号内报告的是样本标准差（standard error）。

2. Robust standard errors in parentheses *** p<0.01，** p<0.05，* p<0.1。

表 7-8 　　　　　　　　住院补偿 **Heckman** 样本选择模型的估计结果

变量类型	选择方程边际系数	补偿方程住院补偿费用
性别	-0.005	-0.095
	(0.004)	(0.077)
年龄	0.051 *	0.181 ***
	(0.029)	(0.058)
受教育程度	0.001	
	(0.001)	
婚姻状况	-0.004	-0.057
	(0.004)	(0.075)
自评健康状况	-0.163 **	-0.283 ***
	(0.076)	(0.107)
慢性病数量	0.098 ***	0.147 ***
	(0.037)	(0.057)
吸烟	0.002	0.028
	(0.004)	(0.075)
饮酒	-0.013 ***	-0.221 ***
	(0.004)	(0.067)
是否高收入	-0.009 **	-0.149 **
	(0.004)	(0.072)
是否中等收入	-0.003	-0.036 *
	(0.004)	(0.021)
家庭规模	-0.026 ***	-0.470 ***
	(0.004)	(0.074)
所属区域	0.102 *	0.291 *
	(0.053)	(0.164)
逆米尔斯比率（IMR）		13.162
		(60.667)
Constant		-1.862 ***
		(0.179)
Observations	10680	10680

三　研究结论

本章从公平视角出发，采用中国健康与养老全国追踪调查（CHARLS）2013 年全国追踪调研数据，在分析"新农合"制度调节再分配效应的基础上，利用描述性统计和计量分析研究"新农合"制度在农村的整体减贫和再分配效应。在描述性统计部分，首先，利用集中指数、集中度曲线，分析医疗服务利用不公平的现状和"新农合"制度补偿收益的公平性；其次，利用基尼系数研究"新农合"制度筹资机制和补偿机制调节收入差距的能力。在计量部分，利用两部模型和 Heckman 样本选择模型研究各收入阶层从"新农合"制度住院补偿中的受益情况。主要有以下结论：

（一）*存在与收入相关的医疗服务利用不平等性*

门诊费用和住院费用的洛伦兹曲线均在绝对平等线下方，医疗支出存在有利于高收入群体的不平等现象。住院总费用和住院自付费用的集中指数为正，住院总费用和自付费用更多地集中于高收入群体，呈现出亲富人的不平等。

上述两种指标均证明了农村地区存在与收入相关的医疗服务利用不平等性，高收入群体更有能力支付更多的医疗费用、享受更优质的医疗服务。

（二）*"新农合"制度具有调节农村贫富差距的能力，但作用比较有限*

本书从筹资机制和补偿机制两个方面，利用基尼系数从整体上测量"新农合"制度的再分配效应。在筹资机制层面，筹资后的基尼系数比初始基尼系数增加了 0.0007（0.15%），但调节作用非常有限。在补偿机制层面，与住院支付后基尼系数相比，住院补偿后基尼系数降低了 0.0068（降低了 1.40%），住院补偿缩小了农村居民之间的收入分配差距，但改善程度较为有限。

（三）*"新农合"制度的住院补偿使低收入群体受益更多*

在描述性统计中，住院补偿费用的集中指数为负值，住院报销费用更多地集中于低收入群体，呈现出亲穷人的不平等。在计量结果中，低收入群体比高收入群体获得的住院补偿显著高出 10.3%，低收入群体比中等收入群体获得的住院补偿显著高出 5.7%。

上述结果均证明，低收入群体从"新农合"制度住院补偿中受益最多，因此住院补偿具有一定的公平性。

第八章　农村医疗保险制度与健康扶贫可持续发展研究

十九大报告中提出要坚决打赢"脱贫攻坚战"，实施健康中国战略。确保到 2020 年我国现行标准下农村贫困人口实现脱贫，贫困县全部摘帽，解决区域性整体贫困，做到脱真贫、真脱贫。

在健康中国战略的背景下，健康扶贫已成为精准扶贫的一个新方向。农村医疗保险制度（前身是新型农村合作医疗制度，2016 年整合为城乡居民基本医疗保险制度）不仅仅是一种医疗保障，也是一项影响贫困农户健康资本、农村精准扶贫的重要政策杠杆。

精准健康扶贫体系包括农村医疗保险制度（包括原来的"新农合"制度和后来的城乡居民基本医疗保险）、城乡居民大病医疗保险、医疗救助和补充医疗政策等"四道防线"。本章将在分析农村医疗保险制度与农村精准健康扶贫政策体系关系的基础上，结合项目组 2018 年在 S 县的一线调研数据，通过对健康扶贫政策相关主体——普通农户、贫困户、乡镇卫生院、县医院、卫计局、医保局进行了实地访谈，从多方利益视角出发进行分析，探讨精准健康扶贫体系在政策实践中存在的问题，最终以提高农村医疗保险制度的资金使用效率、保障农户健康和健康扶贫政策的可持续发展为目标，提出应对的思路和策略。

第一节　农村医疗保险制度与精准健康扶贫政策体系

一　精准健康扶贫政策体系构成

随着政策的深化，我国扶贫工作的重心已经由之前的"普遍化"脱贫转到"精准化"扶贫，精准化扶贫中难度最大、最容易返贫的即为健康扶贫。

精准健康扶贫的决胜点就在于健康问题的解决：比如可持续健康、可持续生计等。样本区域为了防止农户"因病致贫"以及"因病返贫"，一般都制定了非常全面的政策网络。具体来说可以总结为"四道防线"即农村医疗保险制度（基本医疗保险）、城乡居民大病医疗保险、医疗救助和补充医疗政策。

精准健康扶贫政策体系设计的初衷在于农户就医在农村医疗保险制度（基本医疗保险）、城乡居民大病保险报销工作完成后，政策范围内的医疗费用报销比例未达到90%的，在医疗救助和精准扶贫补充医疗保险中进行赔付，确保贫困人员医疗费用报销比例累计达到90%，且个人年度自付医疗费用5000元以内。

同时，样本区域还实施了"三个一批"，"绿色通道、一站式结算"等系列便民政策。

"三个一批"是指大病集中救治一批、慢病签约服务管理一批以及重病兜底保障一批，其目的在于对因病致贫贫困户进行精准分类，考虑不同贫困户的需求，从而更好地保障政策作用的发挥。

"绿色通道、一站式结算"即辖区内医疗卫生机构优化就诊流程，为建档立卡贫困患者、计划生育特殊家庭开通优先就诊绿色通道。定点医疗机构设立医保服务窗口，相关医保、救助、保险政策在一个窗口办理、统一信息平台完成"一站式、一票制"即时结算，减少患者跑路，为群众提供方便快捷的服务。除此之外，相关部门还对政策外医疗费用以及分级诊疗等做了比较明确的规定。

上述"四道防线"的具体制度规定详见表8-1。

表8-1　　　　　　　　样本区域的精准健康扶贫政策体系（四道防线）

	参保范围	贫困人口全员参加城乡居民基本医疗保险	责任单位	政策依据
城乡居民基本医保	参保补贴	2018年城乡居民医保个人缴费部分180元；贫困人口由县级财政补贴90元，特困、孤儿、低保、丧失劳动能力的残疾人、严重精神障碍患者、计生特扶对象中的特困夫妻及子女由政府全额资助	医保局	SS市人民政府关于印发《SS市城乡居民基本医疗保险实施细则的通知》（S政发【2017】27号）
	起付标准	贫困人口市域内一级、二级、三级医疗机构住院起付线分别为100元、200元、300元		
	报销比例	贫困人口在市域内住院治疗的，基本医保（不含大病保险）政策范围内报销比例统筹区域内一级医疗机构为90%，二级医疗机构为80%，三级医疗机构为70%		

	保险范围	将贫困人口全部纳入城乡居民大病保险范畴	医保局	SS市人民政府关于印发《SS市城乡居民基本医疗保险实施细则的通知》（S政发【2017】27号）
城乡居民大病保险	起付标准	贫困人口大病保险起付标准5000元。一个保险年度内，农村贫困人口多次住院只扣除一次大病保险起付标准金额		
	报销比例	贫困人口符合大病保险保障范围的个人负担累计金额，在起付标准以上至3万元（含）报销60%，3万元以上至10万元（含）报销70%，10万元以上报销80%		
	最高支付限额	贫困人口大病保险年度最高支付限额35万元		
医疗救助	救助范围	医疗救助对象范围包括：最低生活保障对象、特困人员、孤儿、建档立卡贫困人口、城市低收入救助对象、因病致贫家庭重病患者	民政局	《关于进一步加强医疗救助同基本医疗保险、大病保险和商业补充医疗保险衔接的通知》（S民发【2018】15号）
	救助标准	基本医疗救助：城乡低保对象经基本医疗保险、城乡居民大病保险报销后的个人剩余合规费用，在1万元内，按70%的比例给予救助，城乡特困供养对象、孤儿经基本医疗保险、城乡居民大病保险报销后个人剩余合规费用，在1万元内，按100%的比例给予救助。重特大疾病医疗救助。城乡低保、建档立卡贫困人口、低收入对象、因病致贫对象经城乡居民大病保险报销后的个人剩余合规费用，超过万元的部分，实行按比例分段救助，年度救助封顶线3万元。城乡特困供养对象、孤儿经基本医疗保险、城乡居民大病保险报销后的个人剩余合规费用，超过1万元的部分，按100%的比例救助，不设封顶线		
商业保险（兜底救助）	筹资标准	自2017年11月起，县人民政府为农村贫困人口按每人200元标准集中购买补充医疗保险，对贫困人口就医医疗费用经基本医保、大病保险报销和民政救助后进行兜底保障	人保财险公司	保险合同
	补充保险	在保险期间内，贫困人员因病住院发生的政策范围内的医疗费用，包括四种重疾门诊：肾透析、血友病、白血病、I型糖尿病门诊费用。在基本医保、大病保险报销工作完成后，政策范围内的医疗费用报销比例未达到90%的，在精准扶贫补充医疗保险中进行赔付。确保贫困人员医疗费用报销比例累计达到90%，且个人年度自付医疗费用5000元以内。未经正常转诊在定点医疗机构之外或外省危急重症发生的医疗费用只承担50%。外出务工或探亲的在一月内报告的予以报销，不报告的医疗费用只承担50%		

控制政策外医疗费用	控费比例	农村贫困人口住院治疗目录外医疗费用占医疗总费用比例，统筹区域内一级医疗机构3%以内，统筹区域内二级、三级医疗机构8%以内，统筹区域外三级医疗机构10%以内	卫计局	《关于印发S县健康扶贫"三个一批"行动方案的通知》（S县卫生计生发〔2017〕45号）
	分担机制	对于上述规定比例内的医疗费用，由农村贫困人口个人和补充医疗保险按照5∶5比例分担，超出上述规定比例的医疗费用，统筹区域内由医疗机构承担、统筹区域外由农村贫困人口个人承担		

二　精准健康扶贫政策体系中的农村医疗保险制度

在样本区域精准健康扶贫政策体系的农村医疗保险制度（包括原来的"新农合"制度和后来的城乡居民基本医疗保险）、城乡居民大病医疗保险、医疗救助和补充医疗政策"四道防线"中，显然农村医疗保险制度是健康扶贫的主力和最基础的部分，可以分担政策范围内报销比例最低也在70%以上，最高可以达到90%。

农村医疗保险制度（包括原来的"新农合"制度和后来的城乡居民基本医疗保险）同时也是"四道防线"中农户受惠面最为广泛的险种和制度设计。不但在报销环节是缓解农户贫困的主力军，而且在参保缴费环节为了确保多数人能够参保，也有参保补贴的制度设计。例如，样本区域2018年城乡居民医保制度中个人缴费部分180元，贫困人口由县级财政补贴90元，特困、孤儿、低保、丧失劳动能力的残疾人、严重精神障碍患者、计生特扶对象中的特困夫妻及子女由政府全额资助。

第二节　精准健康扶贫政策执行现状与存在的问题

精准健康扶贫政策体系中"四道防线"的政策执行情况涉及农户、村卫生所医生、县乡医院、医保局等多个利益主体。从资金的流向分析，精准健康扶贫资金的使用涉及多个利益主体，具体见图8-1。

结合精准健康扶贫资金的流向涉及的利益主体，项目组在2018年9月对精准健康扶贫政策体系中"四道防线"的政策实践情况进行了一线调研，并从农户、村卫生所医生、县乡医院、医保局等多个利益主体的角度

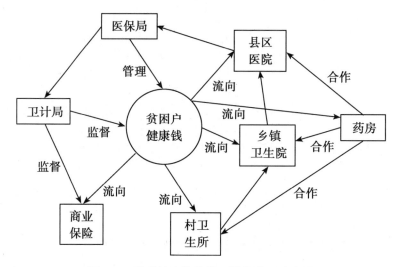

图 8-1　精准健康扶贫的"健康钱"流向图

对精准健康扶贫政策在样本区域的执行落地情况进行了实证分析。

一　农户视角下精准健康扶贫政策体系执行问题

（一）一线贫困户之问："为何我们家不可以？"

访谈人物：A 县 T 镇村民贫困户

情节陈述：2005 年，巫先生家中唯一的儿子在初中被老师告知，有可能患有突发性精神病，并在市医院得到了确诊。为了挽回当年那个乖巧聪明的爱子，巫先生东拼西凑，筹齐了近 10 万元给孩子治病。然而结果却没有像父母想象的那样乐观，孩子病情只是得到控制，并没有什么好转。而这一晃 13 年过去，陆续花了近 20 万元的医药费。随着年纪的增大，孩子母亲的身体也越来越差，由于腰部劳损已不能干体力活，只能在家照顾孩子，所有的重担全部都在巫先生一个人身上。访谈中，孩子的母亲一再强调现在国家政策好，自己却很担心再过几年，真的照顾不了孩子的时候，就没人管了，这也就成了夫妻两人最难以启齿的问题。

就巫先生家的情况，孩子母亲提到了两个很现实的问题：一是现在在目录内可报销的精神病药品，效果一般，不说有恢复效果，控制病情不发作都有点难，只能去镇上或县里的药店去买一些"好药"，但是价格偏贵，导致经济压力较大。二是巫先生一家希望能进五保户，想获取更多的补助，但得到的回复却是以夫妻俩现在才 53 岁左右，不到 60 岁不满足条件为由拒绝。而让这位母亲觉得有点失望的是，村里有些五保户也并非是完全符合条件的，像少数分户的老人，一人一户，实际上是有儿女的，多少还会得到子女的一点赡养费，虽然过得冷清，但比起他们并不缺钱和医疗保障。访谈末，这位母亲含着眼泪问访谈者："为何我们家就不可以进五保户？"

在一线贫困户眼中，扶贫政策、健康扶贫都是党和国家对于他们的关心，这一点是毋庸置疑的，并且对这一政策的执行实施，他们都心怀感激。值得思考的是这些政策是否精确，是否在需要扶持的对象那里发挥着积极有效的作用，甚至说在一线政策执行的时候是否存在偏差，如可报销类药品是否是农户需要的，或者说需要的药品是否在报销目录类，村干部在确定贫困户、低保户、五保户名额的时候是否精准等。

（二）一线贫困户之问：为何小病往大了看？

访谈人物：S县T镇村民五保户

情节陈述：来自T镇的刘大爷膝下无儿女，一个人住，属于五保户。他说自己患糖尿病有20多年了。就是这样的一位老人，在年满60岁的时候并未申请进五保户，而是四五年前由于身体越来越差，才不得已向村里申请五保户的。他说自己以前就受过不少国家政策的恩惠，自己在有能力的情况下，是不愿意拖累政府的。

就目前刘大爷的身体条件来看，越来越依靠住院治疗和药物维持血糖水平。他提到现在医疗政策这么好的条件下，有些医生、医院的作为显得让人觉得心痛。比如现在的乡镇医院以及县级医院，甚至隔壁县的医院相比以前都要"变了味"。刘大爷去年年底带着病历本去隔壁县医院就诊，医生给做了一整套检查，说是按流程和规定做的检查，账单上面显示花费了两千多元，检测结果还是一样的糖尿病。刘大爷还一直强调，这两年来我去住院的乡镇、县级医院多少都会有这些情况，服务态度是很好，就是要多检查；还有就是去就诊住院的，碰到好多都是我们这些贫困户或者五保户的老人，其实也没啥大病，但是住院报销高，自己出钱少，小病也往大了看，而这些都已经是现在的常态。

刘大爷在说完这个问题后，又提到了一个让自己很无奈的问题，也是其不得不申请五保户的原因。因为大爷年事已高，身体机能也相对初期患者要弱一些，而糖尿病患者是需要按时注射或口服胰岛素的。一般胰岛素对大爷的病情作用不大，所以基本上都是自己去镇上药店买治疗效果好一点的胰岛素，而药店买的医疗保险是不报销的。所以，即使申请五保户获取了一定的补助来支付医药费，村子里的一部分人还是没办法完全脱贫，特别是因为慢性病，也会让贫困户的基本生活陷入困境。

显然，精准健康扶贫政策实践中贫困户、五保户部分存在"小病大医"、门诊转住院的情况。虽然个体角度是希望得到很好的治疗，却在一定程度上占用了非贫困户的医疗资源，甚至说在医院就诊过程中，也会存在一些"诱导性"的检测和过度医疗消费问题。

二　村卫生所视角下精准健康扶贫政策体系执行问题

（一）村卫生所与乡镇医院间的利益分割

访谈对象：S 县 S 镇某村村医

情节陈述：邱医生是村医，大学毕业后便到诊所工作。精准健康扶贫政策实施以来，邱医生上岗成为 Q 村的签约医生，在镇卫生院编制以外。受到镇卫生院的领导。其收入一部分来源于镇卫生院的拨款，一部分来源于村卫生所的营业收入，包括药品费用和诊疗人头费用。

在接受访谈的过程中，邱医生介绍了一种现实情况：村诊所的主要诊疗范围是治疗感冒、发烧和简单的普通外伤，医疗水平相对有限；在村诊所中来就医的大部分患者都是非贫困户，贫困户更愿意去镇医院。

邱医生解释到，非贫困户之所以愿意来村诊所医治是因为村诊所相对于镇里会相对便宜很多。而贫困户因为有精准健康扶贫政策的帮助，导致他们在村诊所和镇医院治疗的费用差别不大。例如，普通人在村诊所看一次感冒 3 次左右可以看好，花费在 120 元左右；贫困户更多地去镇医院治疗感冒，费用经过报销之后，贫困户只负担 100 元左右的医疗费用。同时，乡镇医院一般会鼓励贫困户去住院治疗这些小病，这可能和医院自身的收入与绩效有关。

显然，在精准健康扶贫政策的执行中，更多的检查与治疗对感冒这样的小病究竟有多大的意义，个人低付费的背后是国家公共资源的大量支出与浪费，政策明显缺乏相关有效的引导。另外，当乡镇医院的利益与精准健康扶贫政策设计的初衷出现冲突的时候该如何处理，也是政策未来亟待完善的地方。

（二）村卫生所与村民间的利益分割

访谈对象：村卫生所就诊农户

情节介绍：在 S 镇某村访谈的这几位贫困户年龄都比较大，身体状况不好，基本上每个月都会去村卫生所看病拿药。但是他们不知道自己买的药品有没有报销，村里医生说多少钱，他们就给多少钱。医保卡也一直是放在村卫生所那里，没有拿回来，具体用了多少钱也不清楚。其中一位患者是前天去拿的药，他只知道自己拿的什么药，村卫生所的医生也没有给他相关单子，村卫生所收了他 28 元，根据该患者提供的药名和时间，项目组来到村卫生所，查看了一下近期处方单发现，该患者的药费确实是 28元，但是减免的部分金额没有实际减免。村卫生所的医生给的反馈是医疗保险减免扣费的网络出了故障，暂时无法用医保卡扣费，后面网络通了再行扣减。项目组的后续走访发现，很多村民存在类似的就诊和无减免扣费情况。

从以上调研可以看出，一方面是村医对于门诊减免报销各执一词，多数贫困户也不懂政策，这为村卫生所套取医保资金和变相提高医疗费用创造了空间，造成贫困户在村卫生所就诊费用提高的同时，也更加刺激了贫困户去镇医院接受治疗的现象。另一方面，随着类似情况的发生和发展，村卫生所医生的收入来源和生存随着时间推移，可能会越来越艰难。

三　乡镇卫生院视角下精准健康扶贫政策体系执行问题

访谈对象：S 县 S 镇镇卫生院医生

情节陈述：胡医生是 S 县当地人，已经在镇卫生院工作了近 20 年，他的陈述不仅表达了目前农民的就医现状，还从多年来镇卫生院的变迁中表达了这一"百姓健康"工作的不容易，更表达出了镇卫生院的尴尬位置。

谈到扶贫政策这一块，胡医生总结说扶贫政策来之前，镇卫生院的人流量还没现在多，他们的收入相对来说还行，工作还比较清闲。精准健康扶贫政策实施后镇卫生院的条件相比以前好了，他们的工作量也比以前增加了，受争议的地方也就多了。现在医生处方是不许胡乱开的，来就诊的患者比以前要求也高，在一些不满意的地方还会主动找医生麻烦。另外，住院的患者中有很大一部分人是贫困户，而当遇到大病或者觉得镇卫生院医疗设施有限的时候，又会放弃镇卫生院的治疗，所以相对来说处于很尴尬的处境。住院治疗的多半是普通疾病，或者是慢性疾病已经在大医院看过后，来这里复查的。镇卫生院的运营其实相比多年前已经差了许多，现在好多人口都在往外流失，相对人口实际减少，而到医院就诊的人次也是呈一个下降的整体趋势，大病不愿意来，小病也不乐意来。

胡医生认为，在药品零加成的政策背景下，现在乡镇医院的多数药品售卖部分都外包了，医生的药品提成这块也被砍掉了，医生收入靠死工资，医院靠补助。在收入这一块和原来对比，算上通货膨胀，其实相比之下还有所下降。

胡医生最后还出示了卫生院的药品清单和售价，并告知现在镇卫生院的经营情况并没有达到上面领导的预期，也只能勉强维持生计，而有些落后的乡镇或是人少的镇，估计比他们这里的状况还难受。

对于胡医生陈述的问题，关于药房被划走的部分，项目组直接访谈到了镇上的几家药店，没有直接对药店营业员或老板进行访谈，而是通过侧面对购买药品的患者或者家属进行了解。我们发现，很多人都是拿着主治医生的处方单，到"指定"药房买药，这个药全是需要自己掏钱买。

镇上的药店有四家，为什么镇医院的医生都让患者来到这家？难道是他们家药便宜？为何镇医院药房不售卖？带着疑问，我们走访了其他三家药店，其他药店来买药的人并不是很多，并且药的价格跟"指定"药房差不多。

所谓"药房外包"真的只是外包么？是否存在与乡镇卫生院合作关系或者是医生个人的"灰色收入"？而如果假设成立，那贫困户的"健康钱"的很大一部分就流向了这些地方。

从上述调研可以看出药品零加成背景下乡镇医院的"尴尬"处境，盈利能力下降趋势不减，这也是未来扶贫政策中需要考虑的一个环节。另一个角度来看，在乡镇医院的药品可能"外包"给指定药房的情形下，医生的道德风险也是导致政策偏离的一个重要因素，其收入来源变化和服务心态的变化也必然会影响健康扶贫政策的力度和质量。

四　县级医院视角下精准健康扶贫政策体系执行问题

访谈对象：S县Z医院副院长

情节陈述：吴院长是S县Z医院分管医院运营的院长，据吴院长描述，现在县医院的人流量也是呈现一种让人无奈的变化。近半年的数据显示，医院接待的总体人次较去年是略微上升的，但是医院里就诊的贫困户数量却是一直持续增加的，2018年第三季度贫困户就医的数量占比超过了三成，并表示按照目前的情况，到2018年底这个数据很可能要到40%。

吴院长认为现在县医院的就诊人数变化的原因在于 Z 医院医疗条件比下面乡镇要强，但比不过市里的医院。Z 医院虽然是 S 县最好的医院，但是说到底还只是县级医院，一些医疗补助或者拨款也是相对比市医院少。另外，对于医者来说，病人是无差别的。但精准健康扶贫政策背景下，贫困户就诊数量的快速增加对于医院来说是非常有压力的。就目前的运行机制来讲，贫困户就医报销的金额，医保局那边是不会立马到账。并且县区里面各医院是有一个财政补贴的封顶线的总额，超过封顶线的总额报销部分，大多是要我们医院自己负责。2017 年第四季度，Z 医院就出现了报销金额"数字穿底"，即医保局给的报销补贴还没有医院垫付的费用多，2018 年年底的数据会更严重。现在医院的药房也已经被划出去，一部分医院收入也跟着划走，住院的收入现在成了我们医院的重点，这些都是有数据统计的。

吴院长认为现在的医保政策，确实给贫困户带来了很多实惠，农村医疗水平比之前也有很大的提升。但从另外一个方面讲，医保政策，扶贫政策也好，要各部门"联动"，而不是各部门间"你一动、我一动"，结果是好多地方衔接不上，导致很多好的政策变成了"空网"，又或是损害一方利益而补另一方实惠，最终损害的都是精准扶贫政策的效果。

五　卫计、医保局视角下精准健康扶贫政策体系执行问题

（一）县卫生局的难题

访谈对象：S 县区卫计局副局长

情节陈述：卫计局陈局长是位女性，也是一直在医疗系统里"摸爬滚打"近 30 年的资深干部。陈局长认为，就医疗保障这块，对于县区里面的卫生医疗资源配置、监督管理、公共卫生和医疗服务是卫生局很重要的工作。在医疗配置方面，主要遵从"优者多得"的方式，并在一定基础上尽力去帮助相对落后的医院。乡镇医院也是根据反馈上来的数据，做到相对公平，而并非绝对公平。而在县里和市里开会的时候，也会有人反馈或是觉得配置不公平，很多时候我们也只能做力所能及的事情。并且，我们还要接受上一级卫计部门以及县政府的领导，一定程度上在行政上也是会受到影响。对于下面反馈的数据，我们一直都保持根据实际情况做一些调整，而非下面报的什么数据我们就以此为参照，所以在配置资源和监督层面也就没办法做到百分百一致。

（二）县医保局的难题

访谈对象：S 县区医保局副局长

情节陈述：医保局高局长是个中年男性，他坦言医保局在执行政策的时候，往往面临的问题，就像是处在一线的"高压电线"。

现在，数据反馈上来，县区级医院贫困户的就诊人次比过去明显增加，并且从 2017 年上半年开始，明显出现"收不抵支"的现象。开始是县医院出现"穿底"现象，未来可能不到一年，市区医院也会有"穿底"现象。"穿底"现象的实质就是医保资金的"分蛋糕"的难题，无论是好医院还是差医院，都能找到各种理由要多"报销"一点，可是实际资金却往往是不足的。另外，医疗保障在贫困户上的投入很高，资金"穿底"也是和这一部分人群有很大联系。正因为精准健康扶贫政策的落实，医保局所处的位置算是"骑虎难下"，既要在本级政府的高压之下完成好年度工作，又要在资金拨付方面游说于各医院之间，甚至在最初环节——收取医保费用上也会遇到各种困难和问题。

从访谈两个公共部门反馈的结果来看，在贯彻落实精准健康扶贫政策背景下，卫生和医疗保障体系工作出现了超乎预期的困难和问题，并且上述困难或问题在当下并没有得到实质性解决。而这一问题随着时间推移以及政策的进一步实施，会越来越凸显。

综上所述，精准健康扶贫政策的执行实施在各个环节上都存在不少的困难和挑战。首先，农户缺乏真正的健康意识，缺乏可持续生计的手段，慢性病等问题仍旧没有解决。其次，村卫生所在基层不能很好发挥首诊作用，由于国家对村医的扶持力度不够加上缺乏合理的监督，部分村医存在基层套取医保资金的现象。再次，乡镇医院一直都是政策执行落实的中坚力量，大部分的受益群体正是在这一级医院享受到福利和优惠，但镇医院由于各种原因也表明自身处于"待兴"状态，出现药房外包等现象，来规避目录外用药的监管，增加自己的收益等现象。此外，县区医院营业额上面的数据确实比之前的都要好，但医疗补助数据"穿底"现象严重，医生收入也在一定程度上受到影响，为了保护自己的利益，县医院又存在通过虚假申报项目、外包药房等方式降低财务风险的可能。最后，处于监管单位的卫计局、医保局，在服从上一级单位管理的同时，又要兼顾下级单位的诉求，资金和权责有限使得它们在具体落实工作和政策的时候，又显得力不从心。显然，对于不同的利益主体间的利益和资源分配制衡，应该是未来精准健康扶贫政策完善的重点领域。

第三节　精准健康扶贫政策体系存在问题的根源与应对策略

一　精准健康扶贫政策体系存在问题的根源

（一）精准健康扶贫政策体系的整体行政效能有待提升

行政效能又称政府效能，是指国家行政机关及其工作人员履行法定职责，发挥管理服务功能的程度及其产生的效益和效果的总和，表现形式为政府能效率高、速度快和质量好地提供尽可能多的公共服务。

精准健康扶贫过程中的行政效能不高影响了精准扶贫政策的整体合意性，主要表现为三个方面：

第一，部分干部缺乏真正的"为人民服务"和"以工作为中心"的意识，对于贫困户的需求回应不足。在具体的工作中没有仔细研究政策问题，梳理工作流程和协调工作关系，导致各部门之间总是出现脱节。使得整体对于群众需求反应迟缓，工作方式方法不科学，增加行政成本。如前面访谈中巫先生提到的分户可以上五保户的问题。根据《农村五保供养工作条例》第六条规定，老年、残疾或者未满16周岁的村民，无劳动能力、无生活来源又无法定赡养、抚养、扶养义务人，或者其法定赡养、抚养、扶养义务人无赡养、抚养、扶养能力的，享受农村五保供养待遇。对此种情况，村干部应给予巫先生必要的政策宣传，化解巫先生的疑惑。另外，农户提到的医保目录内用药效果有限的问题，由于涉及的贫困户和部门都较多，相关单位应当引起重视，并进行充分调研和政策研究，联合医疗机构对贫困户的需求给予及时合理的回应。

第二，未能统筹安排扶贫检查、考核等各项工作任务，导致各部门之间的考核指标、检查内容相互冲突、重复，并借考核权向下级转移本级该承担的责任，由责任主体变成督查主体，过于频繁的迎检和材料牵扯基层绝大部分精力，挤占了真正为贫困户解决实际问题的时间，影响了行政效率的提高。

第三，部分干部干事创业缺乏主动性。在扶贫过程中，很多干部只是机械地执行而缺乏创造性的思考。面对扶贫工作中出现的形形色色的问题，缺乏必要的总结和方法实践，从而影响扶贫效果。

（二）精准健康扶贫政策体系的工作网络存在多重道德风险

社会医疗保险市场中由于存在多个参与者，包括医疗机构、医保机构和被保险人等。其中的关系复杂，信息不对称问题突出，导致了该领域中的道德风险也极为严重。

通常情况下，由于医疗机构、医保机构和被保险人都是理性"经济人"，而"经济人"采取的行动方式是以自身利益最大化为目标的，在信息不对称的情况下，一方无法观察另一方的行动或者观察成本过高时，占据有利信息的一方就有可能给另一方的利益带来潜在的风险，从而形成道德风险。对于医疗机构而言，寻求自我保护与经济利益而诱导需求是主要原因。对于患者而言，由于其节约意识不足，以及病急乱投医，乃至无限制寻求更高级别医疗是其道德风险产生的原因。

道德风险的存在会导致精准健康扶贫政策的医疗资源浪费严重，主要表现在以下方面：

1. 医疗机构的道德风险

在日趋复杂的医患关系背景下，一方面医疗机构会寻求自我保护；另一方面为了经济利益而诱导需求等原因，定点医疗机构出现不合理使用医疗服务项目、医疗用品或不以医疗事实为依据如实申报费用等行为，造成社会医疗保险基金的损失。

首先，对于村医而言，由于其工资收入不高且不在编制内，无法享受较高水平的退休政策。从"理性人"角度出发，出于对未来生活的考虑，加上村医群体对于医疗政策的把握和了解相比于贫困户占据充分优势，村医存在着发生道德风险的可能性。在现实中表现为以下两种现象。第一，向贫困户隐瞒门诊报销信息，就诊时不予以门诊报销，直接多收取贫困户现金。第二，收取贫困户的医保卡，后补材料，并在医保系统结算，套取医保资金，从而增加自己的收入而损害贫困户的利益，并浪费大量的国家医保资金。

其次，对于镇医院而言其是自负盈亏的主体，镇医院在日常经营活动中也会考虑增加收入。镇医院一般会利用其地理优势，争取贫困户来镇医院治疗。但由于其能做的检查和诊疗都比较有限，所以倾向于让贫困户住院。由于对目录外用药的严控，所以镇医院也存在药房外包现象。出现医院只开处方不开药或者少开药的乱象。贫困户去药店拿药一方面不能报销，增加负担；另一方面医院也可以逃避问责。

再次，对于县医院而言，在诊疗检查方面，医方在经济利益的诱导下，指导患者进行不必要的检查，从而获取高额的检查费。在治疗方面，出于各种目的，医方也会诱导患者采取价格比较高的手术方案。在处方和用药方面存在着开大处方和用贵药等问题。同时，县级医院为了转嫁财务风险，减少损失。一方面会虚假申报项目，获取医保资金；另一方面，部分医院也同样存在着药房外包的情况，损害贫困户利益。

2. 农户就医过程中的道德风险

农户就医过程中的道德风险主要表现为以下几个方面：

第一，少数农户节约意识不足。患者在参保后，容易产生无病保养、小病大治的思想，盲目性择医，在接受治疗时，往往更愿意比没有参保时获取更多的医疗服务，用更好的药品，并且延长自己的住院时长，出现无节制使用医保基金这一准公用品的事中道德风险。无疑会增加医保资金的支出，浪费了宝贵的医疗资源。例如，贫困户由于报销比例高，越来越倾向于过度利用医疗资源，导致能在县里看的病不去镇里，能去镇里的不去村里，使得村镇两级医疗单位过于"清闲"而县区级医院贫困户剧增。不仅严重浪费了医疗资源，也使得就医效率大打折扣。

第二，由于参保人员享有医疗保障，可能会降低其风险意识，相比于没有保障更容易忽视对自己的健康管理和健康投入，忽视疾病预防从而为之后的健康状况埋下更大的隐患。如果缺乏监管，个别参保人甚至可能出现伪造资料骗取医保基金的事后道德风险。

3. 医患合谋的道德风险

当参保人员存在着寻求更多的医疗服务的需求，而医疗机构又寻求更高的医疗费用时，两者的利益会存在着交集，如果此时缺乏有效的监督和管理手段，就容易出现医患双方合谋浪费国家医疗基金的现象。在调研过程中，也确实不断有贫困户和村医反映，出于各种原因，镇医院鼓励贫困户去镇医院就诊，并鼓励贫困户住院。

4. 医疗管理机构的道德风险

处于管理单位的卫计局、医保局，在服从上一级单位管理的同时，又要兼顾下级单位的诉求，资金和权责有限使得它们在具体落实工作和政策的时候，又显得力不从心。为了应对来自上级考核的压力，医疗管理机构往往通过"赖账"（认可欠账，就是没钱）的现象进行责任甩锅。即将医疗保险亏空的压力转移到医院。而下一级的医疗机构对此往往束手无策，更加强化了医院通过各种信息优势去谋取利益的可能性。而医疗管理机构的"理亏"，也会在一定程度上影响医疗管理机构对于医疗机构的监督。

（三）精准健康扶贫政策体系执行中存在不同程度的政策异化

政策异化是指在特定的环境下，由于各种原因，政策的判断和导向作用以及政策运行的结果与原来的预期目标发生严重偏离甚至相违背的现象。在精准扶贫过程中与政策异化相关的还有精英俘获概念。精英俘获是指在扶贫工作进行的过程中，原本针对贫困户的扶贫资源被农村精英群体以各种方式占有、支配和分割的现象，从而导致贫困识别不准确，对真扶贫、扶真贫效果造成不良影响，并损害基层行政单位的公信力。

1. 农村的精英俘获现象影响了精准扶贫资源分配的公平性

由于政策监督落实不到位、部分贫困户在知识和地位方面相对弱势等各种原因造成精英俘获现象，使得贫困户的利益受损，阻碍了政策效果的实现。一方面是存在少数基层扶贫干部、村干部在扶贫工作过程中优亲厚友现象；另一方面是指农村经济实力比较强或者宗族家族威望比较高的群体，凭借其在当地的影响力，对扶贫资源尤其是竞争性扶贫资源进行强制性占有。

2. 脱贫指标层层考核部分引致了精准扶贫中的政策异化行为

由于我国要在 2020 年完成全面脱贫的目标，上至中央下至地方都肩负着比较沉重的脱贫考核压力。一旦出了问题就面临着被问责甚至被免职的风险，因此，从省政府到市政府再到县政府，各级领导都高度重视，为了能够应对来自国家级、省市级、县级以及其他第三方的考核检验，各级政府都会层层加压，先行考核。考核的终点落在基层的扶贫干部身上，使得基层政府疲于应付，不得不想方设法来完善将要被检查的项目，甚至不惜造假，而无暇真正开展实际的扶贫工作，精准扶贫被扭曲成填表扶贫。并且由于众多的考核侧重点有所区别，也缺乏统一的标准，考核结果给出的指导意见也不一致，往往会对基层工作的正常开展产生不良影响，影响扶贫政策的实际效果。

二　提升精准健康扶贫政策体系的思路与策略

（一）提升精准健康扶贫政策行政效能的思路与策略

第一，重新思考健康扶贫过程中各组织部门之间的关系，找准痛点和难点。比如对于医疗管理部门而言，其医保资金为什么会产生如此大的缺口，是不是缺乏合理的精算？或者是规划使用方面存在问题。对于医疗机构而言，比如县医院数据"穿底"背后的具体原因是什么？有没有可能避免数据"穿底",等等。通过发现问题、理解问题再将科学的管理方法和创新的管理思维运用到具体的改革中去解决问题,以增强部门间的联动。

第二,对部分干部进行思想建设和作风整改。在政府部门,必须强化以人为本的理念,对人民群众不满意的干部要给予相应的惩罚,对于人民群众叫好的干部给予适当奖励,严格打击官僚主义作风,比如加强执纪问责的精准性,明确扶贫攻坚责任主体,该是本级承担的任务和责任不得向外转移推卸,对于积极主动干事创业的干部不能不分青红皂白"背锅式"地问责。

第三,对于基层的扶贫干部,要努力将其从繁琐的督查检查中解放出来,定期进行业务培训,提升为贫困户解决实际困难的能力。对于基层干部提出的新问题、新方法,上级要给予充分的重视和回应,保证基层干部的工作积极性,对于确实有意义的,应当组织学习并结合实际情况进行推广。

(二)规避精准健康扶贫政策体系道德风险的思路与策略

1. 从现实根源上思考道德风险产生的原因并加强外部监督

村医、镇医院、县医院以及医保机构都有自己的立场,如果现实中的条件不发生改变。妄图通过牺牲他们的利益来推进精准健康扶贫的发展是不太现实的。对于村医而言,其道德风险产生的根本点在于提高收入以及退休后的预期保障。并且村医受到镇卫生院的领导、管理,却没有体制内的编制。因此对于村医,可以适当提高其待遇水平,并考虑推进该群体加入事业单位编制,形成规范统一的村医管理制度,上级部门定期抽查村卫生所的收支明细、访谈村民,健全村民监督举报系统,从外部规范其行为。

对于镇和县医院而言,其道德风险的出发点在于增加医院的收入和自我保护。因此医疗管理部门必须要处理好利益分配问题,对于医院合理合规的收入要予以保证,医保资金的发放尽量到位,对于不合理的行为要严查问责。对于医院外包药房,损害贫困户利益的做法不容姑息。并健全医生保护制度,减少医患矛盾给医生带来的伤害。要发挥群众监督和媒体监督的作用,针对医院建立专门的信访机构,派遣人员随时听取群众建议和意见,对于滥检查、大处方等行为进行严密监控。

对于医疗管理机构而言,其道德风险产生的根源在于逃避上级的问责。因此宁愿对下赖皮,也不愿意医疗保险资金亏空被追责。这造成了一系列的不良反应，如容忍医院药房外包补贴医院收入、对医院的不合规行为睁一只眼闭一只眼等。对此情况，整个统筹区域内应当重新思考医疗保险资金的筹集和使用问题。对于确实不该由管理机构承担责任的也不能强行问责，而对于医疗机构的甩锅行为也要经过查实问责。

对于需求方贫困户而言，道德风险的根源在于对疾病的恐惧与需求更高级别医疗的心理。因此，最根本上来说，要提高其对于疾病的认识以及节约利用医疗资源的意识。同时，建立个人信用系统，监督其就医行为，该系统与之后患者的医保共付率以及起付线严格挂钩。对于没有违规行为、信用度良好的患者，相应地提高起付线或者降低共付比例。对于诚信度较低的患者降低起付线或者提高共付率，严重的还需追究法律责任。提高医疗服务供给和需求双方的自律意识。

2. 探究医疗供给机构和医疗保险机构的一体化建设

借鉴外国先进经验，探究医疗服务供给机构和医疗保险机构的一体化建设，使得风险内化。风险内化是指让有可能引起道德风险，抑或是对事情发展的结果有较大影响的一方去承受全部或者部分风险。如美国的健康维护组织曾在1970年之后产生了一种集筹资和供应、医疗与保险为一体，针对医疗保险参加者提供综合性医疗服务的组织，在这一组织模式中，医生是健康组织的雇员，如果诱发道德风险，医生自己的利益也必然会遭受损失。

3. 大力推进分级诊疗制度的建设与实施

首先，对于贫困户和地区病多发区，相关卫生单位要经常组织免费体检，积极下乡宣传健康常识，政府机关要配套体育锻炼设施，保证用水安全，对重污染地区的农民进行合理安置。积极落实两全管理：一是健康全管理。对扶贫对象每人建立一份健康档案，做到无病早防，有病早治。二是健康全签约。卫生院家庭医生服务团队进村入户为健康扶贫对象签订服务协议，为其提供基本医疗、基本公共卫生和个性化健康管理服务。

其次，切实推进分级诊疗管理。分级诊疗制度是根据所得疾病的轻重缓急和治疗的难易程度来进行分级，进而在不同级别的医院完成治疗不同级别疾病的制度，主要以基础首诊、双向转诊、急慢分治、上下联动四个方面为主。分级诊疗制度的建设实施能够合理配置医疗资源，极大程度地提高医疗资源的利用效率，解决"看病难、看病贵"问题，合理地引导医疗资源和患者，彻底避免小病到大医院看导致高质量医疗资源浪费的现象，促使公共医疗服务资源和医保资金的合理使用。

（三）规避精准健康扶贫政策体系政策异化的思路与策略

第一，健全村民上访和匿名举报通道，让人民群众有怨敢言，有怨能言。对于一经查实的村干部违法和精英群体抢占贫困户资源行为给予相应的处分。并且由于部分贫困户文化水平比较低，对口帮扶对象要积极作为，而不是空挂一块牌子，定期为贫困户争取应有利益，并进行政策宣传与普及，对此应该纳入帮扶对象的年度绩效考核中。

第二，各级政府部门要在平时的工作中多做实事，把精力放在扶贫项目本身而不是应付扶贫考核方面。对于扶贫考核的组织部门，要制定更为科学的调研方法，精简调研次数，减少考核的频率，提高考核的效果。发现扶贫中真实存在的问题，提供更加切合的解决方法和解决思路。

第三，政府应当想方设法引进适合当地贫困户需要的企业，比如手工业、包装业等。让部分健康得以恢复的贫困户可以自力更生，变输血式扶贫为造血式扶贫。

研究结论及政策建议

一 主要结论

本书根据从农村医疗保险制度（包括"新农合"制度和后来的城乡居民医疗保险）的扶贫、减贫的经济效应视角出发，在统一的研究框架内，利用 CHARLS 2011 年和 2013 年两期追踪调查面板数据，以及项目组前后两次的一线调研数据和资料，利用双重差分法、两部模型、Heckman 样本选择模型、Hausman-Taylor 模型和分位数回归模型等多种计量方法，从农村医疗保险制度的直接减贫效应、健康扶贫效应、代际减贫效应和农村的整体减贫效应四个方面，系统研究农村医疗保险制度在 2010 年之后全面提升阶段的实施效果，综合评估其对农村居民医疗支出、健康、收入和贫困的影响。主要有以下结论：

（一）"新农合"制度拥有直接减贫效应，能有效缓解农户疾病经济风险

1. "新农合"制度对农村居民医疗支出的影响

本书从门诊、住院和自我治疗三种治疗行为的自付比例和自付费用来研究"新农合"制度对医疗支出的影响，并区分这种影响在不同收入群体中的差异。就整体样本而言，虽然"新农合"制度显著提高了门诊和住院支出发生的概率，降低了自我治疗支出发生的概率，但仅能够有效降低农村居民住院的自付比例，对门诊和住院自付费用均无显著影响。对不同收入群体而言，降低了低收入群体门诊支出的自付比例，增加了高收入群体门诊支出的自付比例；同时降低了低收入群体住院的自付比例和自付费用，但仅降低了高收入群体的自付比例。

从整体而言，"新农合"制度仅能够有效降低农村居民住院支出的自付比例，但对门诊自付比例、门诊自付费用和住院自付费用均无显著影响，减轻农村居民医疗负担的作用非常有限，其保障能力需要进一步加强。可能的原因之一是"新农合"制度提高了农村居民门诊和住院的医疗

服务利用率，在一定程度上释放了农村居民受到压抑的医疗服务需求。由于门诊报销能力有限，农村居民从住院报销政策中获益更多。自我治疗估计结果说明，"新农合"制度可以在一定程度上减少农村居民非正规医疗服务利用的概率，有利于维护农村居民的健康状况。同时，低收入农村居民从"新农合"制度中获益更多，有利于缓解与收入相关的医疗服务利用的不公平性。

2. "新农合"制度对疾病经济风险的影响

在灾难性卫生支出方面，选择30%、40%和50%三个阈值，研究"新农合"制度分担农村居民疾病经济风险的能力。描述性统计分析结果显示，"新农合"制度补偿前后，农村居民灾难性卫生支出发生的概率、平均差距和相对差距均有所降低。计量结果显示，阈值为30%时，"新农合"制度对灾难性卫生支出发生率无显著影响，阈值为40%和50%时，"新农合"制度使灾难性卫生支出发生率显著降低7.8%和10.6%。总之，"新农合"制度能够在一定程度上降低农村居民的疾病经济风险，分担疾病经济风险的程度与阈值有关，阈值越高分担的能力越强。

（二）"新农合"制度拥有健康扶贫效应，能够提高农户健康和收入水平

"新农合"制度主要通过健康这一渠道影响农村居民的收入水平，无法直接测量。健康能提高农村居民的收入水平，"新农合"制度能够提高农村居民的健康，因此"新农合"制度能够间接提高农村居民的收入水平，本书按照这一逻辑框架研究"新农合"制度的间接收入效应。在这一逻辑框架下，从三个部分总结"新农合"制度间接收入效应的研究成果。

1. 健康是影响农村居民收入的重要因素

本书选取自评健康状况、日常活动能力、抑郁指数和慢性病数量四种健康指标，研究健康对农村居民收入的影响。估计结果表明，健康在农村居民的农业劳动收入和非农劳动收入中发挥着重要作用，所有的健康指标都对农村居民的收入产生了影响。各项健康指标对收入的影响存在差异性和多样性，健康指标不同，对农业劳动收入和非农劳动收入的影响程度与影响方向也不尽相同，同时对男性和女性农村居民收入的影响也存在差异。从整体而言，健康对农村居民农业劳动收入的影响大于非农劳动收入，可能的原因是农业劳动是一种强度较大的体力劳动，对健康的依赖程度更高。在农业劳动收入中，健康对男性农村居民收入的影响程度大于女

性。在非农劳动收入中，健康对女性农村居民的影响程度大于男性。

2. "新农合"制度能够改善农村居民的健康状况

本书选取自评健康状况、日常活动能力、抑郁指数和慢性病数量四种健康指标，研究"新农合"制度对农村居民健康状况的影响。"新农合"制度对每个健康指标的影响程度和影响方向存在差异，显著提高了参合者的自评健康等级和日常活动能力得分，显著降低了参合者的抑郁指数得分，但对慢性病为代表的个体长期健康指标的影响在统计意义上不具显著性，可能的原因是与慢性病自身的特点和本书数据库的时间跨度较短有关。从整体上来讲，"新农合"提高了农村居民的健康状况。同时，"新农合"制度对同一个健康指标的影响存在性别差异，男性在"新农合"制度的健康绩效中受益更多。另外，"新农合"制度通过事前的疾病预防行为（体检、免疫接种和咨询）和疾病治疗行为（门诊和住院）影响农村居民的健康状况，其中疾病治疗行为是主渠道。

3. "新农合"制度通过健康改善提高了农村居民的收入水平

健康是多维度的，无法用单一的指标来全面衡量个体的健康状况，每个健康指标只能从某个侧面反映个体的健康状况。各项健康指标对农村居民收入的影响存在差异，"新农合"制度对各项健康指标的影响存在差异。因此，健康指标不同，"新农合"制度的间接收入效应不同。就自评健康状况而言，"新农合"制度使整体样本的劳动收入增加 201.2 元，年收入提高 0.96%；使男性的劳动收入增加 321.9 元，年收入提高 1.34%；使女性的劳动收入增加 69.5 元，年收入提高 0.45%，男性从"新农合"制度的间接收入效应中获益更多。

2013 年"新农合"制度人均筹资标准是 370.1 元，按照个人和各级财政补贴 1∶4 的筹资比例估算，个人人均缴费标准是 74 元，各级财政人均补贴标准是 296 元。以自评健康状况这一指标对整体农村居民收入的影响来讲（201.2 元），从整体人均筹资标准来看，"新农合"制度的投资收益率是 54.4%；从个人缴费角度来看，"新农合"制度的投资收益率是 271.8%；从各级财政补贴角度来看，"新农合"制度的投资收益率为 68.0%。因此，对个人而言，参加"新农合"制度的投资收益率很高，是一条有效的增收途径。对政府而言，在"新农合"制度这项战略性人力资本工程上的投资，其成效也是不错的，这将对为政府拓展农村居民增收渠道提供很好的政策建议。

（三）"新农合"制度拥有代际减贫效应，对代际经济支持有显著的挤入效应

以受访者为参照系，从获得经济支持和提供经济支持两种视角，研究"新农合"制度对老年群体和中年群体代际经济转移的影响，并区分这种影响在不同收入群体之间的差异。"新农合"制度对老年父辈获得代际转移和中年父辈提供代际转移均有一定的"挤入"效应。

从获得代际经济转移视角来看，"新农合"制度显著提高了老年父辈获得代际经济转移的概率和金额，具有一定的"挤入"效应，同时这种"挤入"效应对高收入老年父辈的影响更为明显。因此，"新农合"制度有利于维护老年群体的医疗和养老权益，提高老年群体的福利水平。与低收入老年群体相比，高收入老年群体从中得到的实惠更多，这种现象的实质是医疗卫生资源和服务配置的阶层性差异。

从提供代际经济转移视角来看，"新农合"制度显著提高了中年父辈提供代际经济转移的金额，同时这种"挤入"效应对高收入中年父辈的影响更为明显，即中年父辈经济条件越好，对青年子辈的经济转移越多。因此，"新农合"制度对面临各种压力的青年子辈而言有一定的帮助。在我国传统文化背景下，父辈一般都会竭尽所能、心甘情愿地帮助子辈，本书认为中年父辈对青年子辈的经济转移不能视为代际剥削，而是家庭福利最大化的理性选择。

（四）"新农合"制度拥有整体减贫效应，具有调节农村贫富差距的能力

1. 农村医疗保险制度存在与收入相关的医疗服务利用不平等性

项目组的研究显示，农村地区存在与收入相关的医疗服务利用不平等性，高收入群体更有能力支付更多的医疗费用、享受更优质的医疗服务。具体而言，门诊费用和住院费用的洛伦兹曲线均在绝对平等线下方，医疗支出存在有利于高收入群体的不平等现象。住院总费用和住院自付费用的集中指数为正，住院总费用和自付费用更多地集中于高收入群体，呈现出亲富人的不平等。

2. "新农合"制度的住院补偿使低收入群体受益更多

项目组的研究数据显示，样本区域农户住院补偿费用的集中指数为负值，住院报销费用更多地集中于低收入群体，呈现出亲穷人的不平等。在计量结果中，低收入群体比高收入群体获得的住院补偿显著高出 10.3%，

低收入群体比中等收入群体获得的住院补偿显著高出 5.7%。即低收入个体从"新农合"制度住院补偿中受益最多,因此住院补偿具有一定的公平性。

3. "新农合"制度具有调节农村贫富差距的能力,政策效果有待提升

本书从筹资机制和补偿机制两个方面,利用基尼系数从整体上测量"新农合"制度的再分配效应。在筹资机制层面,筹资后的基尼系数比初始基尼系数增加了 0.0007 (增加了 0.15%)。

在补偿机制层面,与住院支付后基尼系数相比,住院补偿后基尼系数降低了 0.0068 (降低了 1.40%),住院补偿缩小了农村居民之间的收入分配差距。

(五)"新农合"制度是精准扶贫政策体系的核心和基础,政策执行有待完善

"新农合"制度是精准扶贫政策体系的核心和基础,报销范围、报销比例、受益人数都比大病统筹、医疗救助、补充医疗保险等精准健康扶贫的另外三道防线优势明显。

但精准健康扶贫政策"四道防线"在执行实施中各个环节上都存在不少的困难和挑战。首先,农户缺乏真正的健康意识,缺乏可持续生计的手段,慢性病等问题仍旧没有解决。其次,村卫生所在基层不能很好发挥首诊作用,由于部分村医诊疗行为不规范,存在基层套取医保资金的现象。再次,乡镇医院也存在药房外包、规避目录外用药的监管,增加自己的收益等现象。此外,县区医院的医疗补助数据"穿底"现象严重,医生收入也在一定程度上受到影响,为了保护自己的利益,县医院又存在通过虚假申报项目、外包药房等方式降低财务风险的可能。最后,处于监管单位的卫计局、医保局,在服从上一级单位管理的同时,又要兼顾下级单位的诉求,在医疗资源有限、权责有限的条件约束下,卫计局、医保局在具体落实工作和政策的时候,又显得力不从心。

二 政策建议

"新农合"制度筹资标准不断提高、覆盖范围不断扩大、补偿水平逐步提高、保障能力不断增强、管理模式逐步规范,对农村居民的影响越来越大。本书从经济效应视角出发,从四个方面验证了"新农合"制度在2010 年之后全面提升阶段的实施效果,根据研究结论,提出以下政策

建议：

（一）系统评估"新农合"制度的政策实施效果

首先，"新农合"制度是一项医疗保险，通过降低医疗服务的相对价格影响农村居民的医疗支出，通过医疗服务利用影响农村居民的健康水平。

其次，"新农合"制度是我国政府一项投资民生健康的战略性人力资本工程，有必要核算投资收益率。

再次，"新农合"制度是我国政府一项重要的公共转移支付，有可能影响私人代际转移。因此，在评估"新农合"制度实施效果时，要从医疗支出、健康、收入和减贫等方面系统分析、研究，而不能仅仅着眼于一个或几个方面，否则会低估"新农合"制度的作用。只有全面了解"新农合"制度实施效果，才能有针对性、有目的性地完善相关制度内容和实施方案。

（二）提高"新农合"制度的保障能力

从研究结果来看"新农合"制度虽能在一定程度上降低农村居民灾难性卫生支出发生率，但未能有效降低农村居民的医疗支出，农村居民"看病贵"的问题依然存在，疾病经济风险依然较大。门诊报销能力较低、住院起付线较高、药品报销目录较窄等原因，"新农合"制度的保障能力有限，是导致农村居民医疗支出特别是门诊支出未能有效降低的主要原因之一。

一方面，政府要不断加大对"新农合"制度的补贴标准，适当提高农村居民个体的缴费水平，逐步提高"新农合"制度的保障能力，特别是要优化设计门诊报销方案，适当提高报销比例和封顶线，让农村居民得到更多的实惠。另一方面，要引入医院的竞争机制、防范医疗供方的道德风险，严格控制医疗费用不合理的增长。

由于我国农村居民的医疗服务需求长期受到压抑，价格需求弹性很高，保障能力的增强可能会带来更多的医疗服务利用。所以，"新农合"制度有效降低农村居民医疗负担的直接减贫效应还有很长的一段路要走。

（三）加强对农村居民健康人力资本的投资

健康是影响农村居民农业劳动收入和非农劳动收入的重要因素，健康的减贫作用比教育更为显著（程名望、盖庆恩等，2014），可以避免农户陷入"贫困陷阱"（Kartin & Weil，2007；王弟海，2012）。健康对农村居民减贫、增收的重要性不言而喻。政府要通过多种渠道加强对农村居民健康人力资本的投资，其中"新农合"制度就是一项重要措施。

从健康人力资本投资的视角来讲，政府在"新农合"制度上投资的成效不错，成为农村居民增收的有效渠道。因此，政府应该加大对"新农合"制度的投资力度，形成"更多的健康人力资本投资、更好的健康状况、更高的收入水平"良性循环机制。

（四）重视疾病预防的作用

"新农合"制度主要通过疾病发生后的治疗行为（门诊和住院）影响农村居民的健康状况，虽然疾病发生前的预防行为（体检、免疫接种和咨询）也发挥了一定的作用，但相对来说比较微弱。对疾病而言，相对于治疗，预防的意义更大。

因此，要重视疾病预防的作用。一方面，在"新农合"制度中强化疾病预防的功能，细化疾病预防实施方案，其中针对不同人群定期开展不同项目的体检是较为有效的方式；另一方面，通过诊所、卫生院、电视、报纸、宣传车等方式，提高农村居民的疾病预防意识，增加农村居民的疾病预防知识。逐步建立和完善农村居民疾病预防的长效机制，使疾病控制的关口前移。

（五）提升"新农合"制度调节农村贫富差距的能力，让低收入群体受益更多

虽然在理论层面，高收入群体更有能力支付更多的医疗费用、享受更优质的医疗服务，住院总费用和自付费用更多地集中于高收入群体，呈现出亲富人的不平等。

但项目组的研究显示，与住院支付后基尼系数相比，住院补偿后农村居民的基尼系数降低了 0.0068（降低了 1.40%），住院补偿缩小了农村居民之间的收入分配差距。未来应该通过取消个人账户和家庭账户，强化门诊统筹和住院统筹的范围和力度等方式，进一步提高农村医疗保险制度调节农村贫富收入差距的能力和政策效应。

参考文献

一　中文

白重恩、董丽霞、赵文哲：《"新农合"的再分配效应：基于中国农村微观调查数据的分析》，《21 世纪数量经济学》2012 年第 13 卷。

白重恩、李宏彬、吴斌珍：《医疗保险与消费：来自新型农村合作医疗的证据》，《经济研究》2012 年第 8 期。

鲍银胜：《中国国民收入分配问题研究》，经济科学出版社 2015 年年版。

曹阳、蒋亚丽、高心韵：《卫生筹资收入再分配效应的实证研究》，《中国卫生事业管理》2015 年第 11 期。

曹阳、宋文等：《新型农村合作医疗制度的收入再分配效应研究——基于江苏的实证调查》，《中国卫生事业管理》2014 年第 10 期。

陈迎春等：《新型农村合作医疗减缓"因病致贫"效果测量》，《中国卫生经济》2005 年第 8 期。

程令国、张晔：《新农合：经济绩效还是健康绩效？》，《经济研究》2012 年第 1 期。

程永宏：《改革以来全国总体基尼系数的演变及其城乡分解》，《中国社会科学》2007 年第 5 期。

储雪玲：《农村居民健康人力资本的收入效应与影响因素研究》，博士学位论文，浙江大学，2010 年。

褚金花、于保荣、孟庆跃等：《新型农村合作医疗受益公平性研究》，《卫生经济研究》2009 年第 12 期。

丁锦希、李晓婷、顾海：《新型农村合作医疗制度对农户医疗负担的影响——基于江苏、安徽、陕西的调研数据》，《农业经济问题》2012 年第 11 期。

董晓莉：《关于完善我国国家医疗保障体系的若干思考》，《管理世界》2006 年第 8 期。

樊明：《健康经济学——健康对劳动市场表现的影响》，社会科学文献出版社 2002 年版。

范涛、曹乾、蒋露露等：《新型农村合作医疗对农民健康自评的影响》，《上海交通大学学报》（医学版）2011 年第 12 期。

封进、李珍珍：《中国农村医疗保障制度的补偿模式研究》，《经济研究》2009 年第 4 期。

封进、刘芳、陈沁：《新型农村合作医疗对县村两级医疗价格的影响》，《经济研究》2010 年第 11 期。

封进、宋铮：《中国农村医疗保障制度：一项基于异质性个体决策行为的理论研究》，《经济学》（季刊）2007 年第 3 期。

封进、余央央：《中国农村的收入差距与健康》，《经济研究》2007 年第 7 期。

甘犁、刘国恩、马双：《基本医疗保险对促进家庭消费的影响》，《经济研究》2010 年第 5 期。

高梦滔、高广颖、刘可：《从需求角度分析新型农村合作医疗制度运行的效果——云南省 3 个试点县的实证研究》，《中国卫生经济》2005 年第 5 期。

高梦滔、王健：《从供给角度对新型农村合作医疗可持续性的思考——云南省玉龙县新型农村合作医疗试点情况调研报告之一》，《卫生经济研究》2004 年第 9 期。

高梦滔、王健：《从需求角度对新型农村合作医疗可持续性的思考——云南省玉龙县新型农村合作医疗试点情况调研报告之二》，《卫生经济研究》2004 年第 10 期。

高梦滔、姚洋：《风险冲击对农户收入的影响》，《经济研究》2005 年第 7 期。

高梦滔、姚洋：《农户收入差距的微观基础：物质资本还是人力资本》，《经济研究》2006 年第 5 期。

高梦滔、姚洋：《性别、生命周期与家庭内部健康投资——中国农户就诊的经验证据》，《经济研究》2004 年第 7 期。

顾海、唐艳：《强制性制度变迁与农户理性不及的反应——对新型农村合作医疗的两点思考》,《农业经济问题》2006 年第 9 期。

顾昕、高梦滔,姚洋:《诊断与处方:直面中国医疗体制改革》,社会科学文献出版社 2006 年版。

顾昕:《全民医保的新探索》,社会科学文献出版社 2010 年版。

顾昕:《突破自愿性的困局:新型农村合作医疗中参合的激励机制与可持续发展》,《中国农村观察》2006 年第 4 期。

何秋洁:《中国农村医疗保障制度多元化分析》,《经济体制改革》2009 年第 3 期。

胡金伟:《农村居民参加新型农村合作医疗意愿及受益公平性分析》,《卫生软科学》2008 年第 7 期。

胡善联:《我国新型农村合作医疗制度的运行状况与评价分析》,《中国卫生经济》2008 年 2 月。

胡善联、左延莉:《中国新型农村合作医疗研究:成绩与挑战》,《卫生经济研究》2007 年第 11 期。

贾润林:《内蒙古新型农村合作医疗运行效果评价研究》,博士学位论文,内蒙古农业大学,2014 年。

江金启、郑风田:《新农合真能促进农村居民就医吗》,《农业技术经济》2011 年第 2 期。

蒋远胜、宋青锋、韩诚:《新型农村合作医疗中农户的逆向选择、寻医行为和住院决策——基于重庆市忠县的经验分析》,《农业经济问题》2009 年第 5 期。

解垩:《新型农村合作医疗的福利效应分析:微观数据的证据》,《人口与发展》2008 年第 5 期。

解垩:《与收入相关的健康及医疗服务利用不平等研究》,《经济研究》2009 年第 2 期。

金彩红:《中国医疗保障制度的收入再分配调节机制研究》,《经济体制改革》2005 年第 6 期。

荆丽梅、孙晓明、崔欣等:《新型农村合作医疗与城镇居民基本医疗保险对象医疗服务利用及费用情况的比较分析》,《中国卫生经济》2014 年第 2 期。

李立清、危薇:《新型农村合作医疗制度绩效评价的研究新进展》,《理论探讨》2014 年第 1 期。

李玲:《健康强国——李玲话医改》,北京大学出版社 2010 年版。

李玲:《医疗卫生管理体制改革从哪儿"开刀"》,《人民论坛·学术前沿》2010 年第 6 期。

李明桥:《实施新型农村合作医疗门诊补偿政策对农户医疗需求与费用的影响》,《农业技术经济》2011 年第 4 期。

李实、赖德胜等:《中国收入分配研究报告》,社会科学文献出版社 2013 年版。

李实、罗楚亮:《中国城乡居民收入差距的重新估计》,《北京大学学报》(哲学社会科学版) 2007 年第 6 期。

李婷、李实:《中国收入分配改革:难题、挑战与出路》,《经济社会体制比较》2013 年第 5 期。

李湘君、王中华、林振平:《新型农村合作医疗对农民就医行为及健康的影响——基于不同收入层次的分析》,《世界经济文汇》2012 年第 6 期。

李湘君、王中华、林振平:《新型农村合作医疗对农民就医行为及健康的影响——基于不同收入层次的分析》,《世界经济文汇》2012 年第 3 期。

李燕凌、李立清:《新型农村合作医疗卫生资源利用绩效研究——基于倾向得分匹配法 (PSM) 的实证分析》,《农业经济问题》2009 年第 6 期。

李燕凌、李立清:《新型农村合作医疗农户参与行为分析——基于 Probit 模型的半参数估计》,《中国农村经济》2009 年第 7 期。

李昱:《农村老龄人口健康、医疗服务利用和费用及其与新农合关系研究——基于山东省三县面板数据分析》,博士学位论文,山东大学,2015 年。

刘波、岳琳:《基于补偿比视角的新型农村合作医疗补偿机制研究》,《农业技术经济》2013 年第 3 期。

刘畅:《新农合制度下农民健康调查引发的思考》,《科研管理》2014 年第 4 期。

刘国恩:《中国的健康人力资本与收入增长》,《经济学》(季刊) 2008 年第 2 期。

刘国恩、蔡春光、李林:《中国老年人医疗保障与医疗服务需求的实证分析》,《经济研究》2011 年第 3 期。

刘军民:《农村合作医疗存在的制度缺陷》,《华中师范大学学报》(人文社会科学版) 2006 年第 2 期。

刘西国:《社会保障会"挤出"代际支持吗——基于动机视角》,《人口与经济》2015 年第 3 期。

刘中正:《吉林省新型农村合作医疗制度成效分析及未来展望研究》,博士学位论文,吉林大学,2014 年。

吕娜:《健康人力资本与经济增长研究文献综述》,《经济评论》2009 年第 9 期。

罗力:《就医经济风险比较指标的探索》,《中国初级卫生保健》2000 年第 12 期。

马丁·布朗芬布伦纳:《收入分配理论》,华夏出版社 2009 年版。

马千惠、高广颖等:《新型农村合作医疗大病保险受益公平性分析:基于北京市三个区县的数据分析》,《中国卫生经济》2015 年第 10 期。

孟德锋、张兵、王翌秋:《新型农村合作医疗保险对农民健康状况的影响分析——基于江苏农村居民的实证研究》,《上海金融》2011 年第 4 期。

宁满秀、刘进:《新型农村合作医疗制度对农户医疗负担的影响——基于供给者诱导需求视角的实证分析》,《公共管理学报》2014 年第 3 期。

宁满秀、潘丹:《新型农村合作医疗对农户医疗服务利用平等性影响的实证研究——基于 CHITS 的数据分析》,《东南学术》2011 年第 9 期。

齐良书:《收入、收入不均与健康:城乡差异和职业地位的影响》,《经济研究》2006 年第 11 期。

齐良书:《新型农村合作医疗的减贫、增收和再分配效果研究》,《数量经济技术经济研究》2011 年第 7 期。

齐良书、李子奈:《与收入相关的健康和医疗服务利用流动性》,《经济研究》2011 年第 5 期。

任苒、金凤:《新型农村合作医疗实施后卫生服务可及性和医疗负担的公平性研究》,《中国卫生经济》2007 年第 1 期。

宋明山:《浙江省新型农村合作医疗改善农村居民收入分布公平能力的评价研究》,《中国卫生经济》2006 年第 2 期。

谭晓婷、钟甫宁:《新型农村合作医疗不同补偿模式的收入分配效应——基于江苏、安徽两省 30 县 1500 个农户的实证分析》，《中国农村经济》2010 年第 3、4 期。

汪宏、Winnie Yip、萧庆伦等：《中国农村医疗的收益公平性》，《中国卫生经济》2005 年第 2 期。

汪宏、Winnie Yip 等：《中国农村合作医疗的受益公平性》，《中国卫生经济》2005 年第 2 期。

王丹华：《"新农合"健康绩效及其作用机制研究——基于 CLHLS 数据》，《社会保障研究》2014 年第 3 期。

王弟海、龚六堂、李宏毅：《健康人力资本、健康投资和经济增长——以中国跨省数据为例》，《管理世界》2008 年第 3 期。

王贵民：《强制型制度变迁到诱致型制度变迁——新型农村合作医疗制度变迁路径的现实选择》，《经济体制改革》2009 年第 5 期。

王绍光：《政策导向、汲取能力与卫生公平》，《中国社会科学》2005 年第 6 期。

王延中：《中国社会保障发展报告》，社会科学文献出版社 2012 年版。

王一兵、张东辉：《中国健康人力资本对收入的影响分析——来自纵贯数据的证据》，《卫生经济研究》2007 年第 8 期。

王翌秋：《新型农村合作医疗制度的公平与受益：对 760 户农民家庭调查》，《改革》2011 年第 3 期。

王翌秋、雷晓燕：《中国农村老年人的医疗消费与健康状况：新农合带来的变化》，《南京农业大学学报（社会科学版）》2011 年第 10 期。

王翌秋、张兵、刘晓玲：《农村居民医疗服务需求的特征及影响因素研究——基于中国健康和营养调查（C11NS）数据的分析》，《产业经济研究》2009 年第 5 期。

魏众：《健康对非农就业及其工资决定的影响》，《经济研究》2004 年第 5 期。

魏众、B. 古斯塔夫森：《中国居民医疗支出不公平性分析》，《经济研究》2005 年第 3 期。

吴联灿、申曙光：《我国新型农村合作医疗制度运行状况评估——基于公平和效率的视角》，《西南大学学报》（社会科学版）2011 年第 2 期。

香伶：《养老社会保险与收入再分配》，社会科学文献出版社 2008 年版。

熊吉峰、丁士军:《西部贫困地区新农合制度补偿经济绩效及影响因素》,《求索》2010 年第 1 期。

徐强、叶浣儿:《新型农村合作医疗的收入再分配效应研究——基于全国 6 省入户调查数据的实证分析》,《浙江社会科学》2016 年第 6 期。

许梦博:《新型农村合作医疗制度资金筹集模式研究》,《当代经济研究》2007 年第 2 期。

阎竣、陈玉萍:《农村老年人多占用医疗资源了吗? 农村医疗费用年龄分布的政策含义》,《管理世界》2010 年第 5 期。

颜媛媛、张林秀等:《新型农村合作医疗的实施效果分析——来自中国 5 省 101 个村的实证研究》,《中国农村经济》2006 年第 5 期。

杨海文:《农村新型合作医疗保险制度中筹资机制研究》,《中南财经政法大学学报》2005 年第 3 期。

杨建芳、龚六堂、张庆华:《人力资本形成及其对经济增长的影响——一个包含教育和健康投入的内生增长模型及其检验》,《管理世界》2006 年第 4 期。

于长永:《新型农村合作医疗制度建设绩效评价》,《统计研究理论探讨》2012 年第 4 期。

于大川:《健康对中国农村居民收入的影响研究》,博士学位论文,华中科技大学,2013 年。

于大川:《社会医疗保险对代际医疗支持的影响——"挤出"效应还是"挤入"效应?》,《中南财经政法大学学报》2016 年第 1 期。

于大川、潘光辉:《健康人力资本与农户收入增长——基于(CHNS)数据的经验研究》,《经济与管理》2013 年第 3 期。

于红、任刚:《县域层而上新型农村合作医疗制度的地区差异——以苏皖川三省六县为例》,《财政研究》2013 年第 10 期。

张广科:《新型农村合作医疗的疾病风险分担能力研究——基于 9 省调研的实证分析》,《统计研究》2009 年第 9 期。

张广科:《新型农村合作医疗制度支撑能力及其评价》,《中国人口科学》2008 年第 5 期。

张学杰:《经济收入与健康存量相关关系的数量模型分析》,《医学与社会》2008 年第 6 期。

张永辉、王征兵:《我国农村居民自评健康状况的实证分析》,《中南则经政法大学学报》2009 年第 5 期。

章蓉、曹乾、路云等：《新型农村合作医疗制度的健康效应》，《上海交通大学学报》（医学版）2014 年第 2 期。

赵金辉：《以农民收入差异为视角探索完善新农合补偿机制》，《卫生经济研究》2008 年第 9 期。

赵曼、吕国营：《关于中国医疗保障制度改革的基本建议》，《中国行政管理》2007 年第 7 期。

赵秀竹：《新型农村医疗合作制度的政治效应分析》，《中国卫生政策研究》2013 年第 5 期。

周新发、王国军：《新型农村合作医疗制度续保意愿实证研究》，《财经研究》2014 年第 12 期。

朱玲：《构建竞争性县乡医疗服务供给机制》，《管理世界》2006 年第 6 期。

朱玲：《健康投资与人力资本理论》，《经济学动态》2002 年第 4 期。

朱信凯、彭廷军：《新型农村合作医疗中的"逆向选择"问题：理论研究与实证分析》，《管理世界》2009 年第 6 期。

二　外文

Adam Wagstaff and Magnus Lindelow, "Can Insurance Increase Financial Risk? The Curious Case of Health Insurance in China", *World Bank Policy Research Working Paper* 3741, October 2005.

Adam Wagstaff Eddy vanDoorslaer, et al., "Equity in the Finance of Health Care: Some Further International Comparisons", *Journal of Health Economics*, Vol. 18, 1999, 263-290.

Adam Wagstaff, Winnie Yip, Magnus Lindelow and William C. Hsiao., "China's Health System and its Reform: A Review of Recent Studies", *Health Economics.*, Vol. 18, S7-S23, 2009.

Adam Wagstaff, "Social Health Insurance Reexamined", *Health Economics*, 2009.

Bjorn Ekman, "The Impact of Health Insurance on Outpatient Utilization and Expenditure: Evidence from One Middle-income Country Using National Household Survey Data", *Health Research Policy and Systems*, Vol. 5, 1-

15, 2007.

Buchmueller, T. C., K. Grumbach, et al., "The Effect of Health Insurance on Medical Care Utilization and Implications for Insurance Expansion: A Review of the Literature", *Medical Care Research and Review*, Vol. 62, No. 1, 3-30, 2005.

Card, D, C. Dobkin, et al., "The Impact of Nearly Universal Insurance Coverage Economic on Health Care Utilization: Evidence from Medicare", *American Review*, Vol. 98, No. 5, 2242-2258, 2008.

Chen, L. W. Yip, et al., "The Effects of Taiwan's National Health Insurance on Access and Health Status of the Elderly", *Health Economics*, Vol. 16, No. 3, 223-242, 2007.

Chen, Y and G Z. Jin, "Does Health Insurance Coverage Lead to Better Health and Educational Outcomes? Evidence from Rural China", *Journal of Health Economics*, Vol. 31. No. 1, 1-14., 2012.

Cheng Fang, Xiaobo ZHANG and Shenggen FAN, "Emergence of Urban Poverty and Inequality in China: Evidence from Household Survey", *China Economic Review*, Vol. 13, 430-443, 2002.

Cowell, Frank, "Measurement of Inequality", *Discussion Paper of Distributional Analysis Research Programme*, July, 1998.

Dong, Y, "How HealthInsurance Affects Health Care Demand - A Structural Analysis of Behavioral Moral Hazard and Adverse Selection", *Economic Inquiry*, Vol. 51, No. 2, 1324-1344, 2013.

Grignon Michel, Marc Perronnin, John N. Lavis, "Does Free Complementary Health Insurance Help the Poor to Access Health Care?", *Health Economics*, 2008.

Liu. Gordon G, Zhongyun Zhao, Renhua Cai, Tetsuji Yamada, Tadashi Yamada, "Equity in Health Care Access to Assessing the Urban Health Insurance Reform in China", *Social Science & Medieine*, Vol. 55, 1779 - 1794, 2002.

Shujie Yao, "On the Decomposition of Gini Coefficients by Population Class and Income Source: A Spreadsheet Approach and Application", *Applied Economics.*, 1999.

Wagstaff A, VanDoorslaer, et al., "Measuring Inequalities in Health in the Presence of Multiple – Category Morbidity Indicators", *Health Economics*, 1994.

Yip Winnie, William C Hsiao, "Non Evidence–based Policy: How Effective is China's New Cooperative Medical Scheme in Reducing Medical Impoverishment?", *Social Science & Medicine*, Vol. 68, 201–209, 2009.